Die Radiologische Klinik

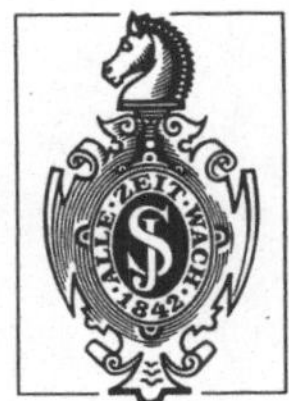

In dieser Reihe sind bereits erschienen

C. Claussen, B. Lochner
Dynamische Computertomographie

P. Reindl
Die transrektale, transversale Sonographie der Prostata

G. W. Kauffmann, W. S. Rau
Röntgenfibel

W. Fiegler
Ultraschall in der bildgebenden Diagnostik

D. Beyer, R. Köster
Bildgebende Diagnostik akuter intestinaler Durchblutungsstörungen

H. Botsch
Galliumszintigraphie

Rainer Ch. Otto Josef Wellauer

Ultraschallgeführte Biopsie

Unter Mitarbeit von
G. Pedio H. R. Burger H. J. Einighammer R. Hauke

Mit 91 Abbildungen

Springer-Verlag
Berlin Heidelberg New York Tokyo

Zeichnungen: Stefan Nil, Zürich

CIP-Kurztitelaufnahme der Deutschen Bibliothek

Otto, Reiner Ch.:
Ultraschallgeführte Biopsie / Rainer Ch. Otto ; Josef Wellauer, Unter Mitarb. von H. R. Burger...
Berlin ; Heidelberg ; New York ; Tokyo : Springer, 1985.
(Die radiologische Klinik)
ISBN-13: 978-3-540-13407-7 e-ISBN-13: 978-3-642-69715-9
DOI: 10.1007/978-3-642-69715-9

NE: Wellauer, Josef:
[Zeichn.: Stefan Nil]. -

2121/3130-543210

Inhaltsverzeichnis

Anschriftenverzeichnis

OTTO, R. Ch., Priv.-Doz. Dr. med., Leitender Arzt, Röntgendiagnostisches Zentralinstitut, Universitätsspital Zürich, Rämistraße 100, CH-8091 Zürich

WELLAUER, J., Prof. Dr. med., Direktor, Röntgendiagnostisches Zentralinstitut, Universitätsspital Zürich, Rämistraße 100, CH-8091 Zürich

BURGER, H. R., Oberarzt, Institut für Pathologie, Universität Zürich, Schmelzbergstraße 12, CH-8091 Zürich

EINIGHAMMER, H. J., Dipl. Phys., Dr. rer. nat., Neurologische Universitätsklinik, Moorenstraße 5, D-4000 Düsseldorf

HAUKE, R., Dipl. Phys., Dr. rer. nat., Gesellschaft für Medizin.-Techn. Informationssysteme, Marienstraße 2, D-7910 Neu-Ulm

PEDIO, G., Professor Dr. med., Leitender Arzt, Abteilung für Zytologie, Institut für Pathologie, Universitätsspital, CH-8091 Zürich

„... so ist es auch nicht gut, wenn die Menschen sich vor allem fürchten, was nicht schon bekannt und ausgemacht ist, und deswegen jedes Streben nach einem Vollkommeneren, als schon vorhanden ist, für schlimm und schädlich halten."

Hölderlin an seine Mutter, 16. November 1799

A. Einführung

1 Allgemeines

Während der frühen 70er Jahre sind die modernen Schnittbildverfahren Sonographie und Computertomographie entwickelt worden, welche die nichtinvasive Diagnostik im Bereich der parenchymatösen Organe beträchtlich verbessert haben und die Beurteilung krankhafter Veränderungen in Körperregionen erlauben, die zuvor nur mit Schwierigkeiten, invasiv, indirekt oder unzureichend untersucht werden konnten.

Diese Schnittbildverfahren haben heute einen hohen Stand der Perfektion erreicht und stehen nicht nur in allen großen, sondern oft auch in kleineren Zentren und sogar in mancher Praxis zur Verfügung. Damit kommen ihre Vorteile den Kranken voll zugute. In jüngster Zeit gesellt sich zu ihnen noch eine weitere Schnittbildmethode, die Kernspintomographie (MRI, „nuclear magnetic resonance"), die ohne Röntgenstrahlen arbeitet und Tomographien in verschiedenen Ebenen anzufertigen erlaubt.

Der diagnostisch tätige Arzt wird heute in die Lage versetzt, bei manchen Kranken mit Hilfe der modernen Schnittbildtechnik rasch die endgültige Diagnose zu finden. Gelingt dies nicht auf Anhieb, so helfen ihm diese Verfahren, die Wahl für jene Folgeuntersuchung zu treffen, die am ehesten bei der Fahndung nach dem zugrunde liegenden Krankheitsprozeß weiterhilft.

Ähnlich wie bei Anwendung der konventionellen Röntgendiagnostik gibt es auch mit den neuen Untersuchungsverfahren trotz hohen technischen und finanziellen Aufwands Probleme und Krankheiten, die die feingewebliche Analyse erfordern, bevor eine eingreifendere Therapie vorgenommen werden kann. Dies betrifft vor allem Erkrankungen aus dem Bereich der Onkologie, wo neben der Erfassung der Lokalisation eines Herdes dessen Natur genau bekannt sein muß, da nur bei verbindlichem Staging und Grading der Geschwulst der richtige individuelle Therapieplan aufgestellt und die Prognose bestimmt werden können.

Die alltägliche Erfahrung hat gezeigt, daß gerade bei den herdförmigen Organerkrankungen oft nicht einmal die Dignität der Veränderung bekannt ist. Schon bald nach Einführung von Sonographie und Computertomographie war klar, daß nur bei Ergänzung dieser Methoden durch die perkutane Punktion und Materialgewinnung für die feingewebliche oder bakteriologische Überprüfung des zuvor erkannten veränderten Organbereichs oder abszeßverdächtigen Herdes eine effiziente und rasche Behandlung eingeleitet werden kann.

Die grundsätzliche operative Freilegung ist im Hinblick auf die möglicherweise benigne, vielleicht sogar konnatal vererbte Strukturänderung oder anatomische Formvariante als unvertretbar große, invasive Maßnahme abzulehnen.

Punktionsmethoden, die in die Routinediagnostik übernommen werden sollen, müssen verschiedene Kriterien erfüllen:

1. Sie dürfen den Kranken keinem unverhältnismäßig großen Risiko aussetzen.
2. Sie müssen sehr exakt und reproduzierbar sein.
3. Sie müssen zytologisch, histologisch und bakteriologisch verwertbares Material liefern, das dem entsprechenden Spezialisten eine exakte Diagnose zu stellen erlaubt.

Die *„blinde" Punktion* ohne permanente visuelle Kontrolle hat zu große Fehlerraten und ist zudem gefährlich, je nachdem welche Punktionsnadel verwendet und welche Körperregion punktiert wird. Sie wird angewendet bei Verdacht auf diffuse Parenchymerkrankungen größerer Organe, hat aber für die Herdanalyse keine Bedeutung und ist für die genauere Untersuchung kleinerer intraabdomineller Herde nicht indiziert.

Die *intraoperative Punktion* wird z.B. bei Pankreastumoren eingesetzt, die entzündlicher oder maligner Genese sein können, ohne daß dies makroskopisch sicher zu entscheiden ist. Falsch-negative Befunde beim Pankreasneoplasma sind nicht selten, da unter der Palpation allein der Tumorherd von der Nadel oft nicht getroffen wird, sondern nur die peritumorale Entzündungszone. Wird eine Operation vorgenommen, so gewinnt man aber meist genügend Gewebe für die histologische Untersuchung durch Keilexzision und benötigt die Punktion nicht mehr.

Die *perkutane Lungenpunktion unter Röntgendurchleuchtung* in einer oder 2 Ebenen ist ein Standardverfahren geworden, das heute an zahlreichen Instituten vorgenommen wird, und dessen Risiko bei richtiger Technik überschaubar bleibt [117, 156, 157].

Punktionen der retroperitonäalen Lymphknoten *nach Lymphographie* haben sich indessen nicht durchsetzen können.

Mit einem an unserem Institut in enger Zusammenarbeit mit japanischen Ingenieuren entwickelten Linear-array-Transducer mit zentraler Perforation (Fa. Toshiba) gelingt es uns seit 1977/1978, die *ultraschallgeleitete Feinnadelpunktion* unter permanenter Sicht beim Kranken mit hoher Sicherheit bezüglich der Gewinnung ortsspezifischer Gewebeproben und bei überschaubarem Risiko durchzuführen. Dieses Verfahren ist heute eine Routinemethode an unserer Klinik wie auch an vielen anderen Orten geworden [126, 127].

Analog führen wir *computertomographisch gesteuerte Eingriffe* durch, die zwar aufwendiger sind, aber besonders dann indiziert erscheinen, wenn ein sehr kleiner, sonographisch nicht sicher identifizierbarer Herd punktiert werden muß.

Auch wenn es darum geht, Gewebeproben eines generalisierten Parenchymumbaus (wie bei der Glomerulonephritis oder der Leberzirrhose) zu gewinnen, verwendet man vorzugsweise die schnittbildgesteuerten Methoden.

Die Gewebeentnahme ist sicherer, der Punktionsort kann exakt überwacht werden, und die akzidentelle Punktion von Gefäßen läßt sich vermeiden.

In jüngster Zeit gewinnen bestimmte *therapeutische Eingriffe* an Bedeutung, für welche die optische Kontrolle besonders wichtig ist. Das Einlegen von Drainagen in Hohlorgane (Nephrostomie) oder Abszesse als palliative oder kurative Maßnahme ist möglich geworden und macht zuweilen sogar die operative Intervention in Allgemeinnarkose überflüssig. Zudem kann bei Versagen der Punktionstechnik immer noch operiert und dem Kranken auf „konventionelle" Art und Weise geholfen werden. Bei allen diesen Eingriffen darf aber nicht vergessen werden, daß auch die Feinnadelpunktion einen invasiven Eingriff darstellt und Komplikationen nicht mit letzter Sicherheit auszuschließen sind. Die Indikation muß für die diagnostische wie für die therapeutische Punktion viel strenger gestellt werden als für die übliche makromorphologische Untersuchung.

2 Historische Entwicklung der zytologischen Punktion unter Ultraschall- und CT-Kontrolle

2.1 Schnittbildverfahren

Sonographie

Zur Ortung und Punktion eines Herdes in der Tiefe des Körpers wurden in den 30er Jahren erstmals radiologische Methoden eingesetzt [11]. Mitbedingt durch diesen technischen Fortschritt vermochte sich die Zytologie allmählich mehr durchzusetzen, wie dies an großen onkologischen Zentren deutlich wurde [180].

Das Ultraschallverfahren wurde ursprünglich von Dussik in die Medizin eingeführt, indem er bereits 1937 versuchte, die intrakranielle Ausdehnung von Hirntumoren mit Ultraschallwellen sichtbar zu machen [28]. Er nannte seine Methode Hyperphonographie des Gehirns und schrieb ihr neben einer diagnostischen auch eine therapeutische Wirksamkeit zu [29].

Nach dem 2. Weltkrieg wurden erste Versuche unternommen, die Ultraschallmethode zur Untersuchung der Abdominalorgane einzusetzen [100, 175], nachdem theoretische Grundlagen bereits vorher erarbeitet worden waren [135]. Erst während der 70er Jahre wurde die Ultraschalluntersuchung des Abdomens, aber auch der extraabdominellen Weichteilorgane und des Herzens, routinemäßig und vielerorts eingesetzt [31, 37, 89, 137]. Über erste ultraschallgesteuerte Feinnadelpunktionen wurde ebenfalls in den frühen 70er Jahren berichtet [52, 73].

Feinnadeln wie die Chiba-Nadel wurden bald unter sonographischer Kontrolle, und zwar mit der früher zur Verfügung stehenden Compoundtechnik für die Punktion von Raumforderungen verwendet, v. a. in den USA, aber auch in Skandinavien [18, 52, 91].

Der Schritt zur Punktion unter Real-time-Bedingungen war nicht mehr weit, wenn dies auch zunächst aus technischen Gründen Schwierigkeiten bereitete und sich nicht richtig durchzusetzen vermochte [73, 101].

In den Jahren 1976/1977 wurde am Röntgendiagnostischen Zentralinstitut des Universitätsspitals Zürich in Zusammenarbeit mit japanischen Ingenieuren ein Verfahren entwickelt, das auf relativ einfache Weise ermöglichte, Gewebematerial aus der Tiefe des Körpers unter Ultraschallführung mit Real-time-Bedingungen und permanenter Sicht zu gewinnen. Diese Technik mußte bisherigen Methoden, eingeschlossen der Punktion mit computertomographischer Kontrolle, überlegen sein [122, 123, 126].

Die permanente visuelle Kontrolle der Nadelspitze während des gesamten Punktionsvorgangs bietet 3 entscheidende Vorteile:

1. Alle betroffenen Organe und Grenzstrukturen, die auf dem Weg in die Tiefe von der Punktionsnadel durchdrungen werden, kann man fortlaufend erkennen und nach Abschluß der Punktion weiterhin überprüfen und beobachten.
2. Komplikationen, insbesondere Blutungen nennenswerten Ausmaßes, lassen sich sofort erkennen.
3. Die Führung der Nadel erfolgt mit hoher Sicherheit in den als krankhaft erkannten Herd. Erst die ultraschallgesteuerte Feinnadelpunktion unter permanenter Sicht ermöglicht eine hohe Ausbeute an ortsspezifischem Gewebematerial aus der Tiefe des Körpers.

Die Punktion unter Real-time-Kontrolle wurde inzwischen von verschiedenen Autoren übernommen, teilweise auch modifiziert und verbreitet sich zunehmend [23, 42, 66, 71, 87, 114].

Computertomographie

Das Prinzip der Computertomographie wurde Anfang der 70er Jahre durch Hounsfield [74] beschrieben; er konstruierte auch das erste diagnostisch brauchbare Gerät. Wenig später wurden bereits Punktionen unter CT-Kontrolle vorgenommen, da sich herausstellte, daß die makromorphologische Information selbst bei ausgedehnten herdförmigen Erkrankungen für deren genaue Interpretation unzureichend ist [3, 64].

2.2 Zytologie

Die Idee, durch die Nadelpunktion mit Aspiration repräsentative Zellen zu erhalten, die ein Neoplasma ohne den größeren Eingriff einer chirurgischen Gewebsentnahme mit anschließender histologischer Aufarbeitung nachzuweisen erlauben, ist nicht neu. Sie wurde bereits 1912 von Hirschfeld [68] und 1913 von Ward [168] vorgeschlagen und ab 1920 verschiedentlich wieder aufgegriffen [19, 38, 63, 103].

Der eigentliche Begründer der klinischen Zytologie ist dagegen Johannes Müller gewesen, der Physiologe in Berlin war. In seiner Monographie *„Über den feineren Bau und die Formen der krankhaften Geschwülste" (1838)* werden die mikroskopischen Kriterien des grundsätzlichen Zellunterschieds einer malignen und einer benignen Geschwulst angegeben und Sarkome den Karzinomen gegenübergestellt [115].

1845 beschrieb der Schweizer Pathologe Lebert als erster die diagnostische Tumorpunktion [93], die er unter anderem auch in Zürich durchführte. Die Methode wurde aber erst viel später, nämlich in den 20er Jahren dieses Jahrhunderts, genauer geprüft und fand danach immer mehr Anhänger. Einen besonderen Aufschwung nahm die Feinnadelaspirationspunktion in den 60er Jahren [45].

Die Aspirationsbiopsie entwickelte sich erst langsam, zumal die Histopathologie von Anfang an beträchtliche Erfolge aufzuweisen hatte und meist genauer war.

Hämatologen brachten dann aber die Zytologie voran, da sie mit der Aspirationsbiopsie des Knochenmarks bereits vertraut waren. Nach Hirschfeld [68], Ward [168] und Guthrie [63] läßt sich diese Linie auch über Schweizer Wissenschaftler wie Stahel [163] oder Moeschlin [113] weiter bis zu den zeitgenössischen Zytologen Lopes-Cardozo [98] oder Zajicek [181] verfolgen. Englisch sprechende Pathologen und Kliniker wie Martin [103], Stewart [104] und Coley [19] haben das Indikationsspektrum der Feinnadelpunktion frühzeitig beträchtlich erweitert.

2.3 Feinnadel für die zytologische Materialgewinnung

Ihre weitere Verbreiterung fand die Feinnadelpunktion erst, nachdem eine brauchbare Nadel entwickelt worden war [34, 46, 116], die nahezu „atraumatisch" verwendet werden konnte, und nachdem die modernen diagnostischen Methoden mit hoher Auflösung die Ergänzung der makromorphologischen Untersuchung durch die Feinnadelpunktion sinnvoll erscheinen ließen. Diese Technik, bei geringem Risiko eine hohe Ausbeute richtiger diagnostischer Aussagen bezüglich herdförmiger Organveränderungen zu erhalten, war an die stete Weiterentwicklung der feingeweblichen Analyse einschließlich der Elektronenmikroskopie gebunden, mit der der Bedarf nach Feinnadelpunktionen parallel lief.

Die zumeist verwendete hochelastische Feinnadel mit Mandrin nach Franzén, als „Chiba-Nadel" in Japan später nachempfunden mit einem Außendurchmesser von etwa 0,7 mm, wurde zunächst im Jahre 1960 ausschließlich für die Aspiration von Zellmaterial aus der Prostata entwickelt [46] und von Otho et al. für eine gefahrlosere, perkutane transhepatische Cholangiographie modifiziert [121]. Sie diente in Japan auch der zytologischen intraoperativen Überprüfung von Pankreastumoren und löste die bis dahin verwendeten großen Biopsienadeln ab, die auch intraoperativ wegen der Gefahr von Pankreatitis und

Blutung nicht gern verwendet wurden. Zudem ließen sich diese Nadeln bei unsicherem Palpationsbefund häufig nicht exakt an den eigentlichen Tumorherd heranführen, so daß sie falsch-negative Ergebnisse brachten.

Nach der raschen Entwicklung der Zytologie, die in nicht unerheblichem Maße zur Entwicklung schnittbildgesteuerter Punktionsverfahren beigetragen hat, gibt es heute verschiedene Wege, das gewünschte Zellmaterial zu erhalten. Sie haben ihre Vor- und Nachteile. Das hier vorliegende Werk soll einen gangbaren Weg aufzeigen, der sich an unserem Institut bei mehr als 3000 Kranken als brauchbar erwiesen hat, eine hohe diagnostische Ausbeute liefert und relativ leicht erlernt werden kann.

B. Prinzipien und Technik

1 Prinzipien der ultraschallgeleiteten Punktion unter permanenter Sicht

Für Punktionen unter sonographischer Führung und permanenter Sicht gibt es 3 verschiedene Möglichkeiten der Überprüfung mit dem Real-time-Verfahren, je nachdem wie die Nadel zum Schallstrahl bzw. zur tomographischen Ebene

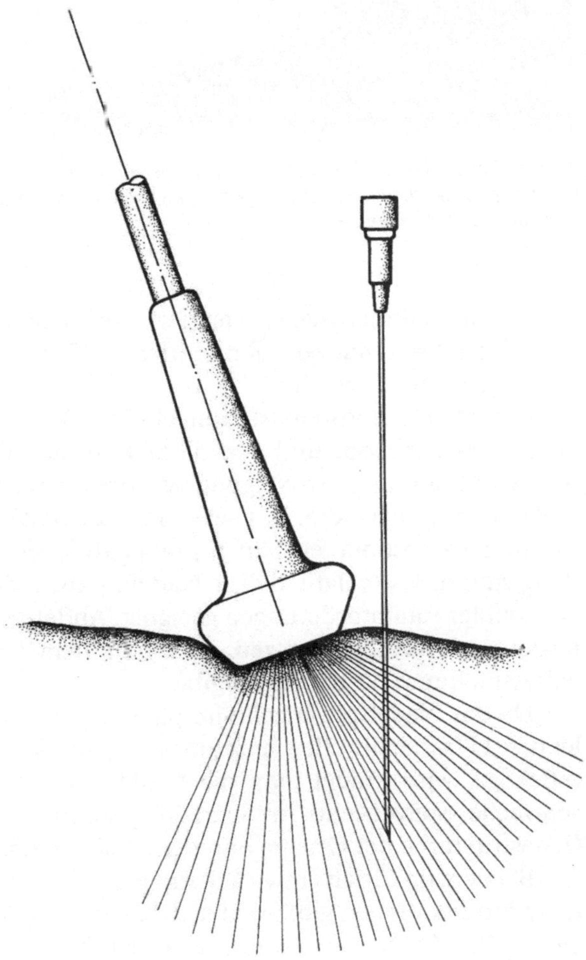

Abb. 1. „Freie Punktion" unter Ultraschallkontrolle. Nadel und Transducer (hier: elektronischer Sektorscanner) sind nicht miteinander verbunden

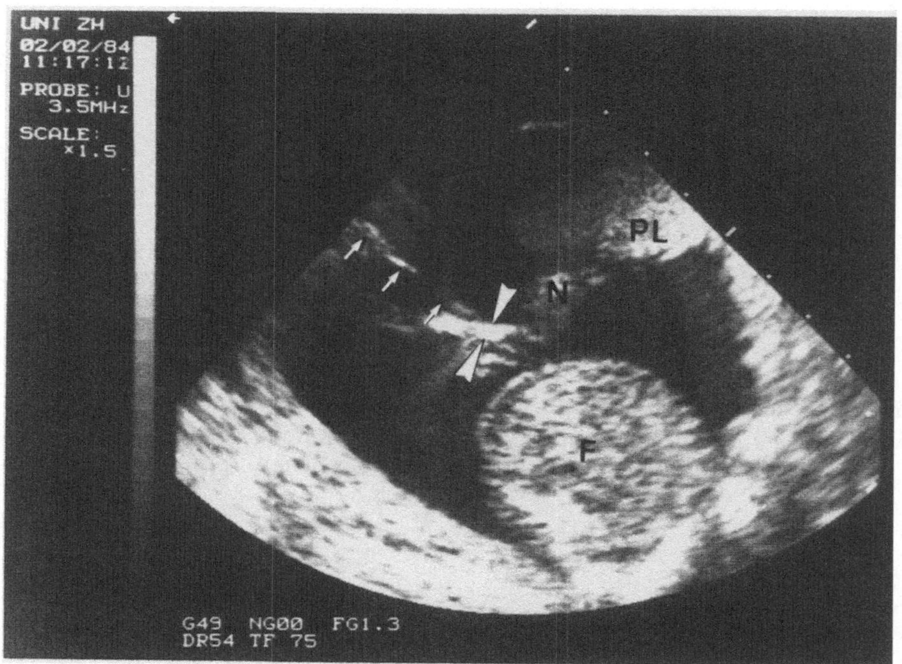

Abb. 2. Amniozentese. Breites Spitzenecho der Punktionsnadel *(große Pfeilspitzen)*. Die Nadel wird von links in die Amnionhöhle eingestochen (*kleine weiße Pfeile:* Nadelschaft; *F* Fetuskörper, *PL* Plazenta, *N* Nabelschnur)

des Ultraschalltransducers orientiert wird. Die Verwendung des älteren Compoundverfahrens mit zentral perforiertem Transducer ist zu ungenau und heute nicht mehr gebräuchlich.

Am naheliegendsten war zunächst der Versuch, die Punktionsnadel neben dem Ultraschallkopf und von diesem vollständig getrennt einzustechen und durch Veränderung der Neigung der tomographischen Ebene die Nadel in der Tiefe aufzufinden (Abb. 1). Diese Methode besticht durch Einfachheit, ist aber nur in ganz bestimmten Fällen praktikabel. Sie macht einerseits die Verwendung starrer, also relativ dicker Nadeln notwendig und ist nicht für die Punktion solider Raumforderungen geeignet. Andererseits kann man sie für die Amniozentese (Abb. 2) einsetzen, zumal sie dem Untersucher relativ viel Bewegungsspielraum für die Nadel gibt.

Da das Nadelspitzenecho im parenchymatösen Gewebe bei schräg einfallenden Ultraschallwellen meist in eine vom Schallkopf abgewandte Richtung reflektiert wird, findet man die Punktionsnadel nur mit Mühe wieder. Das schwache Spitzenecho in Schrägprojektion hebt sich von physiologischen Echostrukturen der Organe nur unzureichend ab.

Bei dem in Zürich entwickelten Verfahren, von dem es inzwischen verschiedene Modifkationen gibt, wird die Punktionsnadel zentral durch den Transducer geführt (Abb. 3). Sie kann senkrecht oder in leichter Schrägachse in den

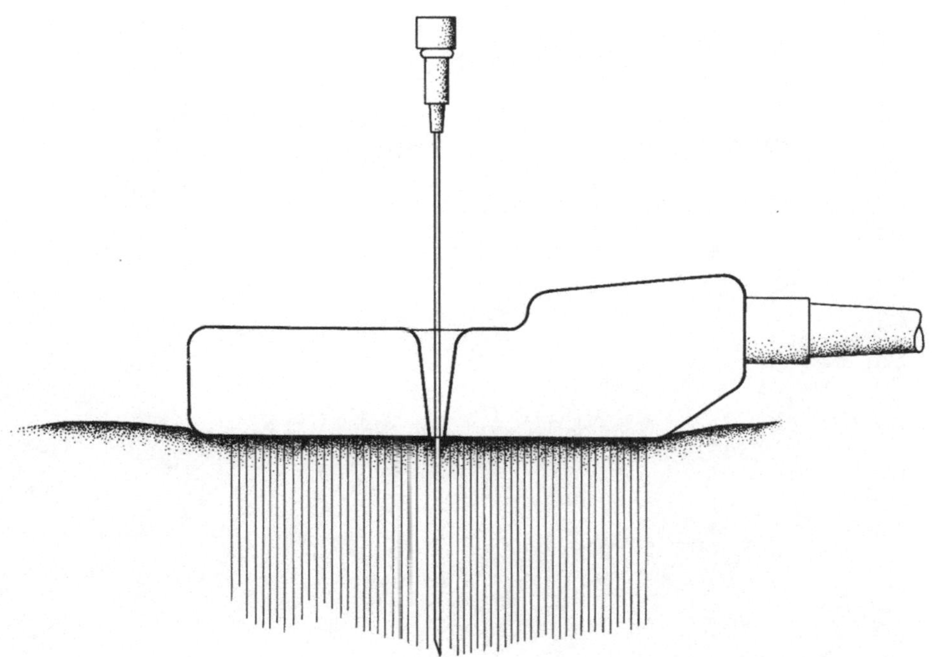

Abb. 3. Punktion mit einem zentral perforierten Linear-array-Transducer nach dem in Zürich entwickelten Prinzip. Die Punktionsnadel gleitet in der Mitte des Schallfelds *(Bildmitte)* in die Tiefe. Die zentral fehlenden Elemente bewirken auf dem Monitorbild eine dunkle Visierlinie, die bereits vor der Punktion den Weg der Nadel angibt

Körper vorgeschoben werden und bleibt während des gesamten Punktionsvorgangs im Gewebe sichtbar. Durch das Prinzip bedingt, leuchtet bei der üblicherweise verwendeten Feinnadel die Spitze besonders deutlich auf, sofern die tomographische Schnittebene des Transducers und die Achse der Nadel übereinstimmen.

Diese ultraschallgeleitete Führung der Punktion erlaubt auch die Verwendung von flexiblen Feinnadeln, wie sie die Chiba-Nadel darstellt. In der Vertikalen kann ein solches Instrument mühelos in das Gewebe eingestochen werden, ohne daß es zu größeren Abweichungen kommt. Wird eine flexible Nadel schräg zum Transducer durch die Gewebeschichten vorgeschoben, ist ihre Abweichung aus der Achse fast unumgänglich. Eine geringfügige Auslenkung der Spitze aus der tomographischen Ebene läßt sich hingegen leicht durch eine minimale Winkelkorrektur des Transducers auffangen und kompensieren.

In Abb. 4a, b wird die Punktion eines ausgedehnten Pankreaskarzinoms dargestellt. Die Nadelspitze ist als heller Lichtpunkt an der oberen (ventralen), äußeren Kontur der Geschwulst erkennbar. Durch die visuelle Kontrolle der Nadelspitze wird Gewebe aus dem Randbereich des Tumors gewonnen, der noch vitales Gewebe enthält.

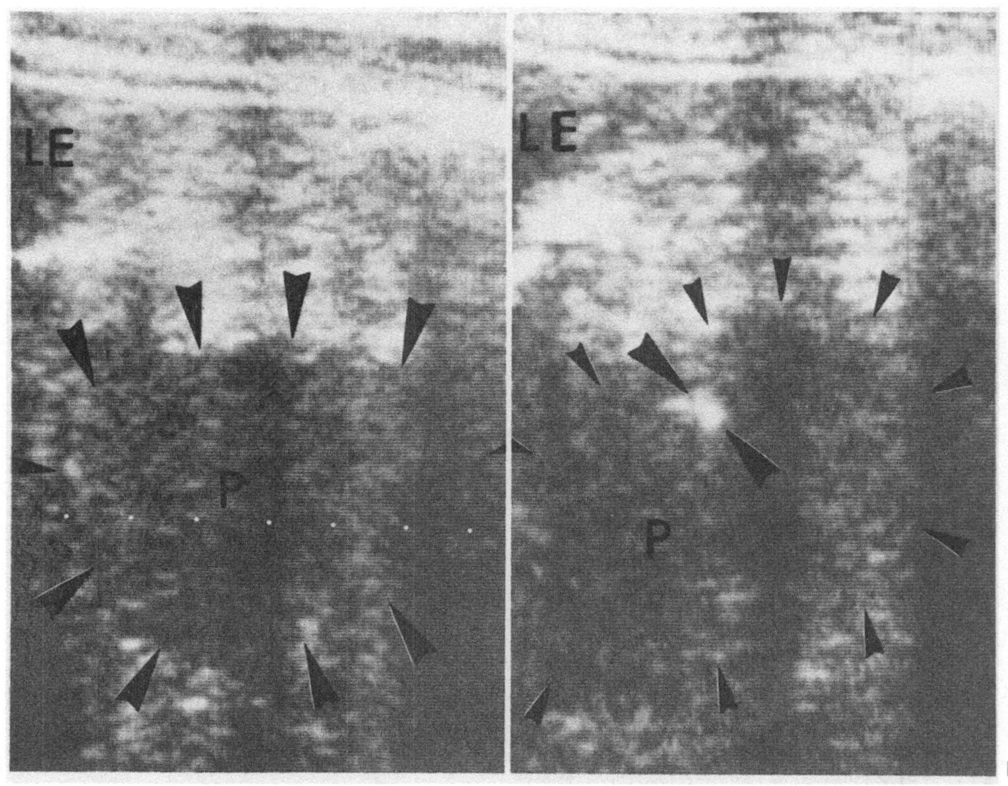

Abb. 4 a, b. Großes Pankreaskarzinom [*P (Pfeile) LE* Leberunterrand]. **a** Visierlinie *(vertikale dunklere Linie in Bildmitte)* angedeutet sichtbar. Abstand zwischen *weißen Punkten* ≙ 1 cm. Punktionsanordnung im Monitorbild bei Verwendung des zentral perforierten Linear-array-Transducers. **b** Moment der Gewebeaspiration. Helles Aufprallecho der Nadelspitze im noch vitalen oberen Tumorrandgebiet *(große Pfeile)*

Auch mit Real-time-Sektorscannern kann unter permanenter Sicht punktiert werden (Abb. 5). Dabei gleitet die Nadel von schräg seitlich in das Gesichtsfeld, ähnlich wie bei der „freien" Punktion. Eine im Monitorbild vorgegebene Visierlinie zeigt den zu erwartenden Weg der Punktionsnadel in die Tiefe an. Der fragliche Herd muß in Überschneidung mit der Visierlinie gebracht werden, so daß die Nadel diesen beim Eindringen erreicht.

Nach diesem Verfahren werden bei uns vor allem Follikelaspirationen zur Gewinnung von Oozyten für die extrakorporale Insemination vorgenommen, zumal sich die Sektortechnik für die Untersuchung der Organe des kleinen Bekkens, namentlich der Ovarien, besonders eignet. Ein solches Beispiel zeigt Abb. 6 a, b. Das gleiche Verfahren läßt sich auch für die Punktion anderer Hohlsysteme, wie z. B. der dilatierten Gallengänge, oder für raumfordernde Prozesse in den parenchymatösen Organen verwenden (Abb. 7).

In Lauf der Zeit hat sich bei uns herausgestellt, daß bei Verwendung eines

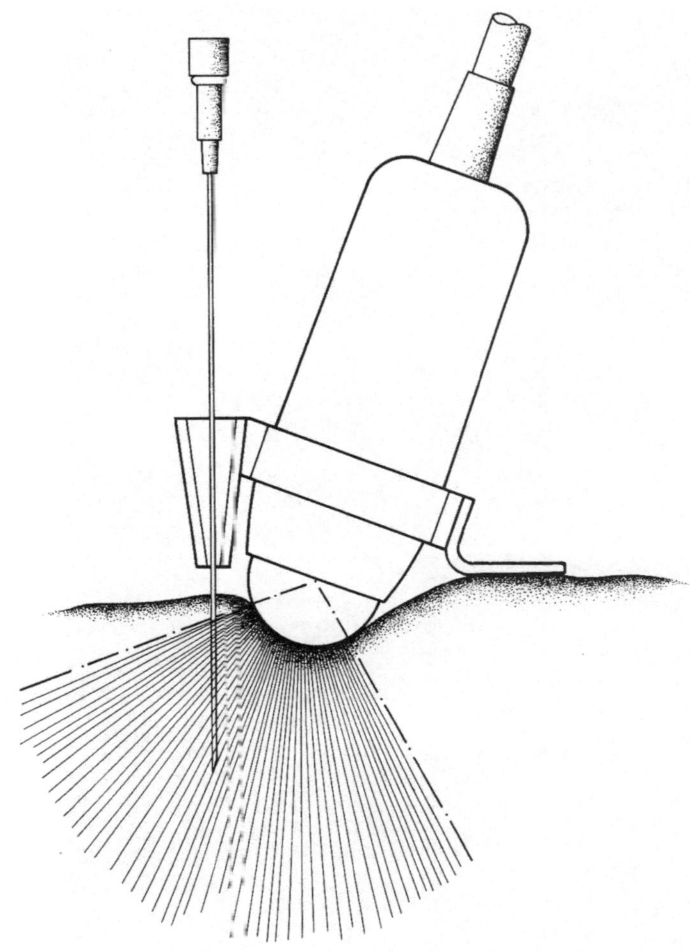

Abb. 5. Ultraschallgeleitete Punktion mit einem Sektorscanner. Nadel und Transducer sind fest miteinander verbunden. Eine elektronische Visierlinie zeigt im Monitorbild den Weg der Punktionsnadel an

Linear-array-Transducers die zentrale Punktion am vorteilhaftesten ist. Die Orientierung gelingt einfacher als bei exzentrischer Nadelführung, da das Gesichtsfeld jeweils nur 8–10 cm Breite erreicht. Im Vergleich zur Sektortechnik ist der Punktionsweg kürzer, und die Auflösung der Echostrukturen in der Tiefe ist besser.

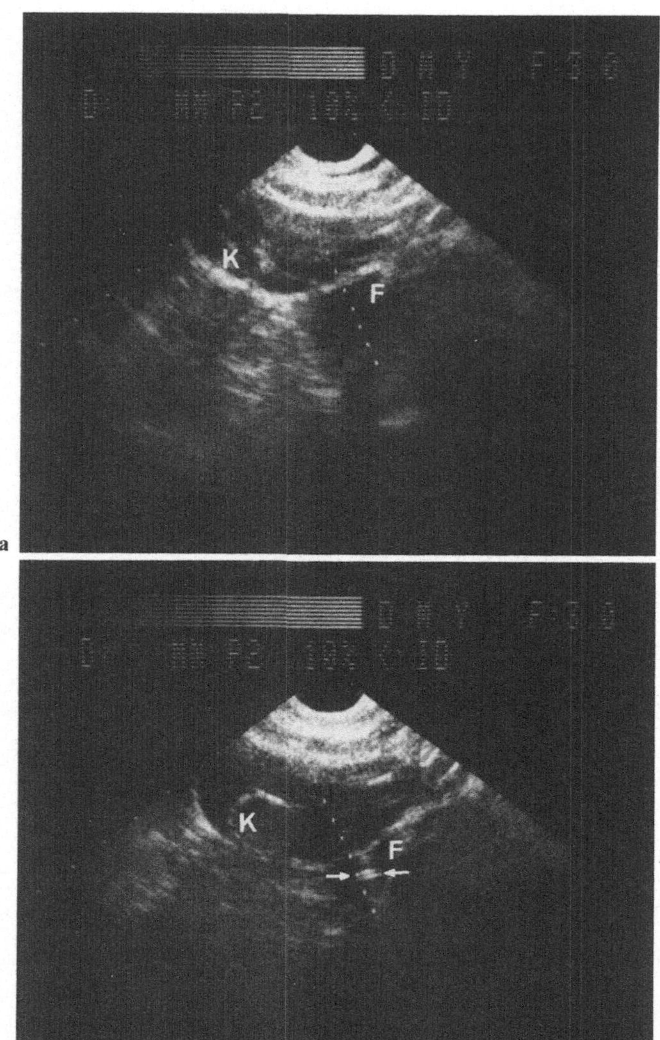

Abb. 6 a, b. Transvesikale Follikelaspiration für die Gewinnung von Oozyten mit Sektortechnik. (*F* Follikel. *Punktierte Linie* = Visierlinie für Punktionsnadel. *K* Katheter in der Blase, schräg angeschnitten). **a** Nadelspitze noch nicht sichtbar. **b** Nadelspitze im Zentrum des Follikels (Doppelecho mit *2 Pfeilen* markiert). Der nur schwach sichtbare Nadelschaft folgt der punktierten Visierlinie von links oben nach rechts unten

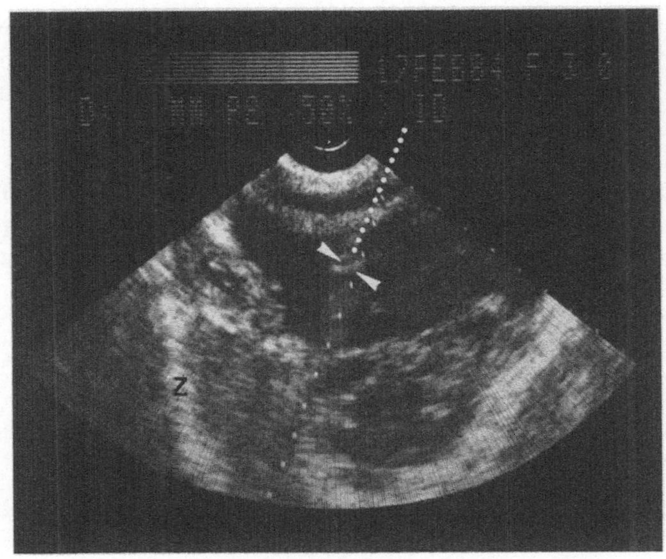

Abb. 7. Ausgedehnter Leberabszeß, echoarme bis weit dorsal reichende Raumforderung. Feinnadelpunktion mit einem Sektorscanner (*Pfeile:* Nadelspitze. Nadelschaft durch *engpunktierte Linie* hervorgehoben. *Z* Zwerchfell)

2 Ortung von Punktionsnadeln im Ultraschallbild

2.1 Vorbemerkungen

Die frühere Praxis der sonographischen Lokalisation und Tiefenbestimmung eines punktionswürdigen Herdes im Körperinnern mit gleichzeitiger Markierung der Punktionsstelle auf der Haut und die anschließende „blinde" Punktion ernüchterten in Anbetracht großer Fehlerquoten, selbst wenn ausgedehnte Tumoren punktiert wurden. Hier war lediglich bei zystischen Strukturen die gleichzeitige Aufzeichnung eines A-mode-Bildes hilfreich, sofern das Compoundverfahren zur Anwendung kam.

Es lag auf der Hand, daß nur die permanente Kontrolle des gesamten Punktionsvorgangs unter Real-time-Bedingungen die beträchtliche Fehlerquote und das Risiko des Eingriffs senken würde.

Bei Benutzung der hochelastischen Feinnadel stellte sich die Ultraschallkontrolle mit dem seitlich neben der Nadel aufgesetzten Transducer als wenig hilfreich dar, sofern nicht große Flüssigkeitszonen punktiert wurden (Amniozentese). Diese Nadel kann in der Vertikalen mit genügend Nachdruck zwar einen Weichteilherd in der Tiefe erreichen, ist dann aber sonographisch von schräg außen fast nicht sichtbar. Es war klar, daß die tomographische Ebene des Transducers und die Achse der Feinnadelführung identisch sein mußten, um den kürzesten Punktionsweg einhalten und die Nadel beim Eindringen in die Tiefe sicher verfolgen zu können.

Empirisch hatte sich gezeigt, daß beim Einstich der Nadel in der Vertikalen in erster Linie deren Spitze sichtbar bleibt, und zwar abhängig von besonderen Eigenschaften des Anschliffs und von bestimmten Parametern des punktierten Patienten (Schalleitung der Haut, der Subkutis und der inneren Organe etc.).

Der Nachweis eines besonders hellen Spitzenechos – im Wasserbad einfach nachvollziehbar – bedurfte weiterer Untersuchungen physikalischer Grundlagen. Es interessierte v. a. auch, welche technisch variablen Eigenschaften der Punktionsnadel für deren Nachweis von besonderer Bedeutung sind. Bisher liegen dazu kaum Untersuchungen vor [69].

2.2 Physikalische Experimente und Überlegungen

H. J. Einighammer, R. Hauke (S. 14–28)

Methoden der ultraschallgeleiteten Punktion

Bevor näher auf die Lokalisation der Nadeln mit Hilfe der Nadelechos im Ultraschallbild eingegangen wird, sollen Methoden, die als *indirekt* zu bezeichnen sind, kurz erwähnt werden.

Beim Arbeiten mit Punktionsmonotransducern und zentraler Nadelführung kann man beispielsweise indirekt vorgehen, wenn die Nadel im Bild nicht oder nur schlecht sichtbar wird. Zunächst wird im A-mode-Bild die Entfernung des Zieltargets von der Hautoberfläche bestimmt. Die Nadel wird dann sozusagen „blind" bis zu einem vorbereiteten Anschlag eingestochen, wobei die mechanische Führung dafür sogt, daß die Nadel im Schallstrahl bleibt und nicht seitlich ausweicht. Aufgrund der Stellung des hinteren Teils der Nadel zum Transducer besteht technisch die Möglichkeit, den erwarteten Ort der Spitze in jeder Position festzustellen und im A-mode-Bild zu kennzeichnen. Entsprechendes gilt auch bei Verwendung von B-Scannern. Der erwartete Stichkanal ist hier aufgrund einer starren Verbindung von Nadelführung und Transducer bekannt, und der Ort der Spitze im Kanal kann durch eine Positionsmessung am hinteren Teil der Nadel bei bekannter Nadellänge ermittelt werden. Wenn man mit einer innerhalb der Schnittebene frei beweglichen Nadel arbeiten will, kann man die Position über ein an der Nadelhalterung angeschlossenes Hebelsystem in 2 Koordinaten messen.

Bei einwandfreier Justierung einer solchen Anordnung bestehen jedoch noch folgende Fehlermöglichkeiten: erstens kann sich die Nadel verbiegen, und 2. können lokale Abweichungen der Schallgeschwindigkeit vom angenommenen Mittelwert, hervorgerufen durch Fettanreicherungen, die Entfernungsmessung verfälschen und wegen der Brechung der Schallbündel auch das B-Bild verzerren, so daß sich mechanisch und akustisch gewonnene Daten nicht mehr genau entsprechen [69, 81].

Bei der *direkten* Methode werden Nadel und Gewebe zusammen als gemeinsames Objekt sonographisch abgebildet. Die Position der Nadel im Gewebe wird dadurch immer korrekt wiedergegeben, auch bei Verbiegungen der Nadel und bei Laufzeitabweichungen. Letztere führen zwar ebenfalls zu Bildverformungen, sie wirken sich aber bei Gewebe und Nadel in gleicher Weise aus. Ein Nachteil des direkten Verfahrens besteht darin, daß sich die Sichtbarkeit der Nadelspitze unter ungünstigen Bedingungen (stark echogenes Gewebe) verschlechtert.

Das direkte Verfahren hat gegenüber dem indirekten Verfahren 2 Vorteile. Erstens können lange dünne Feinnadeln verwendet werden, zweitens können auch geschwindigkeitsinhomogene Gewebe untersucht werden (Fetteinlagerungen).

Wenn in der Praxis die Frage nach der besser darstellbaren Nadel oder nach der günstigsten Arbeitsweise auftaucht, sollte man einige wichtige physikalische Gesetzmäßigkeiten beachten. Da die direkte Methode vom Prinzip her mit größerer Ortsgenauigkeit arbeitet, diese aber wegen zu geringer Echogenität der Nadel oft nicht ausgenutzt wird, lohnt sich gerade hier eine Optimierung der Meßbedingungen. Außerdem ist anzunehmen, daß es bei diesem Verfahren in Zukunft noch technische Verbesserungen und Weiterentwicklungen geben wird.

Die direkte Abbildung von Nadelschaft und -spitze wird durch verschiedene Faktoren beeinflußt. Um sie besser zu verstehen, muß man sich zunächst die Entstehung des Bildkontrasts im Sonogramm vor Augen führen.

Allgemeine Überlegungen zur sonographischen Bildkontrastentstehung

Die Schallreflexivität ist diejenige Objekteigenschaft, die bei der Echosonographie in Form einer Helligkeitsverteilung auf dem Monitor dargestellt wird. Schall wird von einer Struktur, etwa einer Grenzfläche zwischen 2 Medien, zurückgeworfen, wenn sich die Schallimpedanz $Z = \rho \cdot v$, mit ρ als Dichte und v als Schallgeschwindigkeit, in Richtung der Schallausbreitung ändert.

Im einfacheren Fall einer ebenen Grenzfläche zwischen 2 Medien, deren seitliche Ausdehnung d groß gegenüber der Wellenlänge λ ist und die senkrecht auf der Schallachse steht, bestimmt der Reflexionsfaktor, Gl. (1), im wesentlichen die Helligkeit des Echos [10, 90].

$$R = \frac{Z_2 - Z_1}{Z_2 + Z_1} \qquad (1)$$

Z_1 und Z_2 sind die Impedanzen der beiden Medien. Es handelt sich hier um spiegelnde Reflexion unter senkrechtem Einfall. Kippt man den „Spiegel“, so wird die Echowelle schließlich den Schallkopf verfehlen, und das Objekt verschwindet vom Bild. Dünne Membranen reflektieren unter diesen Bedingungen ebenfalls unter dem Glanzwinkel, d.h. nach dem optischen Reflexionsgesetz, allerdings mit relativ kleinem Reflexionsfaktor.

Ein anderer, einfach zu beschreibender Grenzfall ist der eines im Verhältnis zur Wellenlänge sehr kleinen Partikels mit einer Ausdehnung $d < \lambda$. Die Art der Wechselwirkung des Schalls mit dem Target ist hier dieselbe wie im oben beschriebenen Fall, das Reflexionsgesetz kann jedoch nicht mehr angewendet werden. Stattdessen gelten Gesetzmäßigkeiten, die man bei allen Arten von Wellen unter dem Begriff Streuung zusammenfaßt. Die Größe, die die Echohelligkeit jetzt zusätzlich mitbestimmt, ist der Streuquerschnitt S der Schallamplitude, der (außer Z_1 und Z_2) den Targetdurchmesser d und die Wellenlänge λ enthält. Es gilt [90, 170] Gl. (2):

$$S \sim \frac{d^3}{\lambda^2} \tag{2}$$

Sehr kleine isolierte Partikel haben eine sehr breite oder kugelförmige Streucharakteristik. Ihre Form und Lage beeinflussen kaum die Helligkeit der Echos. Sie sind, wenn der Impedanzunterschied nicht zu klein ist, immer sichtbar, denn es wird immer ein Energieanteil in den Schallkopf zurückgesandt. Dagegen können sich selbst große Körper vollständig dem Nachweis entziehen, wenn sie glatte Oberflächen besitzen und nicht in Schallkopfrichtung reflektieren. Dies erscheint bei einem Vergleich mit der Röntgenaufnahmetechnik paradox und zeigt, wie unterschiedlich die Bildentstehung bei diesen beiden Verfahren ist.

Im Fall $d \approx \lambda$ ergeben sich komplizierte, oft mehrgipflige Verteilungen. Form und Lage der Teilchen beginnen sich hier bereits auf die Streukurve auszuwirken.

Menschliches Gewebe. Für menschliches Gewebe ist kennzeichnend, daß es aufgrund des zellulären Aufbaus bis in den mikroskopischen Bereich hinein stark strukturiert ist und auch dementsprechend streut. Bei der mit Schall nicht mehr auflösbaren Feinstruktur des Gewebes oder bei den Partikeln des Blutes hat man es mit sehr kleinen Streuzentren zu tun, die allerdings nicht isoliert auftreten. Modelle, mit denen man versucht, die unterschiedliche Streuwirkung der Gewebearten zu beschreiben, gehen von Zufallsverteilungen solcher Teilchen aus, deren Z diskontinuierlich schwankt [170]. Auch die Übergangsfälle ($d \approx \lambda$) mit breiten Streufunktionen, die unter dem Glanzwinkel ein Maximum haben, treten im Gewebe häufig auf.

Erst makroskopische, ebene Gewebestrukturen ($d > \lambda$) reflektieren ausgeprägt, jedoch mit nicht allzugroßem R unter dem Glanzwinkel. Spiegelnde Reflexionen sind z. B. an Grenzflächen zwischen Organen und Flüssigkeitsräumen oder an Vorder- und Rückwänden quer getroffener Blutgefäße zu beobachten.

Offensichtlich treten also alle Möglichkeiten einschließlich der Grenzfälle auf, wobei die Streuung überwiegt. Starke Reflexion kommt im Körpergewebe gar nicht vor, wenn man einmal den Knochen, die Grenzflächen gegen Luft in der Lunge oder eventuelle Steinbildungen ausnimmt.

Bei einem technischen Objekt wie einem ausgedehnten, glatten metallischen Gegenstand im Körper, sind die Verhältnisse gerade umgekehrt: Die Streuung tritt in den Hintergrund gegenüber der spiegelnden Reflexion an den Grenzflächen zwischen quasi flüssigem Körpergewebe und Metall. Diese ist wegen des großen Impedanzunterschieds sehr stark ausgeprägt.

Nadelschaft. Ein *Nadelschaft* ist wegen seiner Längenausdehnung $d > \lambda$ und glatten Oberfläche in die Gruppe der spiegelnden Körper einzuordnen. Er liefert bei senkrechter Beschallung ein sehr helles Bild. Bei schrägem Schalleinfall ist er nur aufgrund der „Materialfehler" sichtbar, d.h. aufgrund der Kratzer und der Rauhigkeit der äußeren und inneren Oberfläche der Nadel bzw. des Dorns oder kleiner Gasbläschen [67]. Diese Störungen sind Ausgangspunkte von schwachen Streuwellen. Im Wasserbad stellt sich ein Nadelschaft als unregelmäßige Aufreihung von Echos unterschiedlicher Helligkeit dar, wenn man die Kontrasteinstellung des Geräts weit genug aufdreht. Diese Materialfehler sind nicht echogen genug, um einen Schaft im Gewebe immer sicher erkennen zu können.

Künstliche unregelmäßige Aufrauhung führt hier zu einer deutlich besseren Nadeldarstellung. Der Aufrauhung sind jedoch durch die Gefahr einer Traumatisierung bei der Applikation Grenzen gesetzt.

Die japanische Feinnadel von Hakko (Fa. Hakko Shoji Co., Tokio), deren Schaft gut sichtbar wird, ist z.B. außen und auf dem Mandrin mit zahlreichen, unregelmäßig verteilten sehr feinen Rillen versehen. Wasserbadversuche zeigen, daß sich bei dieser Art von Mikrorauhigkeit besonders gern Luftbläschen auf den Oberflächen bilden, wovon die Streuintensität je nach Benetzungsbedingungen stark abhängt. Für den praktischen Gebrauch bietet diese Nadel jedoch keine wesentlichen Vorteile (s. auch S. 36f.). Besonders wirksam ist unter Versuchsbedingungen ein regelmäßiges Profil der Oberfläche, z.B. in Form einer spiralförmigen Rille. Sie ist bei der Amniozentesenadel nach Jonatha wohl zuerst angewendet worden [82]. Bei Beschallung solch äquidistanter Streuzentren entsteht ein Gittereffekt, der sich darin äußert, daß es bei der Überlagerung der einzelnen Streuwellenzüge zu konstruktiver oder destruktiver Interferenz kommt. Man kann auf diese Weise bei bestimmten Beschallungswinkeln gestreute Energie in die Schallkopfrichtung lenken, was zu einer wirksamen Aufhellung des Schafts bei schräger Inzidenz führt. Abbildung 8a, b zeigt schematisch die Wellenüberlagerung in einem solchen Fall. Nach der einfachen Gittertheorie erwartet man für die Abhängigkeit der Schallamplitude A von der Gitterkonstanten d und dem Inzidenzwinkel α nachfolgenden Zusammenhang:

$$A(d, \alpha) = \cos^2 \frac{2\pi \cdot d \cdot \cos\alpha}{\lambda} \tag{3}$$

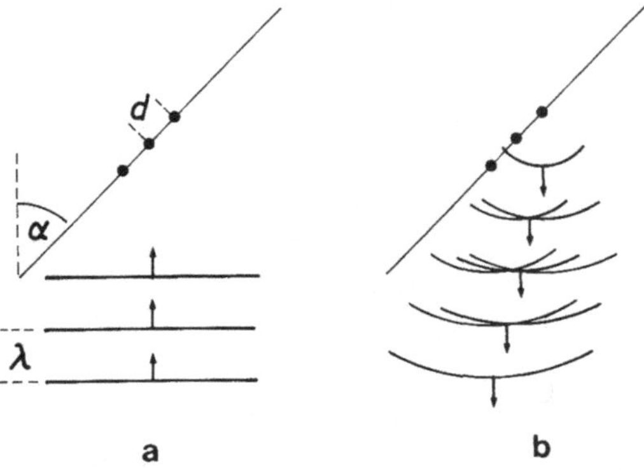

Abb. 8 a, b. Beugung einer Wellengruppe, bestehend aus 3 Wellenzügen, an einem linearen Punktgitter. Es werden 3 benachbarte Gitterelemente betrachtet. **a** α Inzidenzwinkel, d Gitterkonstante, λ Wellenlänge, *schwarze Pfeile:* Richtung der einfallenden Welle. **b** Rückgestreute Wellen, die sich in Schallkopfrichtung gleichphasig überlagern; s. auch Gl. (3) im Text

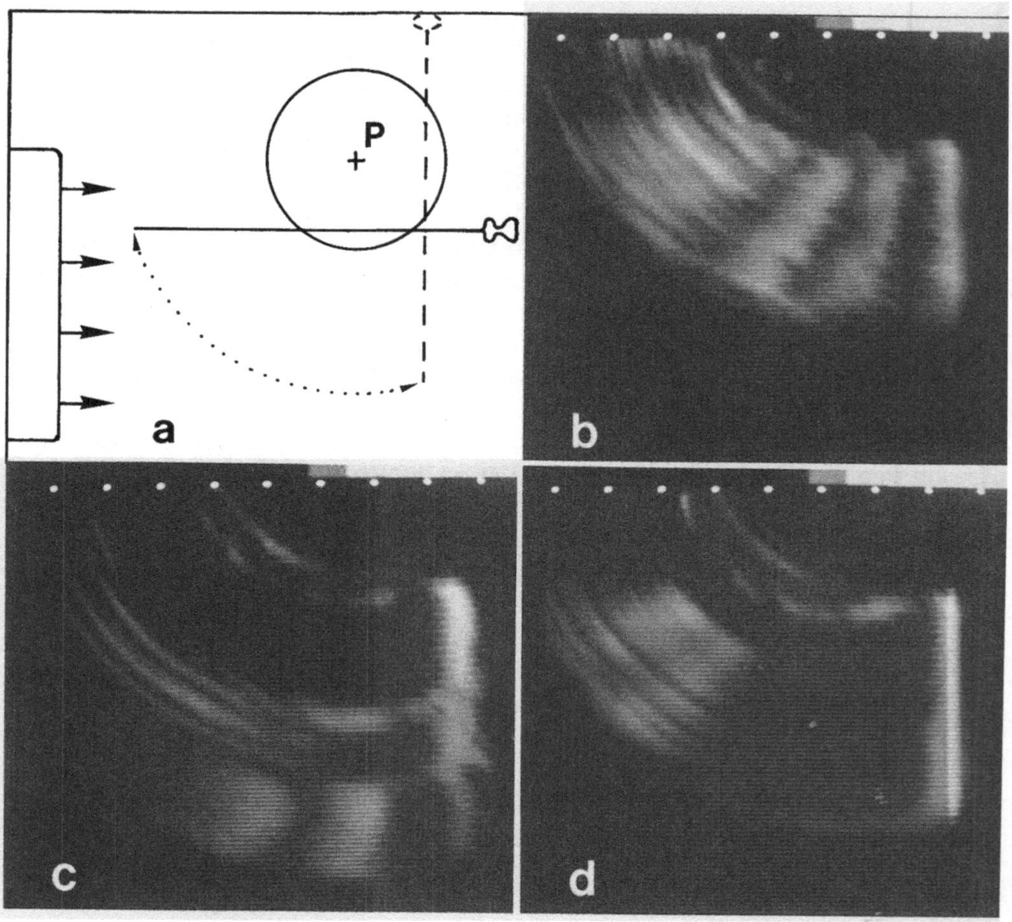

Abb. 9 a–d. Demonstration des Gittereffekts. **a** Die Nadeln wurden auf einer Drehscheibe befestigt und bei offenem Verschluß der Monitorkamera im Wasserbad um 90° gedreht. Abbildendes Gerät: B-Scanner (Toshiba SAL 20 A). **b–d** Helligkeitsdiagramme der Jonatha-Nadel, der Nordenström-Nadel und der präparierten Feinnadel

An anderer Stelle wurde bereits gezeigt [30], daß man diesen Aufhellungseffekt auch bei Feinnadeln und mit relativ kleinen Profilhüben von etwa 0,02 mm erzielen kann. In Abb. 9a–d ist ein Experiment dargestellt, in dem der Gittereffekt bei 3 verschiedenen Nadeln demonstriert wird. Hierbei werden die Nadeln bei geöffneter Kamera im Schallfeld gedreht, so daß eine Helligkeitsverteilung dargestellt wird, welche die für die Anwendung günstigen und ungünstigen Winkelbereiche wiedergibt. Das Diagramm in Abb. 9b zeigt, daß die Jonatha-Nadel etwa im ganzen Winkelbereich Schall zurückstreut, wobei die Beugungsmaxima und -minima sehr deutlich sichtbar werden. Sie entsprechen in guter Näherung der angegebenen Formel. Beim korkenzieherartigen Mandrin der Nordenström-Nadel findet man nur 2 Maxima bei Inzidenzwinkeln zwischen 45° und 90° und bei der präparierten Feinnadel 2 Maxima zwischen 0° und 45°. Wenn das Raster präzise hergestellt ist, wird die Nadel nicht nur ingesamt heller wiedergegeben, sondern – im Gegensatz zur unregelmäßigen Aufrauhung – auch gleichmäßig hell. Ein solches Objekt ist im Gewebe relativ auffällig, denn es befindet sich in einer Umgebung von unregelmäßig verteilten Streuzentren.

Nadelspitze. Betrachtet man die unpräparierte glatte Nadel, so ist es gewissermaßen ein glücklicher Umstand, daß die *Nadelspitze,* der plötzliche Abbruch des homogenen spiegelnden Schafts, in der Regel immer als „Materialfehler" in Erscheinung tritt. Es mag, besonders bei den kleinen Inzidenzwinkeln, im ersten Moment verblüffen, daß an einer Nadelspitze überhaupt ein Echo zustandekommt. Der Vorgang ist aber nach den Gesetzen der Beugung durchaus zu verstehen und im Grunde schon lange bekannt. Young beobachtete 1802 an Lichtwellen, daß die Kante eines beugenden Hindernisses hell erscheint, wenn man sie aus dem Bereich des geometrischen Schattens betrachtet. Seine Vorstellung von der „Randwelle", die von der Kante ausgehend den Schattenraum aufhellt, hat sich als richtig erwiesen und ist heute auch für den allgemeinen Fall theoretisch bestätigt (Rubinowicz-Form des Kirchhoff-Beugungsintegrals [14]. Dies bedeutet, daß die Nadelspitze aufgrund der Beugung immer ein Streuzentrum ist.

Die Erklärung des Spitzenechos durch die Randwelle steht nicht im Widerspruch zu den Überlegungen von Goldberg und Ziskin [53], die in Analogie zur Schallausbreitung in Röhren der plötzlichen Änderung des Schallbündelquerschnitts am Nadelende eine Impedanzänderung zuordnen. Der Beugungsformalismus erlaubt jedoch eine allgemeinere Behandlung des Problems sowohl bei der Spitze als auch beim Schaft und liefert vor allem die Erklärung der wellenlängenabhängigen Phänomene.

Bei genauerer Beschreibung der Wirkung einer Spitze im Wellenfeld wäre eine Vielzahl von Effekten und Bedingungen zu berücksichtigen, die sich etwa wie folgt zusammenfassen läßt:

1. Die Spitze gehört einerseits in die Gruppe von Objekten mit $d \approx \lambda$, die theoretisch nicht einfach zu behandeln ist. Andererseits kann sie aber nicht isoliert vom Schaft betrachtet werden.

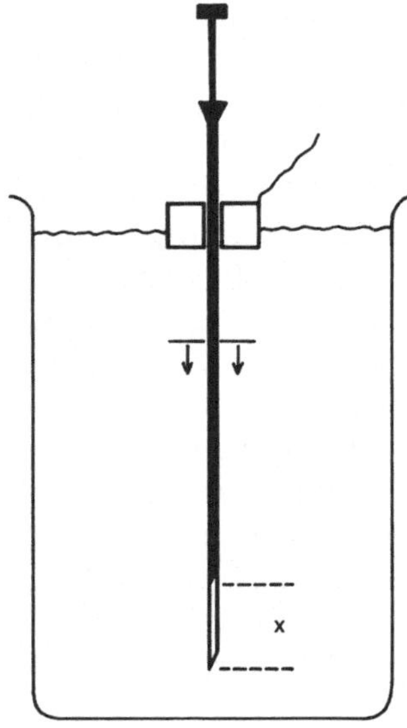

Abb. 10. Punktionsnadel mit perforiertem Monotransducer im Wasserbad (*x:* mit Wasser gefüllter Nadelabschnitt; *schwarze Pfeile:* Richtung des Sendeschallimpulses)

2. Ein Teil der Schallenergie dringt in die Nadel ein. Dort tritt die Transversalwelle als zusätzlicher Schwingungsgrundtyp auf und damit zusammenhängend verschiedene Schwingungsmoden in Abhängigkeit von der Geometrie der Nadel und der Wellenlänge λ. Hierdurch wird der rückgestreute Energieanteil mitbeeinflußt.
3. Bei der Streuung ändert sich das Schallspektrum. Die Effekte hängen wegen der Filterwirkung auch vom jeweiligen Medium ab (Wasserbad, Gewebe).
4. Die Spitzen sind je nach Verwendungszweck sehr verschieden ausgebildet. Es gibt zahlreiche Varianten des Anschliffs, es wird mit oder ohne Mandrin gearbeitet und anderes mehr.

Es ist in dem hier gegebenen Rahmen daher einfacher, experimentell an diese Fragen heranzugehen. Schon bei qualitativer Prüfung der Verhältnisse im Wasserbad findet man eine starke Abhängigkeit der Echointensität I von der Aufnahmegeometrie.

Experimenteller Vergleich verschiedener Nadeltypen

A-Scan-Gerät. Betrachten wir zunächst den Fall, daß die Nadel in die Schallrichtung weist, der Inzidenzwinkel α also 0° oder sehr klein ist. Mit einem Punktionsmonotransducer mit zentraler Bohrung und einem A-Scangerät kann man im Wasserbad leicht feststellen, wie sich die verschiedenen Nadeltypen in ihrer Echogenität unterscheiden und welche Wirkung beispielsweise ein Mandrin hat.

Bei den von uns untersuchten Modellen fiel auf, daß die Stellung des Dorns im Schaft die Helligkeit des Spitzenechos zum Teil erheblich beeinflussen kann,

Tabelle 1. Abschätzender Nadelvergleich im Wasserbad bei einem Inzidenzwinkel $\alpha \approx 0°$ (Punktionsmonotransducer 13 mm, 2,25 MHz, Toshiba; A-Scan: USIP 11, Krautkrämer; Nadelspitze etwa 7 cm vom Schallkopf). Die dB-Skala wurde so gewählt, daß die etwa gleich starken Echos der Feinnadeln mit Dorn den Wert O dB erhalten

Nadeltyp	Durchmesser [mm]	Dorn vollständig eingeführt		Ohne Dorn		Dornfunktion T, Echointensitätskurventyp (in Abhängigkeit von x)	Bemerkungen
		Spitze [dB]	Schaft [dB]	Spitze [dB]	Schaft [dB]		
Jonatha-Nadel (berillt)	1,3	10	3	6	3	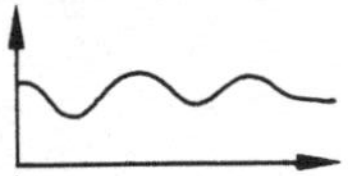	Amniozentese, Kunststoffbeschichtung
Trokarnadel	1,2	0		0		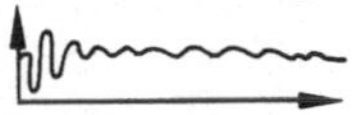	Stanzbiopsie T
Vergleichsnadel	1,0	6		6		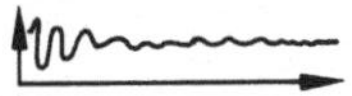	Rotationssymmetrische Spitze ⚲
Nadel mit Kunststoffmantel, Luftzwischenraum	1,6/1,0	−10		−6		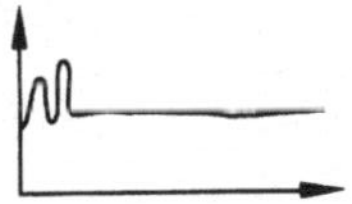	
Nadel mit Kunststoffmantel, Wasserkopplung	1,6/1,0	−16		−4		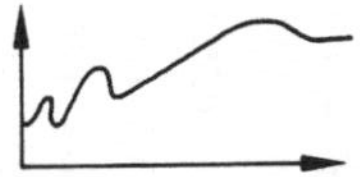	
TSK-Supra-Nadeln (Chiba-Typ)	1,0 0,9 0,8			16 20 6			Einmalkanülen. Werden ohne Mandrin verwendet
Chiba-Nadel	0,7	0		18		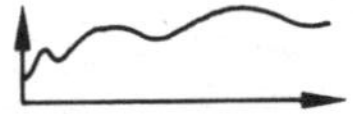	
Chiba-Nadel (geriffelt)	0,7	0	−22	−4	−22	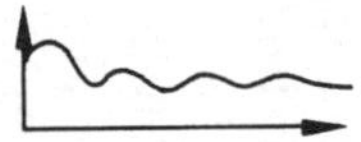	Ohne Luftblasen gemessen, mit Luftblasen größere Echointensitäten
Unsere Feinnadel (berillt)	0,7	0	− 6	18	4	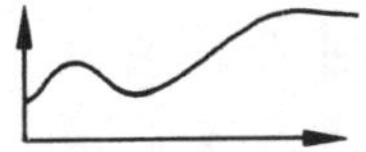	Ohne Luftblasen gemessen, mit Luftblasen größere Echointensitäten
Franzén-Nadel	0,6	0		−6		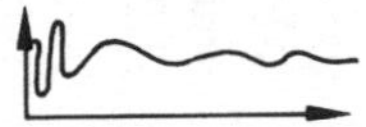	Wird normalerweise ohne Mandrin verwendet. Dorneffekte hier mit Reinigungsdraht gemessen

T, Dornspitze kantig; ⚲, Dornspitze gerundet

und zwar erstaunlicherweise selbst dann noch, wenn die Dornspitze relativ weit von der Nadelspitze entfernt ist. Wenn man die Echointensität I der Nadelspitze in Abhängigkeit von der Länge x des mit Wasser gefüllten Nadelabschnitts vor dem Dorn als Dornfunktion bezeichnet (Abb. 10), so kann man nach dem Grobverlauf von I (x) bei den Nadeln deutlich 2 Gruppen unterscheiden: Die eine mit ansteigender Dornfunktion – hierzu gehört die Chiba-Nadel 0,7 mm – und die andere mit konstanter Dornfunktion – hierzu gehört die Jonatha-Nadel, die Trokarnadel und die japanische Feinnadel. Ein weiteres Unterscheidungsmerkmal ist die Oszillation der Kurven, die bezüglich der Periodenlänge und Amplitude stark variiert. Siehe hierzu die schematisierten Darstellungen in Tabelle 1.

Überzieht man die Nadel mit einem Kunststoffmantel, der nur die Spitze einige Millimeter frei läßt, so wirken sich Dornverschiebungen unter dem Mantel nicht auf die Spitzenhelligkeit aus, solange sich Luft zwischen Mantel und Metallschaft befindet. Erst wenn Wasser in den Zwischenraum eindringt, erhält man wieder die typische oszillierende Funktion. Die Kurven in der 4. und 5. Zeile von Tabelle 1 zeigen dies deutlich.

Man kann aus solchen Effekten schließen, daß bei freiliegenden Metallnadeln die Sendewelle und die Streuwelle der Spitze auf ihrem Weg längs der Nadel mit dem Schaft und seinem Inhalt in Wechselwirkung treten. Die in der Dornfunktion auftretenden Schwingungen müssen als Interferenz gedeutet werden. Dabei geben die Periodenlängen einen Hinweis auf die Ausbildung von Drahtwellen, die eine größere Geschwindigkeit als die der Welle im Wasser besitzen und an Nadel- und Dornspitzen bevorzugt reflektiert werden.

Tabelle 1 enthält weiterhin Schätzwerte für die Echointensitäten der Spitzen und bei den aufgerauhten Nadeln auch für die des Schafts. Diese sollen als Anhaltspunkte dienen. Bei den Messungen wurde ein seitliches Spiel der Nadeln von wenigen Millimetern zugelassen, weil dies den Anwendungsbedingungen beim Patienten entspricht.

Die hellsten Spitzen erhält man ohne Dorn bei Nadeln von Chiba-Typ (schräger Anschnitt) mit 0,7–1,0 mm Durchmesser sowie bei unserer Versuchsnadel, einer modifizierten Chiba-Nadel (Fa. Angiomed, D-7505 Ettlingen). Die japanische geriffelte Nadel gehört von der Form der Spitze her zwar auch zu dieser Gruppe, reflektiert jedoch relativ schlecht. Sie unterscheidet sich – wie die dünnere Franzén-Nadel, die ebenfalls nicht sehr hell ist – auch im Typus der Dornfunktion von den anderen Chiba-Nadeln.

Bei der Franzén-Nadel kann man übrigens beobachten, daß sich die Spitze des dünnen, leicht gebogenen Reinigungsdrahts im Schaft viel deutlicher darstellt als die Spitze der Nadel. Die starke Verbreiterung des Echos (4 dB) ist auf die Anregung von Drahtwellen zurückzuführen. Der Effekt tritt an dem Reinigungsdraht auch außerhalb der Nadel auf.

Zu den in der Tabelle 1 aufgeführten Nadeln mit größerem Durchmesser sei erwähnt, daß ein Kunststoffschlauch offensichtlich die Ausbildung des Spitzenechos behindert, auch wenn die Spitze selbst nicht abgedeckt ist. Darüber hinaus ist die für die Stanzbiopsie ausgebildete Spitze der Trokarnadel, jedenfalls bei Inzidenzwinkeln $\alpha \approx 0$, kein besonders effektives Streuzentrum.

Die Echogenität des aufgerauhten Schafts oder Dorns ist nach dem Eintauchen der trockenen Nadel in das Wasserbad wegen der schon erwähnten Luftbläschen besonders groß. Sie klingt ab, wenn die rauhen Oberflächen vollständig benetzt sind. Hier wurde im Zustand der Benetzung gemessen, denn die Echowerte sind bei Anwesenheit von Bläschen nicht gut reproduzierbar. Unsere mit dem Gitter versehene Feinnadel schneidet bei der Darstellung des Schafts im A-mode-Bild am besten ab.

B-Scan-Gerät. Bei B-Bild-Geräten besteht häufig die Möglichkeit, die Nadeln schräg zur Schallrichtung einzuführen. Die mechanische Vorrichtung dazu ist z. B. seitlich vom Schallkopf angebracht oder in der Mitte eines Linear-array-Transducers. Wir betrachten daher jetzt den Fall $\alpha > 0°$ und berücksichtigen weiterhin auch Drehungswinkel β um die Längsachse der Nadel und weitere Parameter.

Bei kontinuierlicher Änderung des Inzidenzwinkels findet man starke Schwankungen der Spitzenhelligkeit. Dasselbe gilt für die Drehung der Nadel um ihre Längsachse, wenn ihre Spitze nicht gerade rotationssymmetrisch ausgebildet ist. Hjelmroth [69] brachte kürzlich Beispiele der Funktion I (α) für verschiedene Nadeldurchmesser und Frequenzen und zeigte, wie das Spitzensignal sich auch in Abhängigkeit vom Durchmesser und vom Anschnittwinkel ändert. Soweit es die durch Beugungs- und Interferenzeffekte bedingte, starke Modulation solcher Kurven zuläßt, kann man folgende Trends daraus ablesen:

1. Bei $\alpha = 0°$ werden in Übereinstimmung mit Goldberg und Ziskin [53] dickere Nadeln heller wiedergegeben als dünnere. Diese Tendenz ist in den Ergebnissen für $\alpha > 0°$ nicht mehr erkennbar.
2. Die Funktion I (α) hat bei 90°, also beim Übergang zur Schaftspiegelung, immer ein Maximum, dessen Wert bei den weiteren Maxima nicht mehr erreicht wird.
3. Bei Anordnungen mit $\alpha = 0°$ ist ein Anschnittwinkel von 0° am günstigsten. Das Signal wird mit größerem Anschnittwinkel schwächer.
4. Eine höhere Frequenz führte offenbar zu helleren Spitzenechos.

Diese Regeln gelten natürlich nur für den Grobverlauf der jeweiligen Funktion und sind für eine Anwendung in konkreten Fällen meist nicht genau genug. Es wäre daher hilfreich, wenn die Streudiagramme gebräuchlicher Nadeln besser bekannt wären.

Wir haben mit der in Abb. 11 skizzierten Drehvorrichtung die Rückstreucharakteristik 3 verschiedener Biopsienadeln aufgenommen. Als Meßgerät diente ein technisches A-Scan-Gerät, das die Echointensität als y-Auslenkung darstellt. Das immer an der gleichen Stelle des Schirms erscheinende Spitzenecho wurde durch Abdecken ausgeblendet und, bis auf einen kleinen Bereich um $\alpha = 0°$, während der vollen Umdrehung mit einer Kamera photographiert, die die gleiche Rotationsbewegung wie die Nadel ausführte. Bei korrekter Aus-

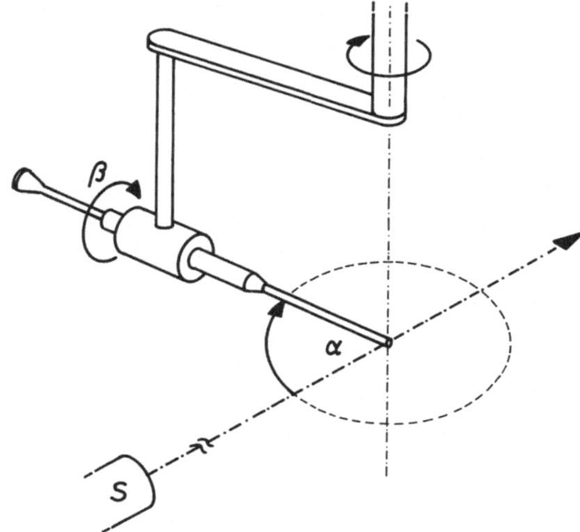

Abb. 11. Drehvorrichtung zur Ermittlung von Rückstreukurven im Wasserbad. Der Schallstrahl der Sonde *S* ist bei der Veränderung der Winkel α und β immer auf die Spitze gerichtet

richtung der Drehachsen wird auf diese Weise I (α) in Form eines Polardiagramms auf dem Film aufgezeichnet. Während der Drehbewegung der Nadel um ihre Spitze wurde zusätzlich eine Drehung um die Nadelachse durchgeführt. Wählt man bei der Achsenrotation eine relativ hohe Umdrehungszahl, so wird der Rückstreufunktion eine Feinstruktur überlagert, der man den Einfluß der Variation von β entnehmen kann.

Die Messungen sind in Abb. 12a–c zusammengestellt. Sie wurden mit 2 und 5 MHz durchgeführt, wobei jede Charakteristik bei 2 Kontrasteinstellungen aufgenommen wurde: im linken Diagramm wurde das Maximum bei $\alpha = 90°$ auf volle Skalahöhe gebracht, und im rechten Diagramm ist die Verstärkung gegenüber dem linken um 20 dB erhöht. Das Herausziehen des Mandrins beeinflußt den Kontrast bei 90° nur geringfügig ($\lesssim 2$ dB). Ein Intensitätsvergleich bei den beiden Frequenzen wäre nur bei genauer Kenntnis der Sonden- und Geräteempfindlichkeit oder über eine Eichnorm möglich. Der Winkelbereich $\alpha < 4°$ wird aus Gründen der Strahlabschattung nicht miterfaßt.

Interessant für die praktische Anwendung ist, daß

1. in verschiedenen Fällen neben dem Maximum bei $\alpha = 90°$ weitere Maxima auftreten,
2. man durch Arbeiten ohne Mandrin – es genügt auch das Zurückziehen des Dorns um wenige Millimeter – die Spitzenhelligkeit bei kleinen Inzidenzwinkeln deutlich steigern kann,

Abb. 12a–c. Rückstreucharakteristiken von 3 Biopsienadeln bei 2 und 5 MHz, aufgenommen mit der Drehvorrichtung in Abb. 11 und einem technischen A-Scan-Gerät (Krautkrämer USIP 11). Die Aufzeichnung als Polardiagramm erfolgte mit Hilfe einer rotierenden Kamera (s. Text S. 23). Im ▶

2 MHz 5 MHz

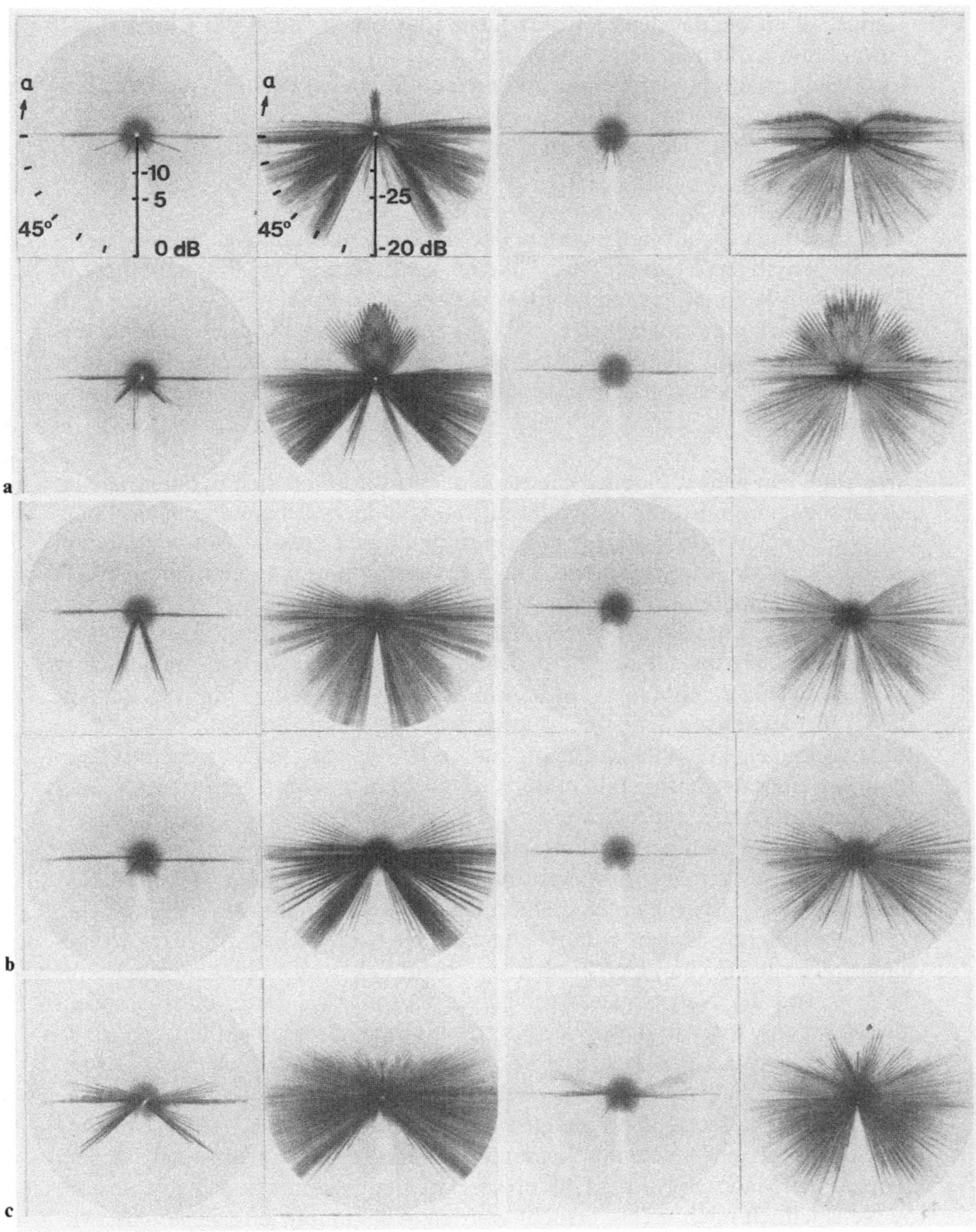

rechten Diagramm eines jeden Bildpaares ist die Verstärkung gegenüber dem linken um 20 dB erhöht (*α* Inzidenzwinkel). **a** Vergleichsnadel 1,0 mm mit geradem Anschnitt (geschärft) mit *(unten)* und ohne Mandrin *(oben)*. **b** Chiba-Nadel 0,7 mm, Anschnittwinkel 65° mit *(unten)* und ohne Mandrin *(oben)*. **c** Trokarnadel 1,2 mm mit Mandrin

3. bei der höheren Freqenz die Form der Streucharakteristik für kleines α günstiger ist als bei der niedrigen Frequenz (der Effekt ist bei der Chiba-Nadel durch die starken Nebenmaxima verdeckt),
4. bei nicht rotationssymmetrischen Spitzen die Helligkeit stark von der Winkelstellung β abhängt,
5. der Bereich sehr kleiner Winkel $\alpha > 0$ immer relativ ungünstig ist.

Weitere Einzelheiten vgl. Legende zu Abb. 12.

Es sei noch darauf hingewiesen, daß die frequenzabhängige Schallabsorption im jeweiligen Medium [10, 170] eine Veränderung des Pulsspektrums in Form einer Tiefpaßfilterung bewirkt. Da Wasser und Gewebe nicht die gleiche Filterwirkung haben, kann man die im Wasser gewonnenen Ergebnisse nicht streng auf In-vivo-Verhältnisse übertragen. Man macht aber keinen großen Fehler, wenn man nur größere Effekte in den Ergebniskurven diskutiert.

Artefakte. Ein ganzes Kapitel könnte man den Bildartefakten widmen, die im Zusammenhang mit Biopsienadeln auftreten können. Einige davon sind dem Anwender geläufig [67]. Bei etwas Erfahrung kommt er wohl kaum in Gefahr, sie mit der Nadel zu verwechseln. Die Effekte sind physikalisch interessant, da sie über die Schallausbreitungsvorgänge Aufschluß geben.

Der Bogenartefakt ist ein Bildfehler, der bei allen B-Bild-Geräten vorkommt und mit der lateralen Ausdehnung der Schallkeule zusammenhängt [12]. Die Schallkeulenbreite wird bestimmt durch die Wellenlänge des Schalls, die Größe der aktiven Sendefläche und eventuelle Fokussierungsmöglichkeiten und ist somit eine Geräteeigenschaft. Störende Bogenartefakte an Spitzen kann man, soweit es das übrige Bild erlaubt, durch Zurücknahme der Intensität oder des Kontrasts am Gerät reduzieren.

Ein weiterer häufig vorkommender Bildfehler ist der von Nadel- oder Dornspitzen ausgehende fahnenförmige Schweif, der auch als Hakenartefakt bekannt ist [67]. Er tritt unter bestimmten Winkelbedingungen auf und zeigt, daß Schallenergie in den Schaft eingekoppelt wird, sich darin als stark gedämpfte Welle mit charakteristischer Geschwindigkeit ausbreitet, an einer Störstelle – etwa der Nadelspitze – reflektiert wird und wieder in die Flüssigkeit ausgekoppelt wird. Auf diese Weise wird ein scheinbares Objekt hinter der Nadel vorgetäuscht. Auf Abb. 13 a, b werden 2 solche Fälle demonstriert. Der angenommene Schallweg ist schematisch eingezeichnet.

Zusammenfassend kann gesagt werden, daß die bei der Wechselwirkung des Schalls mit einer Nadel vorkommenden Effekte nicht zuletzt auch aus dem Bereich der Materialprüfung [90] im wesentlichen bekannt sind. Es ist unseres Wissens jedoch noch nicht versucht worden, das komplizierte Zusammenwirken der physikalischen Vorgänge in einem experimentell abgesicherten theoretischen Modell zu beschreiben, das die Streuwirkung der Nadeln quantitativ erklären und durch Vorausberechnung zur Konstruktion echogener Nadeln führen könnte. Ein Konzept für Verbesserungen läßt sich auf diese Weise also

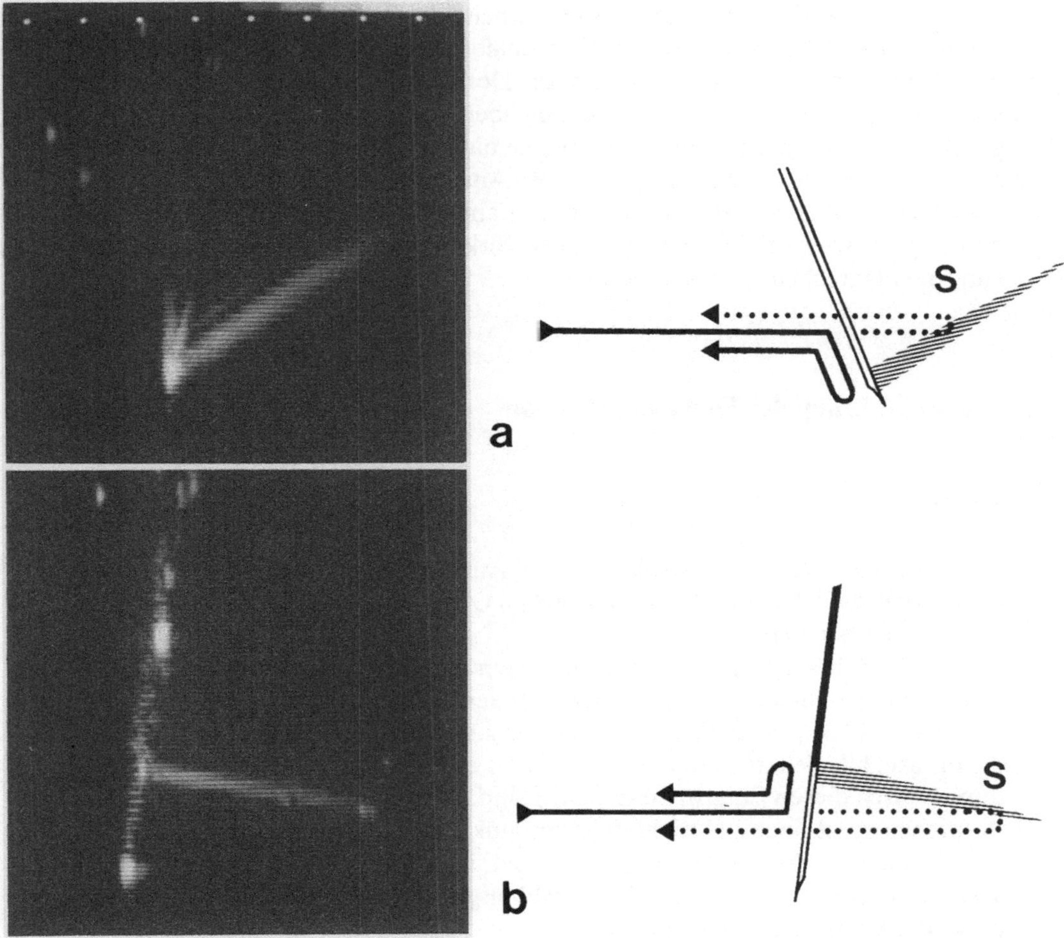

Abb. 13 a, b. Hakenartefakte im B-Bild. Es wird ein scheinbares Objekt *(S)* hinter der Nadel vorgetäuscht. Der angenommene Weg eines Schallimpulses ist schematisch dargestellt *(Pfeil)*. **a** Drei Fahnen beweisen die Existenz von drei Wellenmodes. Die Störechos entstehen durch Reflexion der Schaftwelle an der Spitze. Die Nadel ist mit Wasser gefüllt und wird im Bild nicht sichtbar. **b** Nadel mit zurückgezogenem Mandrin, wassergefüllt. Die Reflexion erfolgt hier an der Dornspitze

noch nicht angeben. Man wird daher versuchen, zunächst empirisch weiterzukommen.

Von den bekannt gewordenen Verfahren zur Erhöhung der Echointensität [67] scheint uns die etwas in Vergessenheit geratene, periodische Aufrauhung am erfolgversprechendsten zu sein, zum einen deshalb, weil man das Problem näherungsweise eindimensional behandeln kann, zum anderen, weil man nicht so schnell in Konflikt mit dem mechanischen Anforderungen der Gewebe- oder Flüssigkeitsentnahme gerät, die bei einer Optimierung der Nadelspitze den Variationsspielraum stark einschränken.

Dem Anwender empfehlen wir ein Arbeiten bei günstiger Geometrie, d.h. bei optimalen Winkeln α und β und optimaler Mandrinstellung. Dazu sollte er den Verlauf der Rückstreukurve und der Dornfunktion J (x) der betreffenden Nadel in etwa kennen. Wenn keine Angaben darüber vorliegen, kann er die günstigsten Bedingungen in einem Wasserbadversuch ermitteln. Vom Nadelhersteller wäre zu wünschen, daß er dem Anwender dieses optimale Arbeiten erleichtert, indem er z.B. für die von ihm angebotenen Nadeln die günstigen Arbeitsparameter angibt und für häufig vorkommende Untersuchungsbedingungen entsprechende Typen anbietet.

3 Durchführung der Feinnadelpunktion

3.1 Technik

Zunächst wird die übliche Real-time-Untersuchung des Abdomens vorgenommen, wobei es sich empfiehlt, grundsätzlich Ober- und Unterbauch in einer Sitzung zu untersuchen.

Wird bei dieser Routineuntersuchung ein umschriebener Strukturumbau in einem parenchymatösen Organ nachgewiesen, der tumorverdächtig ist, so erfolgt nach Rücksprache mit dem überweisenden Kollegen als nächster Schritt die ultraschallgeleitete Feinnadelpunktion, wenn wichtige zusätzliche Informationen durch diesen Eingriff zu erwarten sind. Diese kurze, meist telephonische Besprechung ist unentbehrlich, da eine Punktion aus verschiedenen Gründen auch unangebracht sein kann. Ohne Kenntnis der Blutgerinnungszeit (Quick-Wert mindestens 50%, Thrombozytenzahl mindestens 80000/mm^3) darf zudem keine Punktion vorgenommen werden.

Diese kurze Besprechung ist außerdem für beide Seiten sehr wertvoll, da der Ultraschallexperte noch wichtige Informationen über den Kranken erhält, die nicht auf dem meist kärglich ausgefüllten Überweisungsschein stehen; der betreuende Arzt wird bereits vorinformiert, kann evtl. weitere diagnostische Maßnahmen in die Wege leiten und den Patienten später besser führen.

Wir verwenden für die Punktion meist einen zentral perforierten, von uns entwickelten Linear-array-Transducer. Er eignet sich als Routineschallkopf allein nicht, da die zentrale Lücke für die Nadelführung (Visierlinie) bei der primären Untersuchung stört.

Manchmal ist es deshalb auch schwierig, den zuvor nur vage sichtbaren Herd wiederzuerkennen, insbesondere dann, wenn die Frequenz des Punktionstransducers niedriger liegt als die des Normaltransducers. Mit etwas Übung läßt sich dieser Informationsverlust jedoch kompensieren.

Ist der Befund klar, stellt man den steril in einen Plastiksack verpackten Punktionstransducer genau über dem Herd ein, nachdem die Haut mit einem üblichen Desinfizienz operationsgerecht vorbereitet wurde (s. unten).

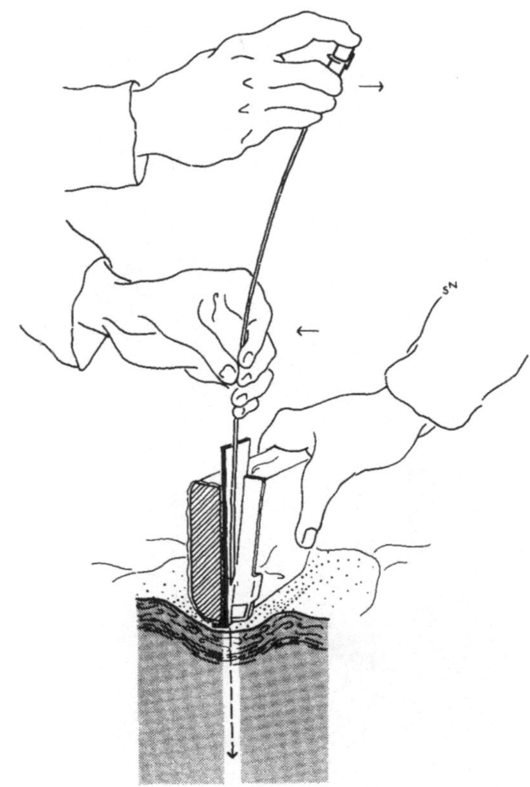

Abb. 14. Haltung der elastischen Feinnadel bei der Passage durch den Transducer (am offenen Keil gezeigt)

Die Visierlinie des Transducers wird sodann exakt auf den zu punktierenden Befund gerichtet. Dies erfolgt zunächst durch den Untersucher selbst, der dann die genau eingestellte Sonde an einen Assistenten übergibt.

Der Transducer kann aber auch vom Untersucher selbst gehalten werden, der gleichzeitig die Feinnadel führt, jedoch hat sich dies aus praktischen Gründen nicht bewährt.

Nun führt man die Feinnadel mit vollständig vorgeschobenem Stilett durch die zentrale Führung des Transducers in die Haut und in das subkutane Fettgewebe ein (Abb. 14).

Eine lokale Betäubung von Haut, Subkutis und Peritonäum erübrigt sich in den meisten Fällen. Sie ist mindestens so schmerzhaft wie der Einstich der Feinnadel selbst und führt auch zu Nebeneffekten. Da der Einstichschmerz, v.a. aber die Penetration des Peritonäums, als unterschiedlich schmerzhaft empfunden wird, empfiehlt sich die Lokalanästhesie mit 3–5 ml 1%igem Lidocain zuweilen aber doch. Man gewinnt 2 Vorteile: Der Patient „gewöhnt“ sich an den Schmerz, und man kann kleinere Herde besser erreichen, da der Kranke ruhiger bleibt. Nachteil der Lokalanästhesie ist dagegen, daß der Patient nüchtern sein muß. Einige Kranke klagen nach der Injektion über Schwindel und Nausea.

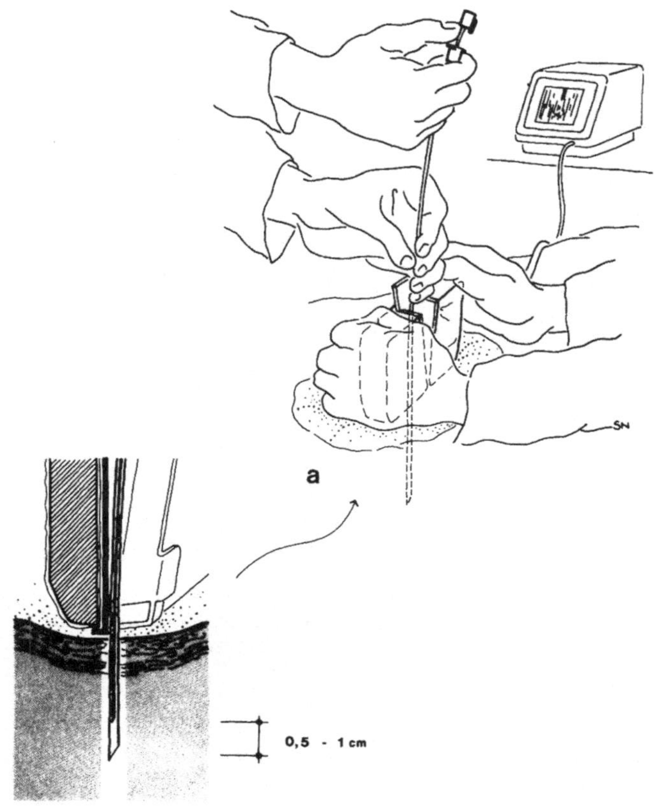

Abb. 15a, b. Geringer Rückzug des Stiletts zur besseren Darstellung der Nadelspitze im Ultraschallbild

Sobald die Punktionsnadel zentral durch den Transducer in die Haut eindringt, muß man streng darauf achten, daß sie die tomographische Schnittebene des Transducers möglichst nicht verläßt. Sie ist sonst nicht sichtbar.

Die Schnittebene hat nur etwa die Breite von 1 mm. Man erreicht den richtigen Austritt der Feinnadel entweder durch einen präformierten Keil mit exaktem kleinen Führungsröhrchen (Abb. 15b) oder indem man die Feinnadel durch ihre Eigenspannung leicht gebogen an die Hinterfläche des offenen Führungskeils anlegt, entsprechend der älteren Version (Abb. 14 und 15).

Die Verwendung eines Führungsröhrchens bietet den Vorteil, daß die Punktionsnadel auf ihrem Weg ins Körperinnere den Transducer an der richtigen Stelle verläßt. Es empfiehlt sich daher besonders für den Anfänger, mit Hilfe eines Führungsröhrchens zu punktieren.

Der nach vorn offene Keil gestattet eine gewisse Beweglichkeit von Nadel und Transducer und ermöglicht es, den Ultraschallkopf sogar total auszuklingen, wenn z. B. eine Kontrastmittelfüllung eines Hohlsystems (Zyste, Gallenwe-

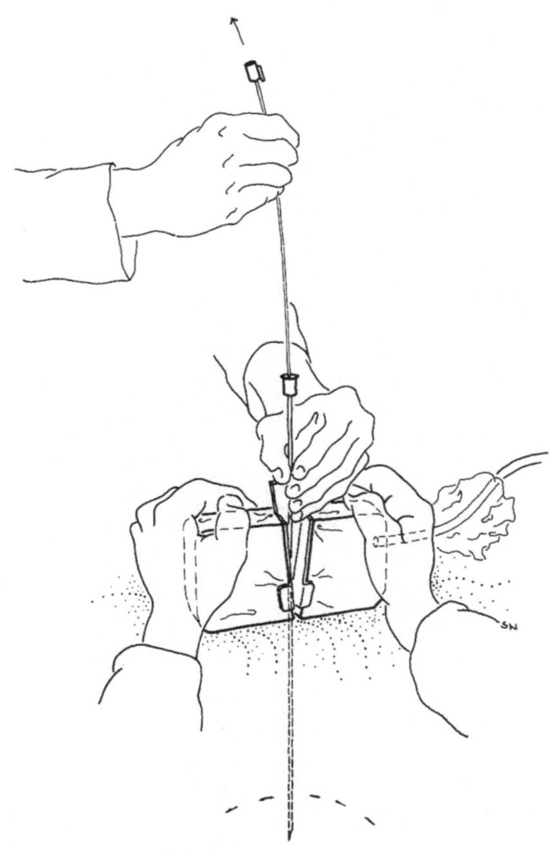

Abb. 16. Nach Erreichen der „region of interest" mit der Nadelspitze in der Tiefe des Körpers erfolgt die vollständige Entfernung des Stiletts

ge, anterograde Pyelographie, direkte Pankreasgangdarstellung etc.) unter Röntgenkontrolle an die Punktion angeschlossen werden soll.

Im Vergleich zum Wasserbad (s. S. 45), bei dem die Nadelspitze bereits in ca. 1 cm Tiefe sichtbar wird, erkennt man die Nadelspitze im Körper erst in einer Tiefe von ca. 1,4 cm.

Durch einen kleinen Kunstgriff kann man die Nadelspitze beträchtlich aufhellen, und zwar indem man das Stilett einige Millimeter zurückzieht. Dieses Vorgehen ist in Abb. 15 a, b dargestellt und im vorhergehenden Kapitel physikalisch erklärt worden.

Ein Verstopfen der Spitze mit nicht gewünschtem Gewebematerial auf dem Wege zum krankhaften Herd ist bei dem geringen Kaliber der Feinnadel nicht zu befürchten. Es bedarf des intensiven Sogs mit einer 10 ml Spritze, um überhaupt Zellmaterial in hinreichender Menge zu aspirieren. Selbst wenn man eine Feinnadel ohne Stilett durch das Gewebe einsticht, läßt sich auch aus der Tiefe Material gewinnen; allerdings ist die Kontamination mit Zellen der penetrierten Organe und der Haut unumgänglich.

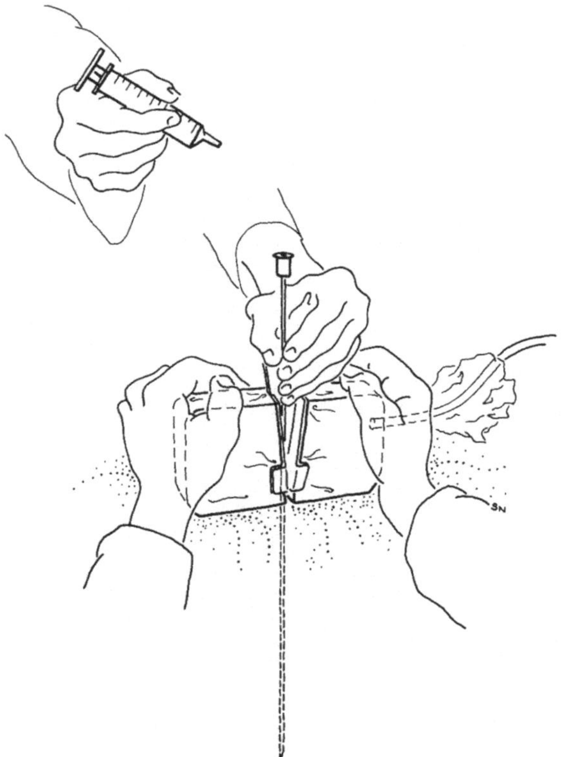

Abb. 17. Exakte Fixierung der Punktionsnadel und Aufsetzen einer 10-ml-Plastikspritze für die Aspiration

Einzelschritte der Feinnadelpunktion

Bei der Punktion der verschiedenen Organe wird die Nadel zunächst durch die Haut bis in das subkutane Fettgewebe vorgeführt.

Nun hat man Zeit, den Patienten auf den etwas schmerzhafteren Durchtritt der Nadel durch das Peritonäum und die Organkapsel vorzubereiten. Man läßt ihn zuvor noch einmal tief ein- und ausatmen und schiebt die Nadel dann zügig durch das Peritonäum und die Organkapsel (z. B. der Leber) 2–3 cm vor.

Nach Erreichen der „region of interest" mit der Nadelspitze wird das Stilett vollständig entfernt (Abb. 16) und eine 10-ml-Plastikspritze mit Steckanschluß fest und vollkommen dicht abschließend aufgesetzt (Abb. 17).

Sodann bewegt man den Spritzenkolben mehrmals mit dem Daumen nach oben und erzeugt so ein Vakuum von 1–5 ml, wodurch Zellmaterial aspiriert wird. Gleichzeitig bewegt man Nadel und Spritze einige Millimeter auf und ab, um auf diese Weise noch mehr Zellen abzuschilfern und zu aspirieren (Abb. 18). Je nach Konsistenz des Tumors ist dieses Vorgehen vonnöten und eine Hilfe für den Punktionserfolg.

Hilfsinstrumente zur Erleichterung der Bewegung des Spritzenkolbens und zur Verstärkung des Sogs können verwendet werden. Sie haben 2 Nachteile: die

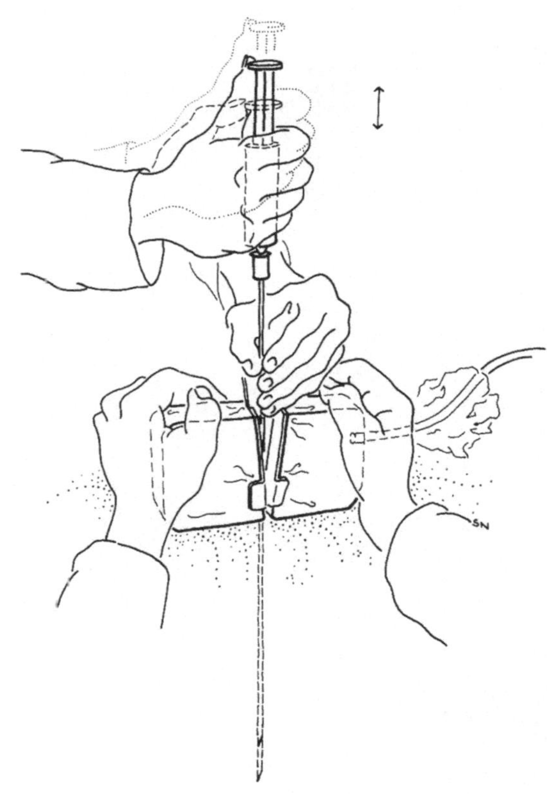

Abb. 18. Aspirationsbewegung des Spritzenkolbens und gleichzeitige geringfügige Auf- und Abbewegung der Punktionsnadel

Vorbereitungen für den Eingriff werden länger, und die Dosierung des Vakumsogs wird schwieriger. Da steril gearbeitet wird, müssen diese Teile zudem jedesmal erneut sterilisiert werden.

Ferner punktiert man häufig gut durchblutete Organbereiche und Tumoren, so daß nur der geringe Aspirationssog mit einmal kurz in den Herd eingestochener Nadel zum gewünschten Zellmaterial führt. Die zu heftige Aspiration fördert vor allem Blut zutage, in welchem die Tumorzellen verschwinden und auch vom Zytologen unter dem Mikroskop nicht mehr gefunden werden. Im koagulierten Blut sind Tumorzellen nicht identifizierbar.

Mit zunehmender Erfahrung lernt der Punkteur, die Qualität eines Herdbefunds abzuschätzen. So kann man bei einem Intestinaltumor relativ stark aspirieren, bis man Zellmaterial gewinnt; bei einem Leberhämangiom bedarf es nur eines minimalen Sogs bei gleichzeitig harpunierender (kurzer, ruckartiger) Bewegung der Nadel in den Herd.

Vor Entfernung der Punktionsnadel aus dem Körper sollte man den Spritzenkolben wieder langsam in seine Ausgangsstellung zurückgleiten lassen (Abb. 19). Es könnte sonst vorkommen, daß das mühsam gewonnene Zellmaterial bis in die Spritze gesaugt wird, aus welcher man es nicht schnell genug zurückgewinnt, um es auf einem Objektträger ausstreichen zu können.

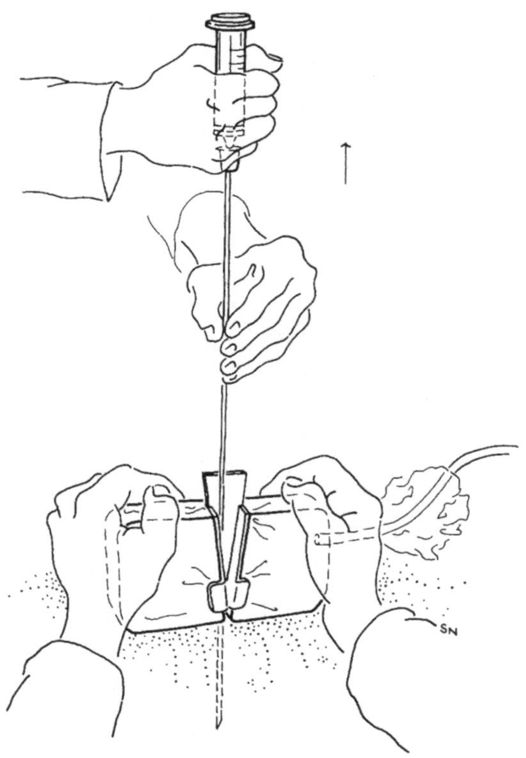

Abb. 19. Entfernung der Punktionsnadel aus dem Körper nach vorherigem Zurückgleitenlassen des Spritzenkolbens in seine Ausgangsstellung

Nach Feinnadelpunktionen führen wir je nach Lokalisation Kompression durch. Die Punktionsstelle wird lediglich mit einem Pflaster versorgt. Der Patient bleibt bis zu 30 min in unserer Überwachung.

Nur wenn er über bleibende Schmerzen klagt, was bei uns bisher nur in Ausnahmefällen beobachtet worden ist, wird er weiter kontrolliert und erneut sonographisch untersucht, um größere Veränderungen nicht zu verpassen. Nach Feinnadelpunktionen mit der Chiba-Nadel konnten wir in keinem Fall eine sonographisch faßbare Blutung erkennen.

Nach Stanzbiopsien müssen striktere und längere Überwachungszeiten eingehalten werden, unter bestimmten Voraussetzungen ist der Eingriff jedoch ambulant durchführbar.

3.2 Beachtenswerte Details bei der Punktion

Die Punktionen zur Gewinnung von Gewebematerial für die zytologische oder bakteriologische Auswertung führen wir mit einer hochelastischen Feinnadel durch, die ein Stilett trägt und einen Außendurchmesser von 0,7 mm aufweist. Diese Nadel vom Typ Chiba-Nadel [166] (Fa. Angiomed, D-7505 Ettlingen) ist einschließlich Stilett schräg angeschliffen (Abb. 20); ihre Spitze ist im Sono-

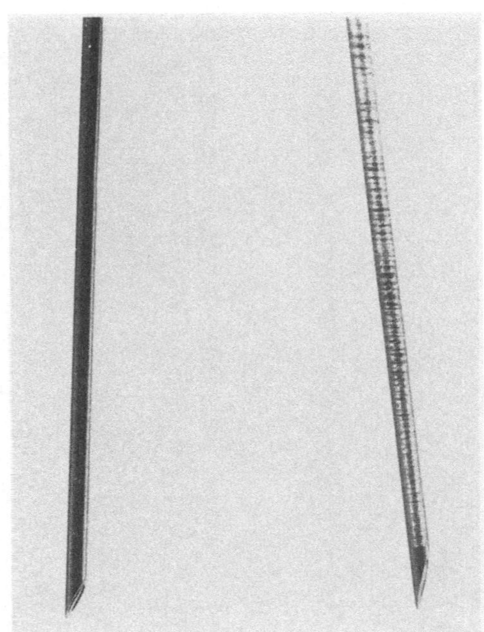

Abb. 20. Chiba-Nadeln; *links:* mit glatter Oberfläche; *rechts:* mit aufgerauhter Oberfläche

gramm als heller Lichtpunkt sichtbar, auch wenn sie zentral durch den Transducer des Linear-array-Scanners geführt wird und damit parallel zur Ausbreitung der Schallwellen liegt.

Die Punktionsnadel wird mit Stilett in das Gewebe eingestochen. Dies bietet 2 Vorteile:

1. Der Einstich gelingt müheloser und wird vom Patienten als weniger schmerzhaft empfunden. Ein Verbiegen der Nadel wird vermieden.
2. Die Nadel wird nicht durch Gewebematerial kontaminiert, welches auf dem Weg zum zu punktierenden Herd durchbohrt werden muß. Der Nadelhohlzylinder wird erst vor Ort durch Rückzug des Stiletts für die Gewebeaufnahme in der „region of interest" geöffnet.

Da eine Ortung der Nadelspitze durch Rückzug des Stiletts erleichtert wird, v. a. wenn sie die tomographische Schnittebene verlassen hat, empfiehlt sich diese Manipulation grundsätzlich; sie kann bedenkenlos um einige Millimeter erfolgen, ohne daß die Nadel verstopft.

3.3 Maßnahmen zur Verbesserung der Sichtbarkeit der Nadelspitze

Die Sichtbarkeit der Nadelspitze im Körperinneren ist durch bestimmte physikalische Größen vorgegeben (s. S. 13 ff.). Andererseits wird sie von Faktoren mitbestimmt, die von der Punktionstiefe und besonderen individuellen Faktoren des Patienten bzw. der Körperregion abhängig sind.

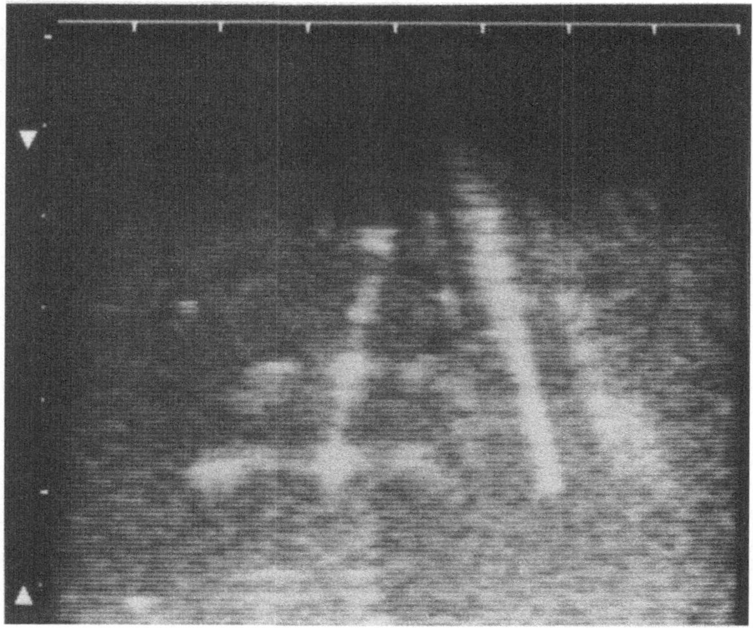

Abb. 21. Gleiche Anordnung wie Abb. 20 im Wasserbad. *Links:* übliche Chiba-Nadel. Spitze der Nadel sowie Spitze des etwas zurückgezogenen Stiletts werden als helle Lichtpunkte sichtbar. *Rechts:* außen aufgerauhte Chiba-Nadel, deren gesamter aufgerauhter Schaft sehr gut sichtbar ist, deren Spitze sich aber kaum abhebt

Es spielen verschiedene Reflexionsvorgänge eine Rolle. Bekanntlich ergibt jede sprunghafte Veränderung des Schallwellenwiderstands eine teilweise bis totale Reflexion der Ultraschallwellen. Jedoch wird nur ein kleiner Bruchteil der Energie senkrecht in Richtung auf den empfangenden Transducer zurückgeworfen, wie dies analog den Gesetzen der Optik bekannt ist.

An starken Reflektoren, wie bei Nadelspitzen, entstehen prinzipbedingt Bogenartefakte. Sie werden in echoarmen Zonen, im Wasserbad oder einer größeren Zyste sichtbar und werden offenbar durch die Schallkeulenbreite hervorgerufen [12]. Diese nimmt, wie jeder Punkteur weiß, mit der Tiefe an Breite zu. (Ganz klar scheint die Entstehung der Bogenartefakte hingegen noch nicht zu sein, da sie auch auf Nebenkeulen, also Energiemaxima außerhalb des Schallkeulenzentrums, bezogen werden müssen [107, 165]. In mehr als 12–15 cm Tiefe macht sich die verbreiterte Reflexzone der Nadelspitze störend bemerkbar; allerdings liegen punktionswürdige Herde nur selten in dieser Tiefe.)

Für die ultraschallgeleiteten Punktionen haben die Bogenartefakte ansonsten keine wesentliche Bedeutung. Es kann aber einmal schwierig sein, einen nur wenig dilatierten Gallengang in der Leber zu treffen, da der Nadelspitzenreflex in der Tiefe sehr breit erscheint.

Werden die Punktionsnadeln außen aufgerauht (Abb. 20; größere Ringe oder Sandstrahlaufrauhung), so unterscheiden sie sich deutlich im Wasserbad

(Abb. 21). Die übliche Chiba-Nadel zeigt eine leuchtend helle Spitze; die Spitze des etwas zurückgezogenen Stiletts wird als weiterer heller Lichtpunkt sichtbar (links). Die aufgerauhte Nadel ist deutlicher zu erkennen und scheint breiter als die unbehandelte Chiba-Nadel. Typischerweise tritt dieser Effekt im Gewebe zurück, vor allem wenn mit der aufgerauhten Nadel (rechts im Bild) durch den zentral perforierten Transducer gestochen wird. Nur bei Punktion parallel zum linearen Transducer (z. B. perineale Prostatapunktion unter Ultraschallkontrolle eines rektal eingeführten Linear-array-Transducers) hebt sich die Aufrauhung der Nadel etwas deutlicher hervor.

Für die ultraschallgeleitete übliche Feinnadelpunktion bietet die Aufrauhung u.E. nicht unbedingt Vorteile, da man im Gewebe nur die Nadelspitze genau sehen muß. Weicht diese bei der hochelastischen Nadel aus der sonographischen Schnittebene ab, sieht man sie nicht mehr und muß erneut punktieren oder den Transducer neigen, um sie wieder einzufangen. Reflektiert die ganze Nadel sehr stark, so kann die kaum betonte Spitze die Schnittebene u. U. verlassen, ohne daß man dies rechtzeitig bemerkt.

Wird indessen beispielsweise eine perineale Punktion notwendig unter Führung mit der transrektalen Sonde (Prostata), so bietet die aufgerauhte Nadel gewisse Vorteile, da sie sich in den stärker echogebenden Gewebebereichen insgesamt deutlicher abhebt als die glatte Chiba-Nadel. Ähnlich ist es bei der Punktion stark fibrotischer Gewebe wie etwa Pleuraschwarten und bestimmten Intestinaltumoren.

3.4 Schwierig punktierbare Organbereiche

Durch das Prinzip bedingt ist die Punktion sehr oberflächlicher Strukturen, wie etwa der Schilddrüse oder der Mamma mit dem zentral perforierten Linear-array-Transducer schwieriger, da die Nadelspitze selbst unter optimalen Bedingungen erst in ca. 10 mm Tiefe hinreichend gut sichtbar wird (Abhängigkeit vom Winkel zwischen Anschliff der Spitze und tomographischer Ebene sowie zwischen Nadelrichtung und Kristallebene des Transducers).

Herde, die nur durch interkostale Punktion erreichbar sind, wie weit kranial gelegene Lebertumoren oder intrathorakale Raumforderungen (z. B. Punktion zur Differentialdiagnose Pleuraschwiele versus Pleuratumor) lassen sich gelegentlich nur mit Mühe unter permanenter Sicht punktieren. Offenbar wird durch die stark schallreflektierenden Rippen die Streuenergie des Spitzenreflexes der Nadel abgefangen, so daß die rücklaufenden Echowellen zu gering sind, um auf dem Bildschirm zu erscheinen. Man kann sich dann durch genaue Beobachtungen der penetrierten Gewebeschichten helfen, die beim Stich durch die Nadelspitze jeweils geringfügig verlagert werden.

Auch bei stark fibrotischem Gewebe, das sehr echodicht ist und mehr Energie zurückwirft als es hindurchläßt, geht der Spitzenreflex gelegentlich unter, da solche Gewebestrukturen die Streuenergie der Nadelspitze noch einmal stark schwächen und somit ihre Identifikation im Sonogramm erschweren, gelegentlich auch verunmöglichen. So hatten wir manchmal Schwierigkeiten, bei einer verdickten Pleura die Nadelspitze sonographisch zu erfassen, wenn es darum ging, einen pleuralen Tumor von einer einfachen Schwiele (z. B. nach Tuberkulose) durch Punktion und zytologische Überprüfung zu unterschieden.

Um ein Auswandern der atraumatischen, aber hoch elastischen Feinnadel aus der millimeterbreiten sonographischen Schnittebene des Transducers möglichst zu vermeiden, halten wir den Schallkopf, wenn immer möglich, parallel zur Körperlongitudinalachse. Verschieben sich die intraperitonäalen Organe oder tumorverdächtigen Bezirke durch die willkürliche oder auch unwillkürliche Atmung (peritonäaler Einstichschmerz!), so wandert die Nadelspitze in der tomographischen Schnittebene mit und bleibt trotz Hin- und Herbewegung bei der Atmung ständig sichtbar. Dies hat seine Bedeutung selbst bei der Punktion retroperitonäaler Organe (z. B. Pankreas), da sich diese bekanntlich ebenfalls mit der Atmung verschieben können.

Ist die Punktion mit dem longitudinal orientierten Transducer nicht möglich, so hilft seine Haltung in ungewöhnlichen Stellungen meist weiter, sofern man den als krankhaft erkannten Gewebebezirk noch eindeutig sieht und die Visierlinie auf ihn richten kann. Die Punktion ist aber schwieriger und bedingt die strikte Einhaltung der Apnoe während des Vorschiebens der Nadel. Frühestens wenn die Nadelspitze durch die Kapsel des punktierten Organs 1–2 cm tief eingedrungen ist oder wenn die Nadelspitze im zu punktierenden Herd liegt, lassen wir den Patienten oberflächlich weiteratmen. Der gefährliche Einriß der Organkapsel, welcher zu stärkeren, die notfallmäßige Operation erfordernden Blutungen führen kann, wird auf diese Weise vermieden.

Manche Patienten sind nicht in der Lage, die Apnoe einzuhalten (Ruhedyspnoe, mangelnde Kooperation usw.). Verliert man die Nadelspitze in einer derartigen Situation aus dem Blickfeld, so muß man versuchen, durch eine leichte Winkelbewegung des Transducers die Spitze wieder „zu fangen", was bei einiger Übung auch gelingt.

Ein spezielles Problem stellt die Punktion von Kindern dar. Sind sie alt genug und gut zu führen, kann die Feinnadelpunktion auch hier nach allgemeiner Sedierung ohne Totalnarkose vorgenommen werden. Das jüngste bei uns punktierte Kind, das weder Lokalanästhesie noch Allgemeinnarkose benötigte, war kaum 3 Jahre alt (infizierte Lungenzysten). Bei Säuglingen und Kleinkindern ist eine Kurznarkose während des Punktionsvorgangs i. allg. angezeigt, der damit auch wesentlich risikoärmer und hinsichtlich der diagnostischen Ausbeute sicherer wird.

Läßt sich im Gewebe die Punktionsnadel nicht mehr sicher identifizieren, so zieht man sie notfalls vollständig zurück, überprüft, ob sie nicht verbogen wurde, und beginnt den Einstich von neuem. Nur selten mußten wir bis zu 5 Punktionsversuche in einer Sitzung durchführen, um an das diagnostische Material zu gelangen (z. B. transkavale Punktion einer nur kleinen Nebennierenmetastase in einer Tiefe von mehr als 12 cm). Dies erscheint bei Kranken mit ausreichenden Werten für Blutungszeit und Thrombozyten im Ausnahmefall vertretbar (s. Abschn. 3.1).

Selbstverständlich ist das Risiko der Punktion abhängig von der Organregion, von den davorliegenden Organen, welche durchbohrt werden müssen, und vor allem vom Kaliber der Punktionsnadel. Die Verwendung von Stanznadeln für histologische Gewebeproben stellt grundsätzlich andere Anforderungen an den Untersucher.

Verwendet man größere Punktionsnadeln, wie etwa die Tru-cut-Nadel, zur Gewinnung von Gewebe für die histologische Auswertung, ist die ausreichende Lokalanästhesie unumgänglich. Zudem muß mit dem Skalpell eine 5 mm tiefe Stichinzision in der Haut vorgenommen werden, in welche dann die relativ stumpfe Stanznadel zunächst oberflächlich eingesetzt wird.

Sobald die Biopsiestanznadel mit der Spitze im subkutanen Gewebe liegt, wird der Transducer von der Seite her mit seiner V-förmigen, offenen Fläche des zentralen Punktionskanals an die Nadel angekoppelt, bis Nadelschaft und sonographische Schnittebene in einer Ebene liegen. Auf den innigen Kontakt der Nadel und des Transducers ist nun beim ganzen weiteren Punktionsvorgang zu achten. Eine Abweichung von nur einem Millimeter zwischen tomographischer Ebene und Punktionsrichtung reicht aus, um die Nadel aus dem Gesichtsfeld zu verlieren.

Der Punktionsvorgang mit Stanznadeln ist identisch mit dem bei Verwendung der Feinnadeln. Dringlicher ist die Forderung, daß die Stanzbiopsie in Apnoe vorgenommen wird, da diese Nadeln weniger flexibel sind und es zu breiteren Einrissen der Gewebkapsel kommen kann. Diese Gefahr besteht v. a. bei entzündlich veränderten Organen oder bei bestimmten Tumoren.

Durch die sonographische Kontrolle unter permanenter Sicht kann man die Nadelspitze sehr genau verfolgen und sie z. B. bis knapp vor die Nierenkapsel in das perirenale Fettgewebe führen. Erst mit Erreichen der Kapsel wird das Risiko der Blutung größer.

Das Prinzip der Tru-cut-Nadel erlaubt ein sehr rasches Arbeiten bei der eigentlichen Gewebeentnahme; die Schneidbiopsiekanülen weisen indessen wesentlich kleinere Kaliber auf, sind flexibler, bei kleinem Kaliber hochelastisch und können daher bei oberflächlicher Atmung einen kurzen Moment im Organ verbleiben. Dies scheint vor allem bei nicht kooperativen Patienten ein Vorteil zu sein.

Zudem kann man die mehrmalige Gewebeentnahme in einer Sitzung vom gleichen Patienten durchaus verantworten, da entsprechend dem vorgegebenen Nadelkaliber primär ein geringeres Blutungsrisiko besteht. Der etwas größere Arbeitsaufwand für Punkteur und Untersuchung im pathohistologischen Labor bei Verwendung von Schneidbiopsiekanülen ist durch das geringere Risiko für den Patienten mehr als gerechtfertigt.

Die Einführung von kleinen Kathetern und Drainageschläuchen in bestimmte Körperhöhlen vollzieht sich unter Ultraschallkontrolle ganz analog (s. unten). Die Patienten sollten aber mit einem Sedativum prämediziert werden (5–10 mg Valium), da der Eingriff als etwas schmerzhafter empfunden wird. Man kann ggf. auch 30 min vor dem Eingriff eine halbe Ampulle Pethidin verabreichen.

Ist das zu punktierende Hohlsystem stärker dilatiert und steht es unter Druck (beträchtliche Hydronephrose, suprapubische Ableitung der Harnblase, Aszitesableitung, Abszeßdrainage etc.) und läßt sich abschätzen, daß der Eingriff einfacher und rascher abläuft, kann die Prämedikation entsprechend angepaßt werden. Für die Punktion des Gallenwegsystems gelten besondere Richtlinien.

3.5 Lokalanästhesie und allgemeine Vorbereitungen

Es hat sich im Lauf der Jahre herausgestellt, daß eine Lokalanästhesie für die Punktion mit der Feinnadel in der Regel nicht erforderlich ist. Sie empfiehlt sich in bestimmten Fällen, um den Kranken an den Einstichschmerz zu gewöhnen, und bei sehr empfindlichen Patienten, um den peritonäalen Einstichschmerz der Punktionsnadel zu vermindern. Sicher ist es sinnvoll, mit der Anwendung der Lokalanästhesie großzügiger zu verfahren, wenn man mit der Punktionstechnik noch nicht so sehr vertraut ist und u. U. mehrere Punktionen nacheinander vornehmen muß.

Weitere Vorbereitungen für die Feinnadelpunktion sind i. allg. nicht erforderlich. Als Lokalanästhetikum verwenden wir 3–10 ml 1 %iges Lidocain. Anaphylaktoide Nebenerscheinungen haben wir nicht beobachtet. Nausea und Schwindel wurden gelegentlich vor allem von älteren Patienten nach der Punktion angegeben, so daß der Patient vor Applikation eines Anästhetikums sicherheitshalber nüchtern bleiben sollte, wie dies grundsätzlich vor Punktionen zu fordern ist.

Nach unseren Erfahrungen sind diese Beschwerden eher auf die Lokalanästhesie zu beziehen und nicht so sehr auf den Eingriff der Punktion, obwohl bei intraabdominellen Punktionen bekanntlich auch Äste des vegetativen Nervensystems in Mitleidenschaft gezogen werden können [164].

Auch für die Schneidbiopsiekanüle ist die Lokalanästhesie je nach Nadelkaliber nicht unbedingt erforderlich, wobei es sehr auf die individuelle Schmerzempfindlichkeit ankommt. Während die dünnste Schneidbiopsiekanüle (0,8 mm Außendurchmesser) der üblichen Feinnadel im Durchmesser entspricht und analog appliziert wird, führen wir bei Verwendung der stärkeren Schneidbiopsiekanüle (1,15 mm Außendurchmesser) i. allg. eine Lokalanästhesie durch. Eine Stichinzision in die Haut ist bei keiner der erwähnten Nadeln notwendig.

Wichtig erscheint die psychologisch richtige Führung des Patienten, der ja mehr oder weniger Angst vor dem Eingriff hat und oft negative Erfahrungen von anderen, z. T. belastenderen und schmerzhafteren Untersuchungen mitbringt.

Wenn man den Patienten darauf hinweist, daß der Eingriff mit Schmerzen verbunden ist, die jedoch nur wenige Sekunden anhalten, kann er den Eingriff leichter akzeptieren. Im allgemeinen schmerzt zudem nur die Bewegung der Nadel, und zwar in der Haut, mehr noch im Peritonäum und gelegentlich an der Organkapsel. Ein vollständiges Zurückziehen der Nadel und der erneute Einstich durch die Haut wird demnach als schmerzhafter empfunden als die Auf- und Abbewegung der Nadelspitze im Organ.

Hat man die Spitze der Feinnadel aus dem Monitorbild verloren und vermag man sie durch leichte Kippbewegung des Transducers auch nicht mehr zu finden, so empfiehlt sich dennoch ein vollständiger Rückzug der Nadel und ein Neubeginn des Punktionsvorgangs.

4 Übliche Punktionsnadeln für Zytologie, Histologie und Bakteriologie

Die heute gebräuchlichen Punktionsnadeln (Abb. 22) lassen sich einerseits nach ihrer Eignung hinsichtlich Materialgewinnung einteilen (zytologisch oder histologisch auswertbares Gewebe), also nach dem Prinzip der Gewebeentnahme, andererseits sind sie bezüglich ihrer Ortungsmöglichkeit im Ultraschallbild zu unterscheiden. Viele stärker traumatisierende Biopsienadeln (Abb. 23) sind heute durch feinere Instrumente wie z. B. die Schneidbiopsiekanüle und im Bereich der Onkologie durch Feinnadeln für die zytologische Auswertung abgelöst worden. Diese kleinkalibrigen Nadeln lassen sich in der Tiefe des Körpers zudem sonographisch besser identifizieren als die großkalibrigen Nadeln der letzten Generation.

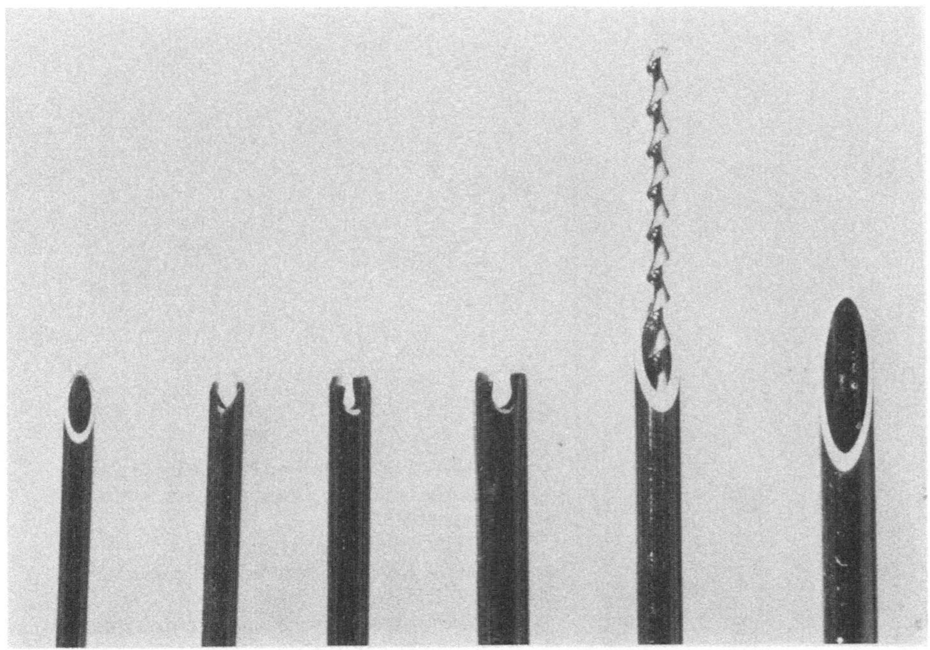

Abb. 22. In Zürich entwickelte Schneidbiopsiekanülen (2.–4. von links) *Ganz links* Chiba-Nadel, *ganz rechts* Rotex-Nadel. Alle Punktionsnadeln sind in Arbeitsstellung unmittelbar „vor Ort" gezeigt

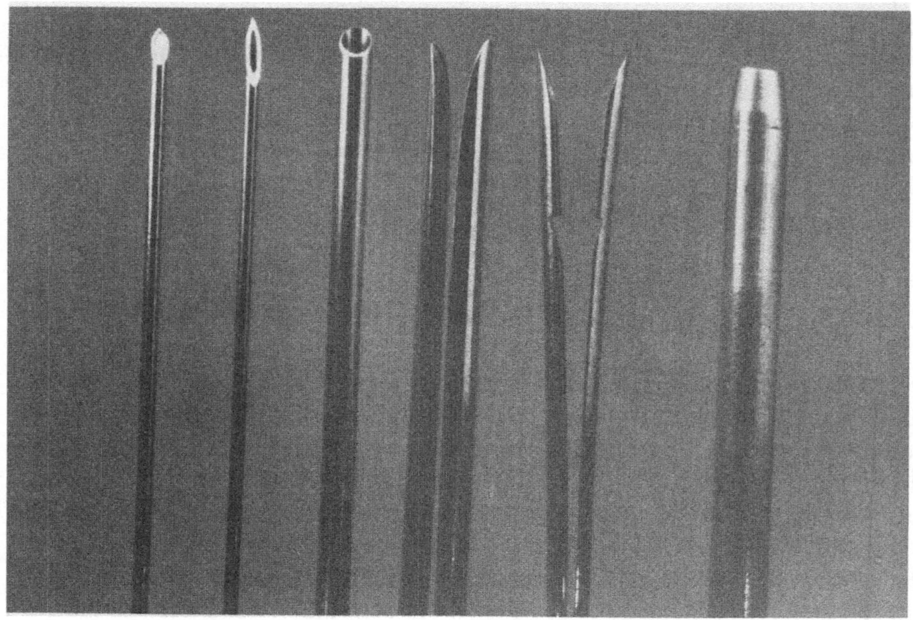

Abb. 23. Punktionsnadeln für zytologische und histologische Materialproben. *Von links:* Chiba-Nadel (als Vergleich), Franzén-, Menghini-, Silverman-I-Nadel, Silverman-II-Nadel, Bohrbiopsiekanüle (Hollinger)

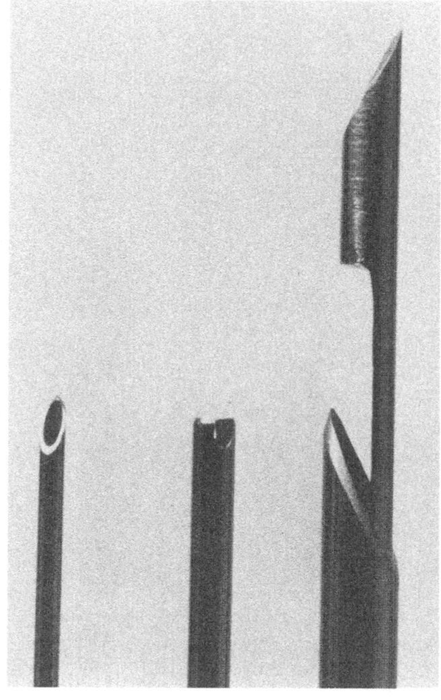

Abb. 24. Verschiedene Punktionsnadeln in „Arbeitsstellung" unmittelbar vor Biopsieentnahme.
Links: Chiba-Nadel (Angiomed).
Mitte: Kaliberstärkste Schneidbiopsiekanüle (∅ 1,15 mm).
Rechts: Tru-cut-Nadel (aus photographischen Gründen nur teilweise geöffnet). Das breite Endstück des Tru-cut-Stiletts erklärt den erforderlichen großen Durchmesser der Nadel bei vergleichsweise geringer Gewebeausbeute

Abbildung 24 zeigt die Gegenüberstellung der Feinnadel vom Typ Chiba (bzw. Franzén), der kaliberstärksten Schneidbiopsiekanüle und der beträchtlich dickeren Tru-cut-Nadel. Der Materialgewinn mit der Tru-cut-Nadel ist trotz ihres wesentlich größeren Außendurchmessers nur wenig größer als mit den Schneidbiopsiekanülen. Letztere ergeben meist wesentlich mehr Gewebe in der Richtung der Längsachse der Nadel (s. Teil C, Kap. 4, Abb. 52a, b). Auch scheint der mehrmalige Einsatz des Instruments in gleicher Sitzung eher gerechtfertigt als die Verwendung kaliberstarker Nadeln.

Zur genaueren Beurteilung ihrer unterschiedlichen Qualität im Sonogramm wurden die Nadeln mit einem zentral perforierten Linear-array-Transducer (Fa. Toshiba, Japan) getestet. Es wurden zunächst Modellversuche im Wasserbad vorgenommen. Um beispielsweise den hellstmöglichen Spitzenreflex bei einer Feinnadel zu evaluieren, wurden die Spitzen modifiziert und ihr Schliffwinkel variiert. Erreichte die Spitze im Wasserbad hellste Lichtwerte, so war die gleiche Nadel erwartungsgemäß auch in der Tiefe des Körpers besonders gut sichtbar. Sie wurde ausschließlich nach diesem Muster serienmäßig hergestellt. Vermessungstechnisch ergeben sich keine wesentlichen Unterschiede gegenüber den anderen Feinnadeln (Tabelle 2). In Abb. 25 sind die 3 von uns verglichenen Feinnadeln (Typ Chiba-Nadel) dargestellt.

Mit den anderen Nadeln wurde ähnlich verfahren; dabei wurde auch versucht, andere im Handel befindliche Nadeln für die Anwendung als Punktionsnadel unter sonographischen Bedingungen zu perfektionieren.

Nach Hjelmroth [69] ist die Sichtbarkeit der Nadelspitze im Sonogramm abhängig davon, mit welchem Material sie gefüllt ist, wie der Schliffwinkel beschaffen ist und welches Kaliber die Nadel besitzt. Unsere Erfahrungen sind in Kap. B 2 dargestellt und sollen an dieser Stelle nicht im Detail wiederholt werden. Immerhin läßt sich bei Anwendung unserer Technik erkennen, daß kaliberstärkere Nadeln und Drainageschläuche während der Initialpunktion schlechter sichtbar sind als kaliberschwächere und asymmetrisch angeschliffene. Ungeschliffene Stilette sowie das Vakuum an der Nadelspitze sind besonders gut erkennbar.

In Tabelle 2 sind die Charakteristika der verschiedenen Punktionsnadeln detailliert dargestellt. In Anbetracht der allgemein schwächeren Spitzenreflexe kaliberstarker Nadeln empfiehlt es sich, diese eher leicht schräg durch den Transducer zu führen (s. Abb. 60). Feinnadeln können direkt in der Vertikalen eingestochen werden. Die Rubrik „Güte der Sichtbarkeit der Nadelspitze" bezieht sich ausschließlich auf die Verwendung des zentral perforierten Transducers.

Die üblichen Feinnadeln weisen eine ähnliche Darstellung des Spitzenreflexes auf; die ursprünglich überarbeiteten Feinnadeln (Fa. Angiomed, D-7505 Ettlingen) haben aber einen besonders kräftigen Spitzenreflex, vor allem wenn das Stilett etwas zurückgezogen wird. Wiederverwendbare Punktionsnadeln (z. B. Typ 2 R 2 Fa. Unimed, Lausanne) sind nachteilig, da sie stets nach Gebrauch sorgfältig gereinigt werden müssen (zeitaufwendig!) und durch Gebrauch allmählich stumpfer werden. Sie sind indessen besonders präzise verarbeitet und weisen die geringsten Störechos auf.

Tabelle 2. Charakteristika verschiedener Punktionsnadeln

	Einmal-nadel	Mehrfach-nadel	Güte der Sichtbarkeit der Spitze	Spitzen-winkel [Grad]	Durch-messer [mm]	Material für Zytologie bzw. Bak-teriologie	Histo-logie	Anwendung für Therapie
Chiba-Nadeln:					Außen/Innen			
Angiomed	x		+++	24/23	0,68/0,43	x		Aspiration kleiner Zysten, Hämatome etc.
Cook	x		++	23	0,71/0,45	x		
Unimed		x	++	24	0,71/0,45	x		
Schneidbiopsiekanülen:								
I	x		++	38	0,78/0,54	x	x	
II	x		++	41	0,93/0,68		x[a]	
III	x		+	48	1,15/0,90		x	
Follikelaspirations-nadel	x		++	17	1,19/0,83	Flüssigkeit mit Oozyten		Abszeßdrainage (flüssig) Aspiration größerer Zysten
Rotex II	x		(+)	23	1,00/0,55/0,52	x		
Tru-cut	x		+/−	25	2,11/1,60		x	
Silverman			+/−	–	1,90–1,58		x	
Franzén			++	13	1,00/0,60	x		
Menghini			(+)	48	1,40		x	

(− nicht, + mäßig, ++ gut, +++ sehr gut sichtbar)

[a] Je nach Tumor- bzw. Organbeschaffenheit

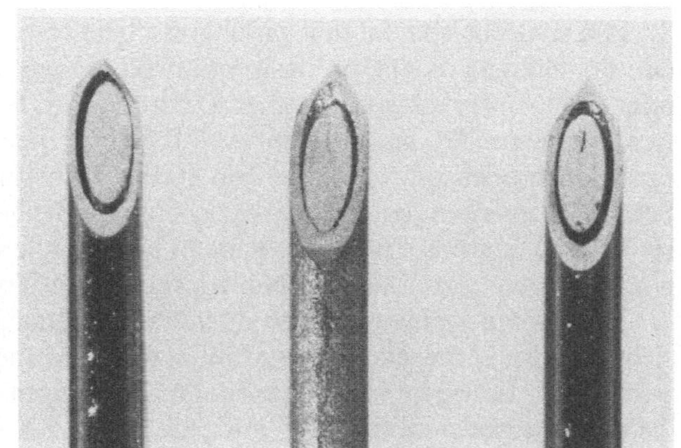

Abb. 25. Drei verschiedene Feinnadeln vom Typ Chiba. *Links:* Angiomed (Fa. Angiomed, D-7505 Ettlingen). *Mitte:* Unimed (Fa. Unimed, CH-1002 Lausanne). *Rechts:* Cook - Europa, DK-Kopenhagen

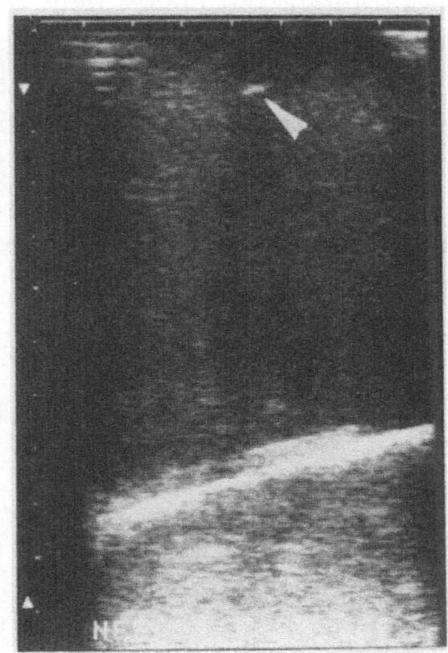

Abb. 26. Spitze der Chiba-Nadel *(Pfeil)* gerade sichtbar in einer Tiefe von 1,2 cm (Wasserbad)

Die Schneidbiopsiekanülen sind auch bei vertikalem Einstich gut sichtbar. Der Spitzenreflex muß aber entsprechend der typischen eingekerbten Spitze jedesmal, sobald sich die Nadel im Gewebe befindet, durch Drehung so verändert werden, daß die Spitze am hellsten erscheint. Die Nadeln I und II sind heller als die Nadel III, die Unterschiede sind jedoch nur gering. Wird die Schneidbiopsiekanüle von vornherein mit leichter Schrägneigung eingestochen, gibt es überhaupt keine Ortungsprobleme; alle Typen sind dann ohne Einschränkung einschließlich Nadelschaft sichtbar.

Die kaliberstarke Follikelaspirationsnadel ist ebenfalls nur dann erkennbar, wenn sie schräg in die tomographische Ebene eingeschoben wird (Abb. 60). Wir haben sie bei uns nur mit der Sektortechnik eingesetzt, und hier mit gutem Erfolg.

Am schlechtesten fanden wir überraschenderweise die Rotex-II-Nadel wieder, unabhängig davon, ob das schraubenartig gedrehte Stilett ausgefahren ist oder nicht. Unter sonographischer Kontrolle wird diese Nadel heute nur relativ wenig angewendet, am meisten wohl für die Lungenpunktion unter Röntgendurchleuchtungskontrolle, wie von ihrem Konstrukteur empfohlen. Da die Schneidbiopsiekanülen ihr überlegen sind und bei gleicher oder sogar geringerer Traumatisierung des Gewebes mehr Material liefern, das immer die histologische Auswertung erlaubt, geben wir diesen den Vorzug.

Die bis vor wenigen Jahren auch bei uns öfter verwendete Tru-cut-Nadel sieht man im Ultraschallbild nur mit gewisser Mühe gut genug, um zu wissen, wo sich ihre Spitze im Gewebe befindet. Ihr Hauptnachteil liegt in der beträchtlichen Traumatisierung [130] und der trotz Anästhesie oft als besonders schmerzhaft empfundenen Punktion (s. auch S. 107).

Bei der ultraschallgeleiteten Punktion ist die exakte Führung der Nadel in der tomographischen Ebene des Transducers von großer Bedeutung. Nur so ist gewährleistet, daß man sie während des gesamten Punktionsvorgangs sieht. Bei Verwendung zentral perforierter Transducer ist lediglich die Passage der Nadelspitze durch Haut und Subkutis in Anbetracht ihrer oberflächlichen Lage nicht zu verfolgen. Erst von einer Tiefe ab 1 cm an wird die Nadelspitze eindeutig erkennbar (Abb. 26, s. auch Abb. 21), so daß oberflächennahe Umbauzonen, wie etwa der Schilddrüse, gelegentlich nur unter Schwierigkeiten punktiert werden können.

C. Ergebnisse

1 Allgemeines

1.1 Indikationen und Wege für die Gewinnung von Gewebematerial für Zytologie und Bakteriologie sowie Histologie

Ist eine eingreifende Therapie indiziert, etwa die Chemotherapie eines Tumorleidens und wird ein operativer Eingriff nicht von vornherein geplant, so bedarf es der histologischen, zumindest aber der zytologischen Absicherung des Befundes. Andererseits ist gerade der Chirurg oft auf diese Information angewiesen, um einen operativen Eingriff besser planen zu können oder auf diesen in Kenntnis einer prognostisch ungünstigen Situation ganz zu verzichten. Die Kenntnis über den feingeweblichen Aufbau einer krankhaften Raumforderung kann man in vielen Fällen mit Hilfe der Punktion erhalten, nachdem heute entsprechendes Instrumentarium zur Verfügung steht und gerade während der letzten Jahre die Zytologie derart weiter entwickelt und perfektioniert wurde,

Tabelle 3. Möglichkeiten der Biopsieentnahme

Verfahren	Zweck	Nadeltyp	Risiko[a]
Aspirationsbiopsie	Tumordiagnostik Abszeßdiagnostik Analyse von Körperflüssigkeiten (Zyste, Pleuraerguß, Aszites etc.)	Chiba- und sonstige Feinnadeln (0,7–1 mm)	Gering
Stanzbiopsie, Schneidbiopsie	Beurteilung generalisierter Nieren- oder Leberparenchymveränderungen, Nierentransplantat, Tumordiagnostik	Schneidbiopsiekanüle, Tru-cut, Menghini, Silverman etc.	Gering Größer (Blutung, Tumorzellaussaat)
Chirurgische Drillbohrbiopsie[b]	Beurteilung generalisierter Parenchymveränderungen der Niere (Transplantatabstoßung!), Mammaknoten etc.	Bohrnadel nach Hollinger	Gering, da unter direkter Sicht des Auges durchgeführt (außer Mamma meist nur intraoperativ)

[a] Sofern Sicherheitskontrollen eingehalten werden (s. S. 28)

[b] Nicht Ultraschall- oder CT-gesteuert, sondern nach Palpation bzw. unter Sicht des Auges

daß man mit wenigen Zellen oder Zellverbänden meistens eine verbindliche Diagnose der Erkrankung zu stellen vermag.

Zahlreich sind die Wege und Möglichkeiten, an geeignetes Gewebematerial für zytologische bzw. histologische Untersuchungen zu gelangen. Sie lassen sich je nach Leitverfahren und verwendetem Instrumentarium unterscheiden (s. auch Tabelle 3).

Wege der Gewinnung von Gewebematerial

1. Biopsie nach Palpationsbefund
   (z. B. Mamma, Schilddrüse).
2. Biopsie während Laparoskopie unter Sicht des Auges
   (z. B. Pankreaskopftumor, bestimmte Unterbauchtumoren).
3. Biopsie unter konventioneller röntgenologischer Kontrolle (Durchleuchtung),
   (z. B. Lungenpunktion, Punktion von Lymphknoten nach Lymphographie, Knochenbiopsie).
4. Biopsie unter sonographischer Kontrolle:
   a) Compoundverfahren,
   b) Real-time-Verfahren,
      Sektorscanner,
      Zentral perforierter Linear-array-Scanner.
5. Biopsie unter CT-Kontrolle.

In diesem Leitfaden soll von den verschiedenen Möglichkeiten ein Weg dargelegt werden, der sich bei Punktion verschiedener Organe und bei einer großen Patientenzahl bewährt hat und daher empfohlen werden kann. Der hier beschriebene Weg stellt nicht den Anspruch auf Ausschließlichkeit, erlaubt aber eine relativ rasche und sichere Diagnosestellung. Da die feingewebliche Untersuchung die sicherste Möglichkeit ist, einen unklaren Krankheitsherd endgültig abzuklären, sollte sie zur Diagnostik eingesetzt werden. Zudem ist der finanzielle Aufwand für die Punktionsmethode, histologische Gewebeaufbereitung und Auswertung genau umrissen und erheblich geringer als für jedes andere invasive Verfahren, da Folgekosten für die Operation und Nachsorge entfallen. Es ist zu erwarten, daß diese Methode im Laufe der Zeit weiter verbessert und verfeinert werden kann (Automation der Gewebeentnahme, Vereinfachung der Gewebeaufarbeitung, bessere Dokumentation). Die verheißungsvollen Voraussagen der diagnostischen Leistungsfähigkeit der Kernspintomographie, die über die Spektroskopie Gewebeanalysen ermöglicht, müssen erst genauer geprüft werden; jenes Verfahren ist sehr aufwendig und wird nur für einen gewissen Teil der Kranken in Betracht kommen.

1.2 Bestimmung der Treffsicherheit

Unter den mehr als 3000 Patienten, die in den Jahren 1978 bis 1984 unter Ultraschallkontrolle und permanenter Sicht bzw. mit Hilfe der Computertomographie punktiert wurden, konnte bei 1802 Patienten die sonographische bzw. computertomographische Diagnose mit dem zytologischen und/oder histologischen Befund bzw. der bakteriologischen Untersuchung und der endgültigen Diagnose verglichen werden. Diese lag vor anhand des operativen Befunds, des Autopsiebefunds, weiterführender anderer diagnostischer Verfahren (z. B. Laparoskopie) oder konnte bei einzelnen Patienten auch durch den weiteren Verlauf der Krankheit bestätigt werden (z. B. klinischer Verdacht auf ein Pankreaskarzinom mit computertomographisch suspektem Befund, aber negativer Zytologie und mehrjähriger Überlebenszeit ohne klinische Verschlechterung). Die Ergebnisse werden in einer gesonderten Arbeit mitgeteilt [17].

Um methodische Fehler auszuschließen, konnten die Punktionsergebnisse einer größeren Patientengruppe in dieser Arbeit nicht ausgewertet werden, da der genaue weitere Verlauf unklar blieb. Auch bei zahlreichen Patienten von auswärts, die interkurrent verstarben, ließ sich die exakte Todesursache nicht mehr eruieren. Grundsätzlich schiene es zwar sinnvoll, jene Punktionen mit

Tabelle 4. Gewebepunktionen

Punktierte Organe	n
Leber	527
Niere/Nebenniere	247
Pankreas	184
Milz	12
Retroperitoneale und intraabdominale Raumforderung	420
Intestinum (inklusive Magen)	48
Gallenblase	5
Aszites	65
Prostata	13
Uterus	5
Blase	3
Ovar	21
Bauchdecke	19
Solider Lungentumor	51
Pleuraerguß	93
Solider Tumor der Pleura	30
Mediastinum	13
Perikard	7
Andere (Stamm, Extremitäten, skelettnahe Weichteilveränderungen)	94
Amniozentese	17
Schilddrüse	26
Mamma[a]	13
Gesamt	1913

[a] Betrifft ausschließlich unter sonographischer Kontrolle punktierte Mamae mit nichtpalpablen parenchymatösen oder zystischen Umbauzonen

Malignomdiagnose in die Statistik einzubeziehen; da es jedoch falsch-positive Malignomdiagnosen in der Zytologie praktisch nicht gibt, würden die Trefferquoten dadurch verfälscht.

Da sowohl Patienten der „frühen Zeit" der ultraschallgezielten Punktion ausgewertet wurden als auch jene nach Verbesserung der Technik in jüngster Zeit, liegen die hier angeführten Ergebnisse im statistischen Mittel etwas schlechter, als sie heute tatsächlich sind.

Die Ergebnisse mit der Feinnadel (Aspirationszytologie) werden jenen mit der Schneidbiopsiekanüle (Aspirationsbiopsie für histologische Untersuchung) und anderen Biopsienadeln (Tru-cut) gegenübergestellt. Die histologischen Probeentnahmen sind seltener als jene für die zytologische Untersuchung, da erst mit Entwicklung neuer Biopsienadeln Gewebeproben mit einem verminderten Risiko gewonnen werden können.

Die Auswertung der Punktionen mit der Feinnadel (Chiba-Nadel) für die Gewinnung zytologischen Materials orientiert sich an der Dignität der Befunde. Da diese Art der Punktion meist dann vorgenommen wurde, wenn es darum ging, ein Malignom nachzuweisen bzw. einen sonographisch oder computertomographisch verdächtigen Tumorherd genauer zu untersuchen, wurde der endgültige zytologische Befund als *richtig-positiv* gewertet, wenn der Malignomverdacht erhärtet werden konnte.

Falsch-positiv ist dagegen ein zytologischer Befund, der für ein Malignom spricht, wenn in Wirklichkeit keines vorliegt. Praktisch gibt es keinen falsch-positiven zytologischen Befund, nur ein einziger derartiger Befund wurde bei uns bekannt; sehr wohl gibt es aber den falsch-positiven sonographischen oder computertomographischen Befund.

Richtig-negativ ist ein Befund dann zu werten, wenn er nur eine Gewebeveränderung zeigt ohne Indiz für Malignität.

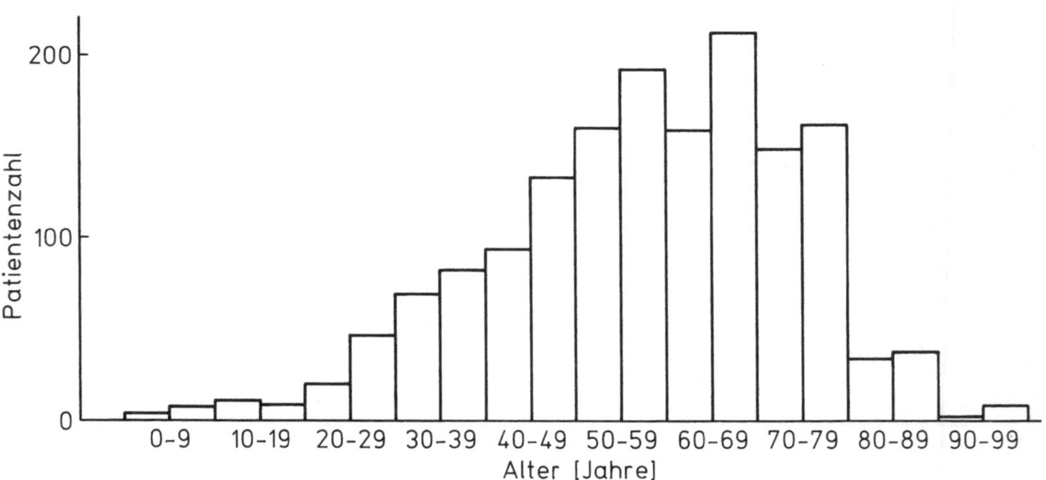

Abb. 27. Altersverteilung der 1913 punktierten Patienten (♂ 1056, ♀ 857)

Falsch-negativ wird das Ergebnis notgedrungen, wenn eine Fehlpunktion durchgeführt wird, d.h. der Herd von der Punktionsnadel nicht erreicht wird oder wenn der maligne Charakter der Zellen vom Zytologen nicht erkannt wird, z.B. bei übermäßiger gleichzeitiger Blutaspiration.

Da es *falsch-positive* Ergebnisse in der Zytologie praktisch nicht gibt, wurde auf die genaue Verfolgung von Patienten mit einem zytologisch nachgewiesenen malignen Befund in der Regel verzichtet. Bei nicht malignem Ergebnis wurde der Krankheitsverlauf nach Krankenakten und Aussagen der behandelnden Ärzte überprüft, sofern nicht ein entzündlicher Prozeß (z.B. Leberabszeß, Pyonephrose) mit Sicherheit aus dem unmittelbaren Verlauf angenommen werden konnte. Für die Bewertung der Ergebnisse wurden die Spezifität, Sensitivität und Treffsicherheit getrennt nach Organen berechnet.

1.3 Übersicht der punktierten Organe

Von mittlerweile über 3000 punktierten Patienten haben wir bei 1802 Patienten (998 Männer und 804 Frauen) ein genaues zytologisches Ergebnis der Feinnadelpunktion erhalten und mit der endgültigen Diagnose verglichen.

Wurden bei einem Patienten mehrere Punktionen an verschiedenen Tagen, also bei verschiedenen Sitzungen vorgenommen, so wurden sie jedesmal erneut gezählt. Dieser Patientenanteil ist sehr gering. Wurden in einer Sitzung bei einem Kranken verschiedene Organe punktiert (z.B. in die Leber metastasierendes Kolonkarzinom), so wurde der Patient nur einmal gezählt, die Punktionen für jedes Organ jedoch einzeln ausgewertet. Daher überschreitet die Anzahl der Punktionen die Zahl der Patienten (Tabelle 4).

1.4 Altersverteilung

Die Altersverteilung gibt Abb. 27 wieder. Der jüngste Patient war ein 2½jähriges Kind, der älteste war 94 Jahre alt.

2 Ergebnisse der Feinnadelpunktionen aufgeschlüsselt nach einzelnen Organen bzw. Körperregionen

2.1 Leber

Punktionsergebnisse bösartiger und gutartiger Veränderungen

Es zeigte sich im Lauf der Jahre, daß im abdominellen Bereich am häufigsten Leberveränderungen im Computertomogramm oder im Ultraschallbild sichtbar wurden, deren genauere Abklärung bedeutsam erschien. Wurde früher eine herdförmige Lebererkrankung z. B. szintigraphisch sichtbar, so gab es vor einer eventuellen Operation nur die Möglichkeit, diese Veränderung angiographisch zu untersuchen.

Die zytologische Überprüfung ist dagegen genauer und schnittbildgesteuert relativ einfach durchzuführen.

Die *Leber* wurde bei uns am häufigsten durch Feinnadelpunktion untersucht (Tabelle 5). Bei 527 Leberpunktionen wurde in 294 Fällen malignes Gewebe nachgewiesen, das einer Metastase oder dem Primärtumor entsprach. Bei 53 Patienten wurde gleichzeitig mit dem bösartigen Leberherd ein 2. maligner Tumor im Abdomen oder Thorax festgestellt und erfolgreich punktiert; es handelte sich meist um Pankreaskarzinome, Intestinaltumoren und vereinzelt um Bronchuskarzinome.

Bei 8 Kranken brachte die Punktion einer sonographisch georteten, verdächtigen Tumormanifestation in einem anderen Organbereich außerhalb der punktierten Leber keine weiteren malignen Zellen hervor, obwohl nach dem späteren Verlauf bei 3 dieser Patienten auch dort ein Malignom bestätigt werden konnte. Diese extrahepatischen Tumormanifestationen lagen jeweils in der Milz, der Niere und der Blase.

Bei 19 Patienten wurde die Diagnose eines Malignoms der Leber zunächst nicht gestellt. Es handelte sich überwiegend um stark vaskularisierte Primärtumoren, bei denen eine beträchtliche Blutbeimengung zum Gewebematerial während der Aspiration nicht vermieden werden konnte oder die zytologische Diagnose in Anbetracht der Ähnlichkeit normaler Hepatozyten mit Hepatomzellen nicht möglich war.

Tabelle 5. Ergebnisse der Leberfeinnadelpunktion[a]

Zytologische Diagnose	Richtig-positiv	Richtig-negativ	Falsch-negativ	Gesamt
Anzahl Organpunktionen	294	214	19	527
(%)	(55,8)	(40,6)	(3,6)	(100)

[a] Auswertung auf der Basis „bösartige Geschwulst“

Tabelle 6. Sonographisch unklare herdförmige Veränderungen der Leber, die sich als gutartig erwiesen

Veränderungen	n
Leberabszesse	44
Leberhämangiome	28
Leberzysten	26
Gutartige Tumoren (Adenome) Fokale Hyperplasien Regenerative Knoten Fokale Steatosen etc.	116
Gesamt	214

Nach Erkenntnis dieser Tatsache führen wir bei klinischem Verdacht auf das Vorliegen eines Hepatoms, bei auch makromorphologisch passendem Befund und negativer Zytologie, heute stets eine Biopsie mit der Schneidbiopsiekanüle durch. Sie erlaubt zwar ebenfalls nicht, die Diagnose des malignen Tumors ausnahmslos und bei jedem Kranken zu stellen, gibt aber doch eine höhere diagnostische Sicherheit.

Bei 214 Patienten entsprach der punktierte Leberbefund einer gutartigen Raumforderung (Tabelle 6). Bei 13 Patienten wies der 2. außerhalb der Leber punktierte Herd maligne Zellen auf, obgleich die Leberpunktion nur gutartige Zellen gewinnen ließ.

Insgesamt war bei 39 Patienten das zytologische Untersuchungsergebnis nicht zum Ultraschallbefund zu korrelieren, und es konnte nicht weiter überprüft werden, da der Patient aus der Kontrolle verloren wurde. Diese Krankengruppe wurde in die Berechnung der methodischen Treffsicherheit nicht einbezogen.

Für die Leberfeinnadelpunktion errechnen sich damit einschließlich möglicher Fehler des zytologischen Labors folgende Trefferquoten (s. Tabelle 5):

- Spezifität 100 %,
- Sensitivität 91 %,
- Gesamttrefferquote 96,4%.

Beurteilung der Leberfeinnadelpunktion – Grenzen der Methode

Bei den insgesamt guten Ergebnissen der Feinnadelpunktion (FNP) der Leber liegt die Sensitivität mit 91% deutlich unter den Werten für retroperitoneale Tumoren oder das Pankreaskarzinom, wenngleich für sie auch von anderen Autoren ähnliche Zahlen angegeben werden [15, 72, 101, 152]. Dies mag einerseits durch die Selektion der Patienten bedingt sein, da auch kleine und kleinste Herde, die sonographisch erkennbar sind, möglichst punktiert werden sollten. Es gibt indessen methodische Grenzen des Verfahrens und Schwierigkeiten der Materialgewinnung mit einer Zytologiefeinnadel (s. Abschn. A 2.2 und A 3.4).

Die zytologische Diagnose muß unzureichend bleiben, wenn das gelieferte Punktionsmaterial Mängel hat. Diese können bei nachfolgend beschriebenen Problemen auftauchen und die Feinnadelpunktion auch anderer Organe grundsätzlich einschränken:

Besondere Probleme bei der Feinnadelaspirationsbiopsie

1. Stark vaskularisierter Tumor: Blutaspiration, die die Tumorzellen verbirgt.
2. Sehr kleiner Tumor (< 1 cm): mit der Feinnadel aus physikalischen Gründen schwer zu erreichen.
3. Stark fibrotischer Tumor: unzureichendes Zellmaterial.
4. Mangelhafte Kooperation des Patienten: Apnoe zum Zielen kleinerer Herde unerläßlich.

Bei stärker vaskularisierten Tumoren, aber auch bei fibrotischen, expansiven Prozessen kann durch Änderung der Punktionstaktik eine verbesserte Ausbeute erzielt werden. So wird durch geringen Vakuumsog weniger Blut aspiriert. Der harpunierende Einstich der Nadel in den Herd läßt dafür überwiegend ortsspezifisches Zellmaterial gewinnen. Bei Hämangiomen (und beim primären Lebertumor, z.B. dem Leberzelladenom) hat sich dieses Vorgehen bewährt. Die Verwendung der Schneidbiopsiekanüle hat sich als vorteilhaft erwiesen, da sie etwas rigider ist, damit besser im Gewebe geführt werden kann und dennoch so flexibel bleibt, daß ein Kapselriß der Leber mit hoher Sicherheit vermieden wird. Selbst die schwierig zu gewinnenden, typischen Endothelzellen des Hämangioms lassen sich mit dieser Nadel problemlos auch bei Verwendung des kleinsten Nadelkalibers aspirieren. Das seltene Hamartom der Leber wird auf gleiche Weise punktiert. Meist gewinnt man benigne Histiozyten.

Der mangelhaften Kooperation des Patienten kann durch die veränderte Punktionstechnik allein indessen nicht begegenet werden. Die i. allg. nicht übliche Lokalanästhesie vor der FNP ist aber insofern hilfreich, als sich der Patient an den Einstichschmerz gewöhnen kann und die Einbeziehung des Peritonäums als weniger schmerzhaft empfindet.

Eine Einschränkung der ultraschallgeleiteten Punktion in Teilbereichen der Leber, vor allem des subdiaphragmalen Anteils des rechten Lappens, die von anderen Autoren angegeben wurde [140], dürfte in der Praxis kaum ein Rolle spielen. Bei richtiger Untersuchungstechnik läßt sich die ganze Leber auch mit einem Linear-array-Transducer recht genau durchmustern. Zudem besteht der Trend zu Kombinationsgeräten, die auch über einen Sektorscanner verfügen.

Lediglich muß selbst bei Verwendung einer Feinnadel für die Leberpunktion mit einer Vagusreizung gerechnet werden, die sogar einmal zum Herzstillstand führen kann. Dieses Phänomen tritt nach unseren Erfahrungen sehr selten und wohl in erster Linie dann auf, wenn die Nadel Strukturen im Bereich des Leberhilus und des Ductus hepaticus tangiert.

2.2 Retro- und intraperitonäale Raumforderungen

Trotz der Fortschritte in der Technik galt das Retroperitonäum für längere Zeit als sonographisch schwierig beurteilbare Region, und berechtigterweise wird der Computertomographie auch heute immer wieder die Hauptrolle für die Beurteilung des Retroperitonäums zugeschrieben. Mit Verbesserung der Realtime-Technik konnte der Retroperitonäalbereich, namentlich auch Pankreas und die großen Gefäße Aorta und V. cava inferior, mit immer größerer Genauigkeit dargestellt werden, so daß bald die ultraschallgesteuerte Feinnadelpunktion von Tumoren dieser Region erfolgreich vorgenommen wurde.

Die Nieren ließen sich schon zu Beginn der Ultraschallära recht genau beurteilen; sie liegen oberflächlicher, und die gut schalleitende Leber bzw. Milz sorgen für den guten Einblick ins Nierengewebe.

Lediglich die sonographische Identifikation der Nebennieren ist problematisch geblieben. Sind sie normal groß, können sie nur computertomographisch erkannt werden, wenn auch über ihre Darstellbarkeit im Sonogramm berichtet wurde. Tumoren sind mit einem Durchmesser ab 2 cm meist zu erkennen, sofern man gezielt danach sucht. Die Nebennierenhyperplasie ist dagegen nur angiographisch oder computertomographisch nachzuweisen.

Die dem Retroperitonäalbereich zugehörige Bauchspeicheldrüse wird getrennt besprochen, da dieses Organ hinsichtlich Diagnostik und Therapie eine Sonderstellung einnimmt. Zudem liegt sie relativ weit ventral, ist der Sonographie also besser zugänglich, nicht zuletzt auch wegen der bekannten, sonographisch deutlich sichtbaren, anatomischen Leitstrukturen wie V. lienalis und Confluens venosus der V. lienalis mit der V. mesenterica superior.

Das Hauptkontingent für die ultraschallgesteuerten Punktionen im Retroperitonäalbereich sind vergrößerte Lymphknoten, die Metastasen oder Lymphomerkrankungen entsprechen.

Neben den bereits besprochenen herdförmigen Veränderungen der Leber gehören zu den intraperitonäalen Raumforderungen jene der Milz, die eher selten sind. Es wurden vor allem intraperitonäale vergrößerte Lymphknoten punktiert, etwa jene am Leberhilus oder am Abgang der viszeralen Hauptgefäßäste. In erster Linie handelte es sich um Manifestationen eines malignen Lymphoms, seltener um Metastasen.

Die Ergebnisse der Trefferquoten bei Punktion intra- und retroperitonäaler Raumforderungen sind recht überzeugend. Dabei ist aber zu berücksichtigen, daß die ultraschallgesteuerten Feinnadelpunktionen bei einer Patientengruppe erst vorgenommen wurden, nachdem zuvor eine Computertomographie angefertigt worden war. Gerade die eher kleinen Tumormanifestationen eines M. Hodgkin sind im Sonogramm allein zuweilen schwer aufzufinden.

Insgesamt wurden 420 intraperitonäale oder retroperitonäale Raumforderungen außerhalb der großen parenchymatösen Organe punktiert. Intestinaltumoren wurden in diese Gruppe nicht einbezogen, ferner auch keine Tumoren des kleinen Beckens. 398 Punktionsergebnisse konnten exakt ausgewertet werden (Tabelle 7).

Maligne Zellen wurden bei 191 Patienten, also nicht ganz der Hälfte aller Patienten dieser Gruppe, nachgewiesen. Ein Malignom lag bei 229 Kranken definitiv vor. Bei 18 Kranken waren über die intra- oder retroperitonäalen Tumoren weitere Tumormanifestationen bekannt, meist in der Leber.

Falsch-negativ war das Ergebnis des zytologischen Befunds und damit wohl

Tabelle 7. Ergebnisse der Feinnadelpunktion bei retro- und intraperitonäalen Raumforderungen

Zytologische Diagnose	Richtig-positiv	Richtig-negativ	Falsch-negativ	Gesamt
Anzahl der Patienten (%)	191 (48)	169 (42,5)	38 (9,5)	398 (100)

in erster Linie der Punktion bei 38 Kranken, bei denen ein maligner Prozeß später objektiviert werden konnte, die Punktion aber ohne Tumorzellen blieb.

Gutartige Veränderungen lagen bei 169 Kranken vor, wie aus dem späteren Verlauf, aus dem Operationsbefund oder anderen Untersuchungen eindeutig hervorging.

Während bei den Malignomen Lymphome (Non-Hodgkin-Lymphom oder M. Hodgkin), Metastasen (vor allem Hodentumoren) und Primärtumoren vorherrschten, waren bei den gutartigen Raumforderungen entzündlich veränderte Lymphknoten, Abszesse und Hämatome am häufigsten vertreten.

Bestimmt man die Trefferquoten, so ergibt sich im Schnitt ein etwas weniger günstiges Ergebnis als bei den Leberpunktionen: die Sensitivität beträgt 83,4%, die Spezifität 100% und die Trefferquote insgesamt 90,5%, sofern nur der Nachweis von malignen Geschwülsten als richtig-positives Ergebnis gewertet wird. Dies ist indessen nicht ganz adäquat ausgewertet, da in zahlreichen Fällen gemäß Klinik und Anamnese nur ein Hämatom oder Abszeß vorliegen konnte, nicht dagegen ein Malignom.

2.3 Pankreas

Punktionsergebnisse bösartiger und gutartiger Veränderungen

Die Bauchspeicheldrüse wurde bei mehr als 200 Patienten punktiert. In 184 Fällen konnte das zytologische Ergebnis mit dem klinischen Verlauf oder mit dem Operations-/Autopsiebefund verglichen und auf seine Richtigkeit hin überprüft werden; in 10 Fällen blieb der Befund noch unklar.

Der kleinste punktierte Tumor erreichte bei Punktion bereits einen Durchmesser von 1,6 cm, alle anderen waren größer. Er wurde nur deshalb relativ frühzeitig nachgewiesen, weil ein Verschlußikterus vorlag. Unseres Erachtens kann ein Pankreasprozeß solider Natur unter einem Durchmesser von 2 cm nur im Ausnahmefall identifiziert werden. Es bleibt abzuwarten, ob endokavitäre (z. B. endogastrische) Ultraschallverfahren routinemäßig noch kleinere Pankreastumoren zu identifizieren vermögen.

Das Pankreasmalignom konnte unter 174 Patienten in 106 Fällen durch die Punktion nachgewiesen werden. Das entspricht 90,6% aller später objektivierten Malignome (Tabelle 8). Nur bei einem Patienten mit einem über faustgro-

Tabelle 8. Pankreasmalignomnachweis

Zytologische Diagnose	Richtig-positiv	Richtig-negativ	Falsch-negativ	Gesamt
Anzahl Punktionen (%)	106 (60,9)	57 (32,8)	11 (6,3)	174 (100)

ßen Tumor im Pankreasschwanz wurde gemäß Sonographie zunächst davon ausgegangen, daß ein Hypernephrom vorliegen müsse.

Bei 5 Kranken wurden nur im Punktat der gleichzeitig nachgewiesenen Herde in der Leber, die auf Metastasen verdächtig waren, maligne Zellen nachgewiesen, nicht aber ein Pankreastumor selbst. Immerhin konnte somit bei 94,9% der Patienten das Pankreasneoplasma sonographisch oder zytologisch als wahrscheinliche Ausgangsbasis des Tumors erkannt werden. Bei 19 Patienten waren maligne Zellen sowohl aus der Pankreasloge als auch aus der Leber bei getrennten Punktionen zu gewinnen.

Falsch-positive Diagnosen wurden nicht gestellt. Auch in dieser Patientengruppe erreicht damit die Spezifität 100%. Richtig-negative Ergebnisse wurden bei 57 Kranken nachgewiesen. Mehrheitlich war eine chronische Pankreatitis bekannt; die Punktion erfolgte, da eine entzündlich bedingte, umschriebene Organauftreibung sonographisch von einer Geschwulst nicht zu unterscheiden war.

Bei 11 Kranken war trotz späteren Nachweises eines Pankreaskarzinoms die Punktion negativ und förderte keine malignen Zellen zutage. Dies entspricht einem Prozentsatz von 6,3% falsch-negativen Ergebnissen.

Insgesamt ergeben sich somit für die Feinnadelpunktion des Pankreas folgende Trefferquoten:

- Spezifität 100%,
- Sensitivität 90,6% Pankreastumoren allein (94,9% Pankreastumoren oder Lebermetastasen mit sonographisch verdächtigem Pankreasbefund),
- Treffsicherheit 93,7%.

Beurteilung der Pankreasfeinnadelpunktion

Obwohl durch den Einsatz von Computertomographie und Sonographie eine Frühdiagnose des Pankreaskarzinoms nicht möglich geworden ist und damit auch die Überlebensrate bei diesem Leiden kaum verändert werden dürfte, helfen die Schnittbildverfahren bei der Untersuchung von Patienten mit unklaren Abdominalbeschwerden entscheidend weiter und erlauben gelegentlich, eine frühere Diagnose zu stellen.

Nicht jede Raumforderung der Bauchspeicheldrüse ist ein Karzinom. Die Pankreatitis, vor allem ihre chronische Form, geht u. U. mit geschwulstähnlichen Veränderungen einher, die einen Tumor imitieren, in Wahrheit jedoch Pseudozysten mit Detritus oder auch einmal einer soliden Gewebeschwellung entsprechen.

Da maligne Raumforderungen gelegentlich mit einer entzündlichen Begleitreaktion einhergehen, wird die zytologische Diagnose des Pankreaskarzinoms bei einem kleinen Prozentsatz der Patienten verfehlt. Beträchtlich größer ist die Ausbeute falsch-negativer Ergebnisse bei operativer Freilegung des Organs zwecks Biopsieentnahme, da es meist schwierig ist, das Tumorzentrum zu identifizieren. Dies ist ein stichhaltiges Argument gegenüber dem Einwand, die Feinnadelpunktion erübrige sich bei Pankreaskarzinomverdacht wegen der notwendigen Operation.

Zum Vorteil für den Patienten sollte die Entscheidung, u. U. eine größere eingreifendere Operation von eher kurativem Charakter oder eine rein palliative Maßnahme, etwa eine innere Drainage mit Überbrückung der Tumorstenose, vorzunehmen, möglichst schon vor Beginn einer Operation getroffen werden.

Auch sind nicht alle Raumforderungen auf Höhe der Bauchspeicheldrüse Tumoren, die von ihr selbst ausgehen. So fanden wir bei einer Patientin mit makromorphologischem Verdacht auf ein Pankreaskarzinom Metastasen, die von einem Overialkarzinom ausgingen und die Bauchspeicheldrüse lediglich verlagerten; bei 2 weiteren Patienten lagen reaktiv veränderte große Lymphknoten vor.

Der vergrößerte Lobus caudatus bei Leberzirrhose kann ebenfalls einmal einen Pankreastumor vortäuschen, vor allem dann, wenn infolge eines gleichzeitig vorliegenden Aszites die Region des Retroperitonäalraums schwieriger darzustellen ist.

Wie bereits erwähnt, wurde bei einem weiteren Patienten die Diagnose eines Hypernephroms links gestellt. Es handelte sich um einen ca. faustgroßen Tumor, der vom Oberpol der linken Niere auszugehen schien. Durch die Feinnadelpunktion ließ sich dagegen beweisen, daß nicht das vermutete Hypernephrom vorlag, da maligne Zellen gefunden wurden, die zu einer Metastase oder einem primären Pankreaskarzinom gehörten. Die maligne Pankreasgeschwulst wurde dann auch operativ bestätigt. Der Tumor hatte allerdings die Nierenkapsel links infiltriert.

Eine Blutbeimengung bei der Aspiration kann die zytologische Auswertung erschweren. Findet man gleichzeitig mit dem Pankreastumor Herde, die für eine Lebermetastasierung verdächtig sind, so empfiehlt sich auch deren Punktion, weil damit die Sicherheit der diagnostischen Aussage zunimmt und die Prognose genauer umrissen werden kann. Die einzuschlagende Behandlung, wie Tumorresektion, biliodigestive Anastomose oder perkutane Drainageapplikation, kann sicherer bestimmt werden.

Die Feinnadelpunktion von Pankreastumoren bietet für Patient und Arzt verschiedene Vorteile. Sie hat den Weg zur Diagnose dieser früher schwierig objektivierbaren Erkrankung beträchtlich verkürzt, wie dies auch in Abb. 28 dargestellt ist. Man gelangt u. U. sehr rasch zur endgültigen Diagnose, und die Punktion kann sogar ambulant vorgenommen werden. Dadurch wird viel Zeit gespart; andere invasive Untersuchungsmethoden werden vermieden oder erübrigen sich.

Aus unserer Auswertung geht hervor, daß bei 19 Patienten mit malignen Zellen der Pankreasregion gleichzeitig Lebermetastasen durch Punktion objektiviert werden konnten. Dies entspricht 16,3% der 117 Patienten mit einem endgültig nachgewiesenen Pankreaskarzinom. Zählt man noch die 5 weiteren Pa-

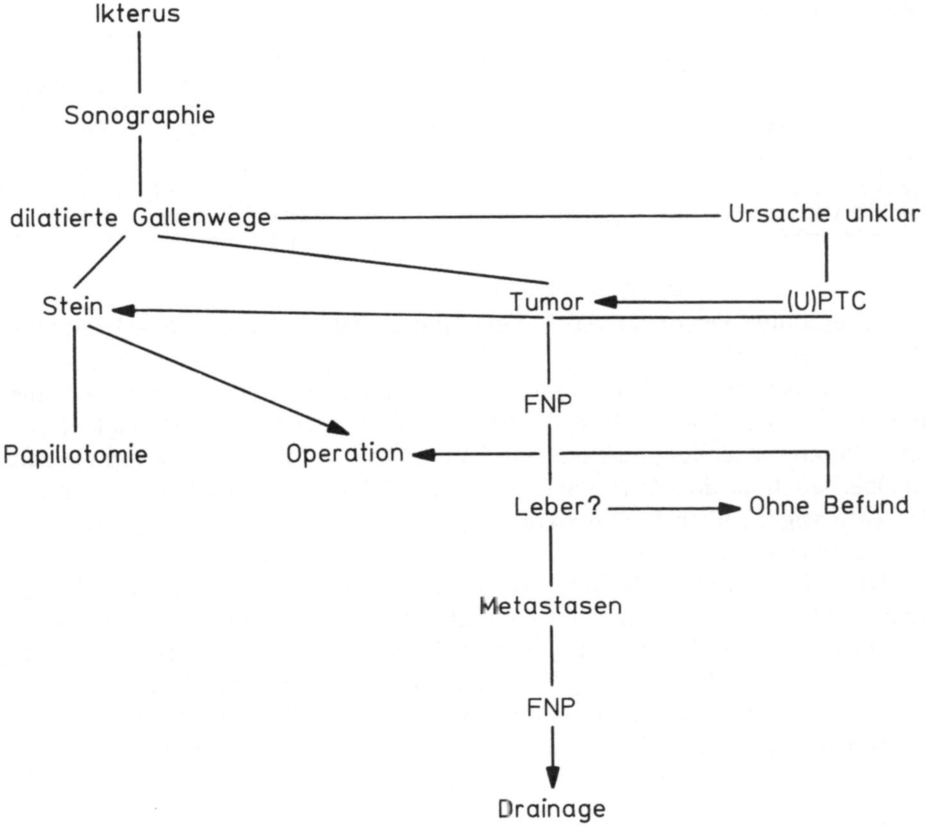

Abb. 28. Untersuchungsablauf beim Ikterus. (*FNP* Feinnadelpunktion, *(U)PTC* ultraschallgeleitete perkutane transhepatische Cholangiographie)

tienten hinzu, bei denen sich aus den Lebermetastasen Malignomzellen aspirieren ließen, nicht dagegen aus dem sonographisch verdächtigen Pankreasherd selbst, so erhöht sich der Anteil der Geschwülste mit Metastasierung zum Zeitpunkt ihrer Entdeckung auf 20,5%. Auch gemäß sonographischer Kriterien ist der Bauchspeicheldrüsenkrebs bei seiner Entdeckung oft soweit fortgeschritten, daß eine kurative Therapie nicht mehr in Betracht kommt.

Verschiedene Autoren haben inzwischen die Treffsicherheit der Pankreaspunktion veröffentlicht (Tabelle 9). Zur Tumorortung gelangten verschiedene Methoden. Die genauen Quoten von Sensitivität und Spezifität wurden neu berechnet, um sie mit unseren Ergebnissen besser vergleichen zu können [17]. Es zeigt sich, daß die an unserem Institut erreichten Werte hinsichtlich Anzahl und Trefferquote an der Spitze liegen. Dieses Ergebnis ist nicht verwunderlich, da bei strikter Einhaltung der richtigen Punktionstechnik (Zellaspiration aus dem Tumormantel und nicht aus dem nekrotischen Zentrum, Nachpunktion bei zu hoher Blutbeimengung im gewonnen Zellmaterial, Verwendung der Schneidbiopsiekanüle mit Feinnadelkaliber, sofortiger Fixierung in Délauney-Lösung

Tabelle 9. Treffsicherheit der Pankreaspunktion

Autor:	Schwerk [151]	Braun [15]	Mitty [112]	Hodenak [70]	Holm [72]	Klahn [85]	Eigene Ergebnisse
Anzahl der Punktionen	50	63	53	55	205	79	164
Treffsicherheit (%)	(90)	(96,8)	(88,7)	(81,3)	(92,7)	(94,9)	(92,8)
Sensitivität (%)	(84,6)	(92,6)	(86)	(77,3)	(79)	(85,7)	(89)
Spezifität (%)	(100)	(100)	(100)	(100)	(100)	(100)	(100)

durch geschultes Personal etc.) ein Maximum an auswertbarem Gewebematerial gewonnen wird.

Nennenswerte Komplikationen nach Pankreaspunktion wurden bei uns nicht beobachtet. Nach unzureichender Aspiration von etwas Flüssigkeit aus einer Pankreaspseudozyste klagte ein Patient über vorübergehende Schmerzen im Oberbauch für den Zeitraum einer Stunde. Möglicherweise hatte sich etwas Zystenflüssigkeit über den Stichkanal ins Abdomen entleert. Spätkomplikationen stellten sich nicht ein.

Die nekrotisierende Pankreatitis, ausgelöst durch Punktion, wird in der Literatur jedoch beschrieben; man kann aber bei einer Pankreatitis bzw. einem Pankreastumor wohl davon ausgehen, daß eine derartige Erkrankung das Organ bei weitem mehr geschädigt hat als die Feinnadelpunktion; eine endoskopische retrograde Pankreatographie wird hinsichtlich ihres Risikos der Auslösung einer nekrotisierenden Pankreatitis als gefährlicher angesehen.

2.4 Gastrointestinale Tumoren

Sonderfall der Sonographie eines Intestinaltumors

Durch das Prinzip bedingt ist die Sonographie nicht die geeignete Screeningmethode für den Nachweis vermuteter Tumoren des Intestinaltrakts. Gelegentlich kann aber doch eine Geschwulst des Magenkorpus, der Antrumwand oder des Kolons so ausgedehnt sein, daß sie bei der Untersuchung als umschriebene Wandverdickung oder krankhafte Raumforderung auffällt und dann auch unter Sicht punktierbar ist.

Die Anzahl der Punktionen des Intestinaltrakts erreicht bei unseren Kranken nur wenige Prozente der Gesamtzahl. Da das Verfahren sehr einfach und ökonomisch ist und da es andere aufwendige Untersuchungsmethoden gelegentlich sogar erübrigt, ist es auch im Rahmen der Untersuchung bestimmter gastrointestinaler Raumforderungen erwähnenswert.

Das distale Magenkorpus und das Antrum zeichnen sich normalerweise als dünne ringförmige Struktur unter bzw. hinter der viszeralen Fläche der Leber und ventral von den viszeralen Hauptgefäßen A. und V. mesenterica superior und dem Pankreas ab; das normale Kolon tritt nur gelegentlich als ringförmige

Struktur in Erscheinung. Zur Untersuchung des Kolons wird die Ultraschallsonde stufenlos über das gesamte Abdomen geführt, indem man dem Verlauf des Dickdarms folgt, der durch starke Reflexzonen (Gasgehalt!) gekennzeichnet ist. Obwohl der Darm in seiner Kontinuität meist nicht vollständig abgebildet werden kann, erlaubt das Verfahren doch eine grobe Zuordnung pathologischer Befunde zu bestimmten Kolonsegmenten.

Am liegenden Patienten sind insbesondere das Zökum und die Flexuren aufgrund ihres Luftgehalts gut markiert. Die Untersuchung wird ohne besondere vorbereitende Maßnahmen durchgeführt; der Patient braucht nicht unbedingt nüchtern zu sein, die Blase sollte zur besseren Beurteilung eines vom Rektosigmoid ausgehenden pathologischen Prozesses jedoch möglichst gefüllt sein.

Da die Nachweiswahrscheinlichkeit eines primären gastrointestinalen Tumors mit Hilfe der Schnittbildverfahren nicht sehr groß ist – lediglich das Rektumkarzinom ist computertomographisch relativ sicher erkennbar – wurde eine eigentliche Screeninguntersuchung des Mittel- und Unterbauchs für den Magen-Darm-Trakt nur selten vorgenommen. Indiziert schien dieses Vorgehen nur bei besonderem Verdacht auf ein derartiges Grundleiden oder etwa bei nachgewiesenen Lebermetastasen, deren zytologisches Bild zum Kolonkarzinom paßte.

Technik der Gewebeentnahme aus der Tumorwand

Magen- und Intestinaltumoren sind im Sonogramm gekennzeichnet durch eine exzentrische Verdickung der Wand, die zudem rigide erscheint. Ein breites zentrales Aufprallecho spiegelt die intraluminale, oft wie unverschieblich erscheinende Gasansammlung wider und paßt zum klassischen Tumorbefund.

Die Visierlinie wird nun zentral auf das Tumorzentrum gerichtet, bei nur mäßiger Wandverdickung tangential und exzentrisch auf die Seitenwand. Dadurch wird der Passageweg der Punktionsnadel in der tumorbefallenen Darmwand länger und die Möglichkeit, Tumorzellen zu aspirieren, wird größer.

Verwendet wird für diese Gewebeentnahme eine Zytologiefeinnadel, da Biopsienadeln möglicherweise ein größeres Risiko der Blutung oder gar Perforation der vorgeschädigten Darmwand mit sich bringen.

Ergebnisse

Insgesamt wurden 32 Intestinaltumoren und 3 perityphlitische Abszesse durch Punktion genauer untersucht. Bei 26 Patienten wurden maligne Zellen im Sinne eines Adenokarzinoms identifiziert. Erstaunlicherweise wurden hingegen bei 6 Patienten keine Tumorzellen nachgewiesen, obwohl ein Intestinalkrebs vorlag. Dies mag an der entzündlichen Begleitreaktion juxtatumoraler Schleimhautbereiche liegen oder an der sehr festen Tumorkonsistenz bindegewebsreicher Tumoren, aus denen mit der Chiba-Nadel nur eine unzureichende Menge an Zellmaterial gewonnen werden kann.

Durch das Prinzip bedingt, erlaubt die Ultraschalluntersuchung eine Dignitätsaussage bei infiltrierenden Prozessen der Magen-Darm-Wand nur dann, wenn gleichzeitig andere malignitätsverdächtige Befunde wie Lebermetastasen oder eine ausgedehnte Tumorexpansion ins Mesenterium auftreten. Liegen solche Befunde nicht vor, kann zwischen einer malignen und einer entzündlichen bzw. narbigen Wandveränderung nur mit geringer Sicherheit unterschieden werden.

Der relativ hohe Anteil falsch-negativer Ergebnisse – der Fehler des Zytologen geht in die Auswertung mit ein – erklärt sich teilweise auch durch die Schwierigkeit, tubuläre, oft leichtverschiebliche Intestinalstrukturen mit der relativ stumpfen Feinnadel anzustechen. Komplikationen wurden bei uns nicht beobachtet, ähnlich wie dies den Erfahrungen anderer Untersucher entspricht [40, 147].

Es gilt festzuhalten, daß die Sonographie eigentlich kein Screeningverfahren zum Aufspüren intestinaler Tumoren sein kann. Sie würde immer erst bei fortgeschrittenem Tumorleiden fündig. Hier hat die röntgenologische Magen-Darm-Passage als nichtinvasive Untersuchung den Vorrang; sie ist in der Ortung krankhafter Magen- und Dickdarm-Abschnitte der invasiven Endoskopie gleichwertig, hinsichtlich der Gesamtbeurteilung des Magen-Darm-Trakts (Dünndarm!) teilweise sogar überlegen, liefert aber keine Histologie.

Trotz dieser Einschränkungen erscheint es vertretbar, die inerte, nichtinvasive Sonographie in Anbetracht ihrer zahlreichen Vorteile, u. U. ergänzt durch die ultraschallgeleitete Feinnadelpunktion, bei allen unklaren abdominalen Krankheitsbildern oder bei palpablen abdominalen Resistenzen frühzeitig als eine der ersten Maßnahmen einzusetzen, da sie auf einfache Weise wichtige Informationen über die großen, parenchymatösen Oberbauchorgane liefert, z. B. Lebermetastasen eines Kolonkarzinoms nachweisen kann. Zu bedenken ist ferner, daß die Ultraschalluntersuchung nach vorheriger Bariumapplikation wenn auch nicht verunmöglicht, so doch beträchtlich erschwert wird.

2.5 Extraabdominelle Organe

Intrathorakale Raumforderungen

Erst relativ spät nach dem routinemäßigen Einsatz der Sonographie für die Untersuchungen der Schwangerschaft und des Abdomens allgemein wurde versucht, diese Methode auch für die Untersuchung der Thoraxregion einzusetzen. Der hohe Impedanzsprung zwischen Thoraxwand und lufthaltigem Lungenparenchym bewirkt, daß der größte Teil der eingestrahlten Energie an der pleuralen Grenzfläche reflektiert wird. Normalerweise gibt es daher keine Tiefeninformation über die intrathorakalen Organe mit Ausnahme des Herzens.

Indessen liefert die Ultraschalluntersuchung bei krankhaften Veränderungen von Lunge und Pleura manche wichtige Information [79].

So läßt sich ein Pleuraerguß eindeutig von einer Pleuraschwiele bzw. einem tumorösen soliden Prozeß unterscheiden. Auch Lungentumoren, welche bis in die Peripherie reichen, können sehr sicher identifiziert werden, sofern sie groß genug sind und zwischen den Rippen an die Thoraxwand treten. Eine verbindliche Aussage über die Dignität solcher Raumforderungen ist aber noch weniger möglich als mit der Computertomographie.

Ist ein intrathorakaler, expansiver Prozeß groß genug und reicht er bis ins Mediastinum, so kann man ihn sonographisch bis dorthin verfolgen. Es ist anzunehmen, daß die endoösophageale Sonographie in Zukunft derartige Geschwülste noch sicherer zu identifizieren erlaubt.

Nach Pneumonektomie kann sonographisch in gewissen Fällen zwischen einem Fibrothorax und dem zentral liegenden Rezidivtumor unterschieden werden.

Ganz analog wie beim Abdomen wird die ultraschallgeführte Feinnadelpunktion auch für intrathorakale Veränderungen als weitere abklärende Methode hinzugezogen; sei es, daß es darum geht, einen abgekapselten Erguß zu punktieren (evtl. zu drainieren), sei es, daß es um die Gewinnung zytologischen Materials eines soliden Tumors geht oder den Nachweis eines Pleuramesothelioms bei vermeintlich tuberkulös bedingter Thoraxwandfibrose.

Besondere Problematik der Punktion. Lungenpunktionen wurden vor Einführung der Schnittbildverfahren ausschließlich unter Röntgendurchleuchtungskontrolle vorgenommen [51, 145, 171].

Für periphere tumorverdächtige Zonen, die mit der Thoraxwand infiltrativ verbacken sind, kann auch die Computertomographie als Leitverfahren eingesetzt werden. Zentrale Raumforderungen sollten jedoch nicht auf diese Weise punktiert werden, da der Zeitbedarf beträchtlich ist, und sich das Pneumothoraxrisiko vergrößert.

Die Feinnadelpunktion wird möglichst am liegenden Patienten nach vorherigem Ausrichten der Visierlinie auf die Läsion vorgenommen. Im Detail wird ganz ähnlich verfahren wie bei der Punktion im Abdomen.

Es gibt allerdings bei der intrathorakalen Punktion einige Besonderheiten zu beachten:

1. Die Gefahr eines Pneumothorax ist nie ganz sicher auszuschließen, da es zuweilen schwierig ist, vor Punktion zu erkennen, ob der Befund eher pleural oder intrapulmonal liegt.
2. Bei der relativ starken Atembeweglichkeit des Zwerchfells sind diaphragmanahe Prozesse besonders schwierig zu punktieren.
3. Der Punktionsvorgang sollte unbedingt in Apnoe erfolgen.
4. Bei fortdauernder Atemexkursion ist mit einem Verschwinden des Nadelspitzenreflexes hinter einer Rippe zu rechnen, wenn der Transducer nicht frei im Zwischenrippenraum aufgesetzt werden kann.
5. Schließlich ist die Auflagefläche des Transducers aufgrund der Thoraxrundung vermindert, so daß der Bildausschnitt verkleinert wird.

Wie auch bei der üblichen Lungenpunktion unter Röntgendurchleuchtungskontrolle führen wir bei den Patienten mit ultraschall- oder computertomographisch geleiteter Punktion anschließend eine Thoraxaufnahme durch, um einen Pneumothorax in statu nascendi auszuschließen. Je nach Ergebnis dieses Befunds muß der Patient noch weitere 4 h in der Klinik beobachtet werden, damit eine eventuelle Zunahme des Pneumothorax rechtzeitig bemerkt wird.

Punktionsnadel für die Lungenpunktion. Die übliche Chiba-Feinnadel ist auch für die Punktion von intrathorakalen Raumforderungen, sofern sie sonographisch sichtbar sind, das Instrument der Wahl. Durch den kleinen Durchmesser und die scharfe Spitze ist diese Einmalnadel wenig traumatisch und vermindert das Pneumothoraxrisiko. Liegen Herde im Pleurabereich und sind sie verbacken mit der Thoraxwand, so kann ohne Risiko auch eine Nadel mit größerem Kaliber verwendet werden (s. S. 44). Die Rotex-Biopsienadel ist ebenfalls ein brauchbares Instrument, sie benötigt für die Punktion aber mehr Zeit. Bei Verwendung dieser Nadel muß mit einem höheren Anteil von Patienten mit einem Pneumothorax gerechnet werden, wie dies in der Literatur beschrieben wird [75]. Dennoch ist mit diesem „invasiveren" Instrument nur eine zytologische Auswertung des gewonnenen Gewebematerials möglich. Das Ausstreichen auf den Objektträger ist etwas erschwert, da sich das Zellmaterial in den Rillen des korkenzieherartig gewundenen Stiletts fängt und dort gern hängenbleibt.

Vorzugsweise verwenden wir die Schneidbiopsiekanüle bei fixierten Pleuraherden oder intrapulmonalen Raumforderungen, die an der Thoraxwand fixiert sind. Erzielbares histologisches Ergebnis der Punktion und das Risiko eines Pneumothorax müssen auch bei diesem etwas invasiveren Instrument sorgfältig gegeneinander abgewogen werden.

Tabelle 10. Ergebnisse der intrathorakalen Punktion mit der Feinnadel für Zytologie/Bakteriologie und der Schneidbiopsiekanüle für Histologie (n = 194)

	Benigne	Maligne	Unklar	Entzündlich	Gesamt
Lungenparenchymtumor	8	29	–	14	51
Pleuraerguß	41	29	1	22	93[a]
Solider Pleuratumor	12	17	1	–	30
Mediastinaltumor[b]	4 (+2 falsch-negativ)	7	–	–	13
Perikardveränderung	7 (6 Perikardergüsse, 1 Lipom)	–	–	–	7
	72	82	2	36	194

[a] Ohne Drainagen

[b] Einschließlich Lymphknoten und Manifestationen des hinteren Mediastinums (s. Abb. 34)

Ergebnisse. Von 366 im Thoraxbereich punktierten Patienten ließ sich das gewonnene Gewebematerial bzw. die aspirierte Flüssigkeit bei 194 Patienten mit dem späteren Krankheitsverlauf, dem Operationsbefund oder Autopsiebefund vergleichen (Tabelle 10).

Zwei von ihnen waren hinsichtlich ihres Ergebnisses weiterhin nicht klassifizierbar. Unter den restlichen 192 Patienten wurde bei 82, also 42,7% ein Malignom oder die Metastasierung einer bösartigen Geschwulst in den Thoraxraum objektiviert. Ein eindeutig entzündlicher Prozeß lag bei 36 Patienten bzw. 18,8% vor. Innerhalb der Gruppe der nicht weiterverfolgten, tabellarisch nicht aufgeführten Patienten lagen überwiegend entzündliche und nichtentzündliche Pleuraergüsse vor, z.T. wohl als Folge einer Lungenembolie. Bei 17 Kranken wurde trotz zytologisch negativen Befunds später ein Malignom erkannt.

Punktionen von Mediastinaltumoren stellen ein besonderes Problem dar, zumal sie die Gefahr einer akzidentellen Gefäßverletzung mit sich bringen, wenn sie unter Röntgendurchleuchtungskontrolle oder computertomographischer Leitung vorgenommen werden. Die ultraschallgeleitete Biopsie ist hier sicherer, sofern man den Herd wirklich sieht, was wegen der luftgefüllten Lunge leider nicht oft der Fall ist. Die intrathorakale Punktion unter Ultraschallkontrolle soll an zwei Beispielen belegt werden. Bei der ersten (27jährigen) Patientin liegt eine periphere thoraxwandnahe Tumormanifestation vor, beim 2. Beispiel handelt es sich um eine kleine Raumforderung des hinteren unteren Mediastinums. Auf den ebenfalls möglichen Einsatz der Computertomographie als Kontrollmethode der Punktion zur Gewinnung von zytologisch auswertbarem Gewebe soll hier nicht eingegangen werden.

Fallberichte

Beispiel 1 für die intrathorakale Punktion unter Ultraschallkontrolle:

Eine 1957 geborene Krankenschwester klagt über Schmerzen im Bereich der rechten Thoraxhälfte, insbesondere dorsal. Laborchemisch fällt zunächst nur eine erhöhte Blutkörperchensenkungsgeschwindigkeit auf, das Thoraxbild zeigt 2 größere Rundherde im Bereich der rechten Thoraxhälfte, gemäß Seitenbild liegt einer dieser Tumoren ventral und einer weit dorsal. Der makromorphologische Aspekt spricht für Tumormassen, evtl. pleurale Metastasen (Abb. 29a, b). Die Ultraschalluntersuchung des Abdomens ergibt keinen pathologischen Befund. Eine anschließend vorgenommene Computertomographie läßt lediglich erneut die beiden pleural sitzenden Herde in der rechten Thoraxhälfte identifizieren (Abb. 30).

Als weitere Maßnahme erfolgt nun die ultraschallgeleitete Feinnadelpunktion des dorsal rechts liegenden Herdes, der dem Befund in Abb. 31 entspricht. Das gewonnene Zellmaterial spricht für ein Malignom, das zunächst nicht näher klassifiziert werden kann.

Analog wird daraufhin auch eine ultraschallgeleitete Biopsie mit der Schneidbiopsiekanüle entnommen (Nadelkaliber 0,95 mm). Dieser Eingriff wird ebenfalls problemlos überstanden und das gewonnene Material zur histologischen Untersuchung weitergeleitet. Es stellt sich heraus, daß ein Sarkom vorliegt (Abb. 32). Operativ wurde der Befund bestätigt. Die an der vorderen Thoraxwand liegende Manifestation ist als Zweitabsiedlung anzusehen; weitere Tumormanifestationen finden sich nicht.

Die histologische Aufnahme zeigt, daß es mit der Schneidbiopsiekanüle möglich ist, histologische Untersuchungen vorzunehmen. Das Bild läßt den Maximaldurchmesser des gewonnenen Gewebefragments erkennen, jedoch nur einen Teil seiner Längsausdehnung, welche bei richtiger Anwendung der Technik mühelos bis zu 3 cm erreicht.

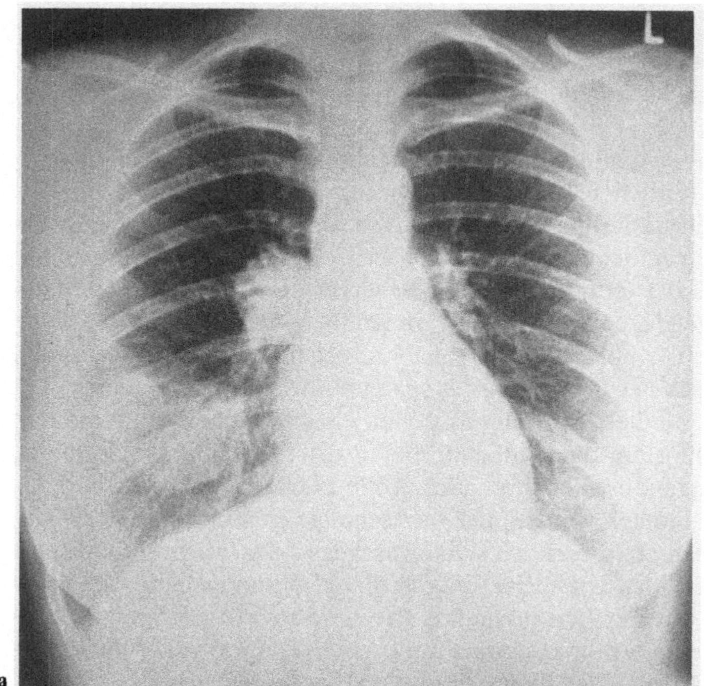

a

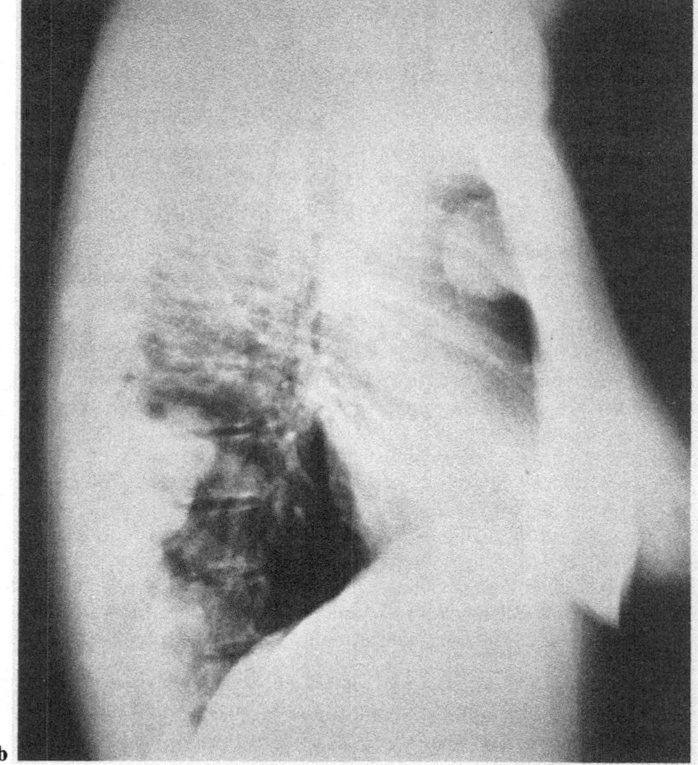

b

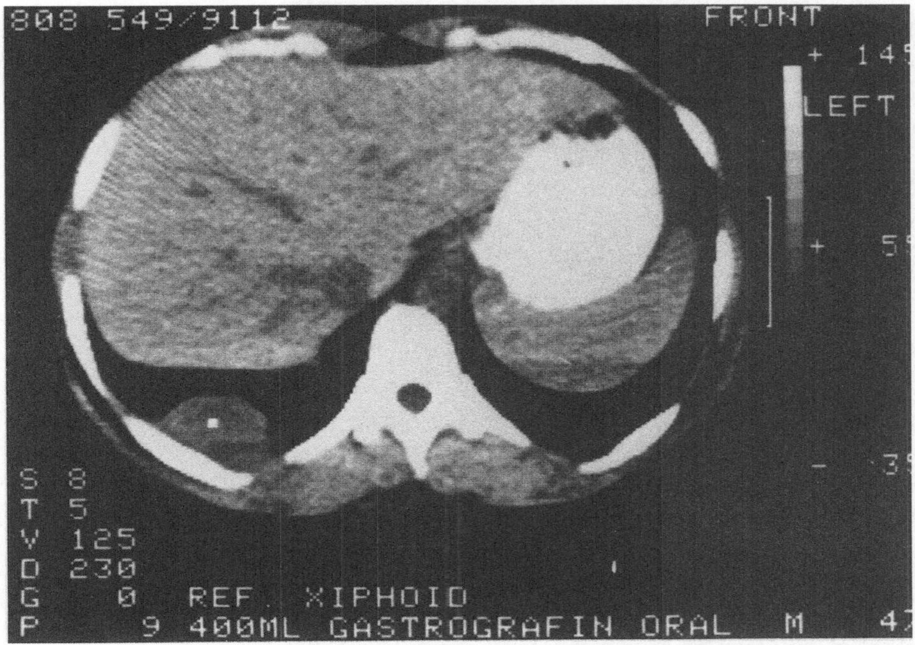

Abb. 30. Computertomographisches Schnittbild. Nachweis der dorsokaudal rechts liegenden Raumforderung nahe der Pleura

Beispiel 2: Punktion des hinteren Mediastinums unter Ultraschallkontrolle von ventral:

Bei dem 39jährigen Patienten wurde eine Kolektomie wegen einer familiären Polyposis intestinalis erforderlich. Es waren vor 4 Jahren im Operationspräparat mehrere karzinomatös entartete Lymphknoten nachgewiesen worden, jedoch keine Metastasen.

Der Patient suchte wegen Schmerzen im linken Kreuzbein jetzt den Rheumatologen auf, der u. a. eine Computertomographie veranlaßte. Da eine diskrete Steigerung der sonst immer normalen CEA-Werte (karzinoembryonales Antigen) in letzter Zeit erkennbar war, wurden auch computertomographische Schnitte im Oberbauch vorgenommen. Dabei fand sich lediglich eine kleine noduläre Raumforderung im hinteren unteren Mediastinum, knapp über den Zwerchfellschenkeln (Abb. 33).

Eine zuvor vorgenommene Ultraschalluntersuchung hatte diesen Befund nicht sicher erkennen lassen. Nach Ortung durch das Computertomogramm vermochte man ihn indessen auch sonographisch zu dokumentieren, insbesondere mittels der Sektortechnik (Abb. 34).

Das zugehörige „Zielbild" mit einem Linear-array-Transducer zeigt den kleinen tumorösen Befund vor der Wirbelsäule als flache längsovale Raumforderung (Abb. 35). Er projiziert sich hinter die V. cava inferior. In dieser Position konnte der Befund punktiert werden (Abb. 36). Man erkennt die leicht nach kranial abgewanderte Punktionsnadel (Feinnadel vom Typ Chiba) und kann die reflexreiche Nadelspitze im Tumor knapp am unteren Bildrand sehen. Das zytologische Ergebnis wies eindeutig Tumorzellen auf, passend zu einer Metastase eines Dickdarmkarzinoms.

◀ **Abb. 29 a, b.** Thoraxröntgenbild. **a** a.-p.-Aufnahme; Nachweis von 2 glatt berandeten Raumforderungen in der rechten Thoraxhälfte. **b** Seitenbild. Erneut Dokumentation der beiden thoraxwandnahen, glattbegrenzten Tumoren

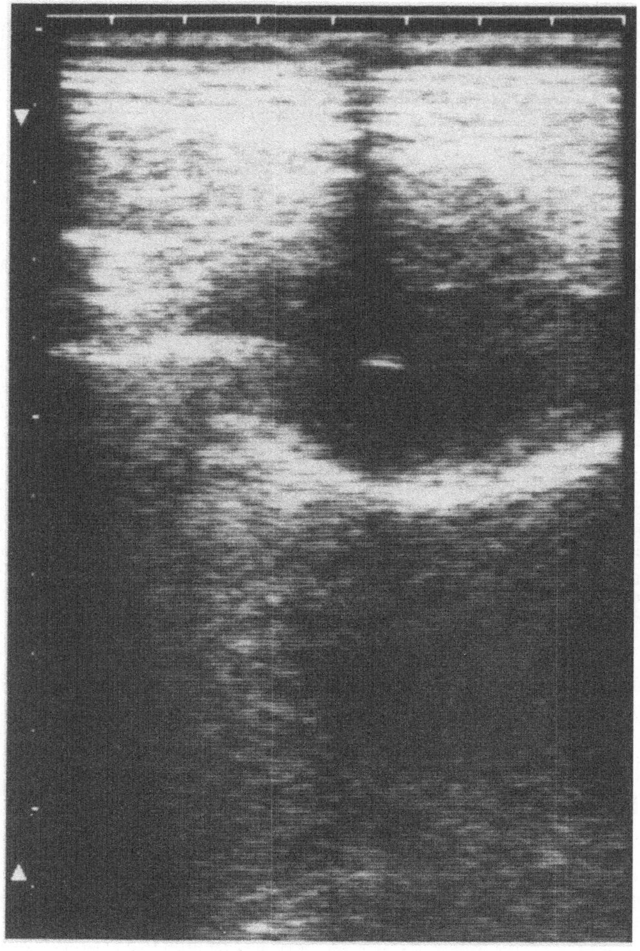

Abb. 31. Ultraschallgeleitete Biopsieentnahme mit der Schneidbiopsiekanüle aus dem dorsal liegenden raumfordernden Prozeß, der auch in Abb. 30 dargestellt ist. Unter sonographischer Kontrolle Nachweis des intrapulmonalen Sitzes dieses Tumors (gute Atemverschieblichkeit)

Zervikalregion

In der Halsregion gibt es häufig Befunde, die eine zytologische Feinnadelpunktion erforderlich machen. Zwei Hauptgruppen von Patienten lassen sich unterscheiden, Patienten mit einem tastbaren Schilddrüsenknoten und Patienten mit vergrößerten Lymphknoten.

In der Regel können diese Knoten gut palpiert werden, so daß Punktion und Anfertigung eines Ausstrichpräparats mühelos gelingen [33]. Es gibt indessen Ausnahmen. So kann die exakte Lokalisation eines Schilddrüsenknotens doch Probleme machen, wenn er sehr weich ist oder tiefer liegt, vor allem aber bei retrosternal eintauchendem Organ. In diesen wenigen Fällen ist die ultra-

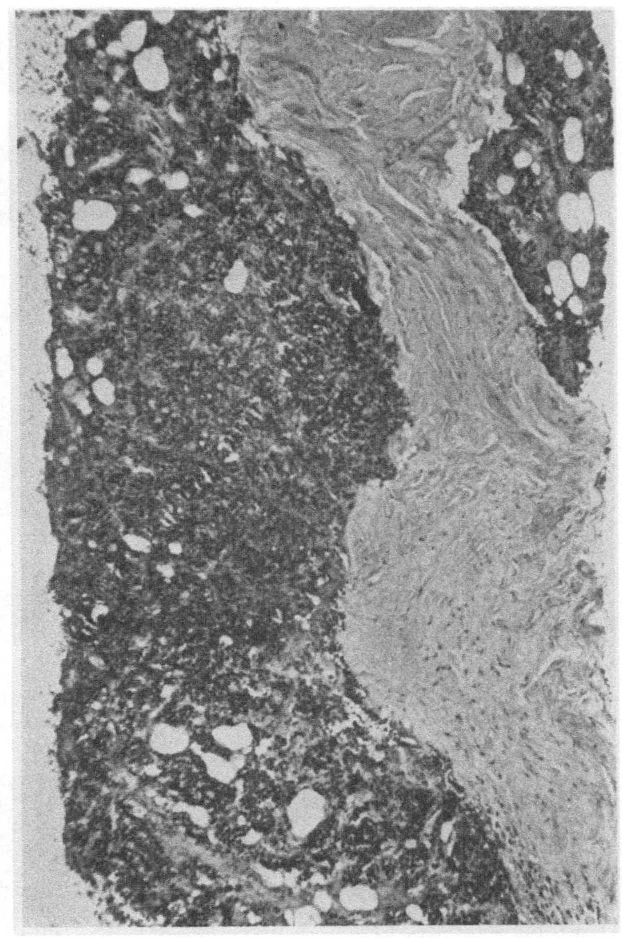

Abb. 32. Makropräparat des mit der Schneidbiopsiekanüle ausgestanzten Gewebezylinders: extraossäres Osteosarkom!

schallgeleitete Feinnadelpunktion sicherer; ihr sollte dann der Vorrang gegeben werden.

In unserem Haus wird die Punktion des eindeutig tastbaren Schilddrüsenknotens gemäß klinischem Befund durch den versierten Zytologen selbst vorgenommen. Die Punktion unter Ultraschalleitung geschieht daher nur in Ausnahmefällen, wenn z. B. ein szintigraphisch kalter Bezirk diagnostiziert wird, dem aber kein wesentlicher Tastbefund entspricht. Aufgrund der alltäglichen Routine muß für die diagnostische Wertigkeit der Schilddrüsenpunktion eine Einschränkung gemacht werden, die auf der Schwierigkeit beruht, vor allem höher differenzierte Tumoren zytologisch sicher auszuschließen. Mehr und mehr werden die Schilddrüsenpunktionen daher bei uns mit der Schneidbiopsiekanüle (Durchmesser 0,95 mm) vorgenommen.

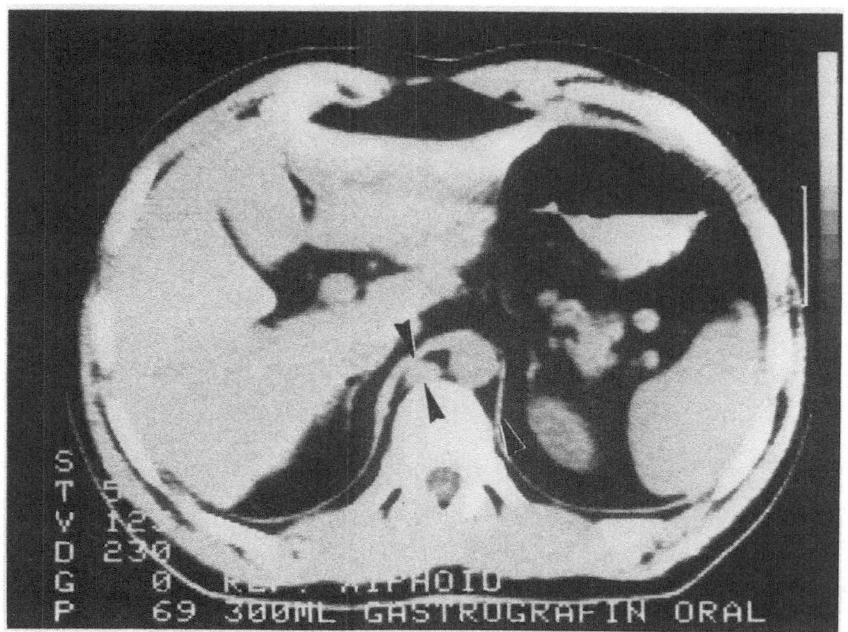

Abb. 33. CT-Schnitt durch die Region des Oberbauchs. Hinter dem rechten Zwerchfellschenkel unmittelbar vor der Wirbelsäule Nachweis einer kleinen nodulären Raumforderung, verdächtig für eine solitäre Metastase *(Pfeile)* des hinteren unteren Mediastinums

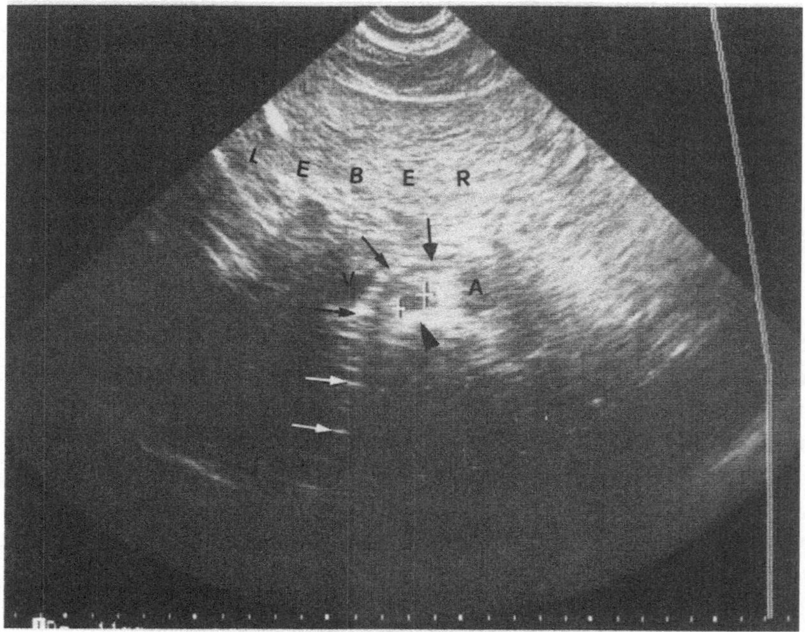

Abb. 34. Transversales Ultraschallschnittbild (Sektortechnik) an identischer Stelle (beim gleichen Patienten) wie Abb. 33. Der juxtaaortale Tumor ist mit *Kreuzen* vermessen (11 mm) und *großem Pfeil* markiert. (*A* Aorta, *V* V. cava inferior; *kleine Pfeile:* rechter Zwerchfellschenkel)

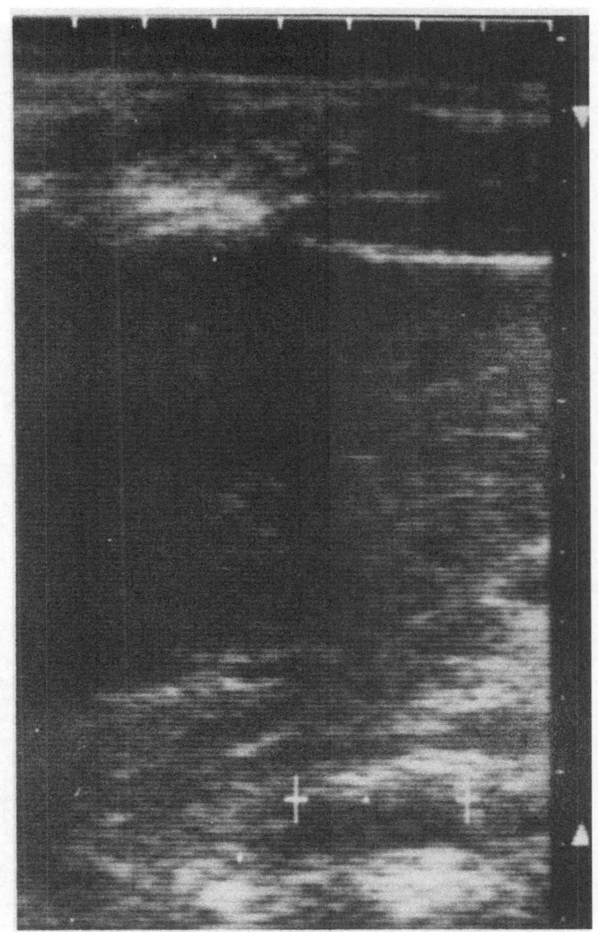

Abb. 35. Longitudinalscan durch den prävertebralen Tumor. In sagittaler Richtung erreicht der Tumor knapp 1 cm, längs ca. 2 cm (Markierung)

Während die meisten tastbaren Tumoren der Zervikalregion mühelos gemäß ihrem Palpationsbefund punktierbar sind, gibt es dabei Ausnahmen. So wurden uns mehrfach Patienten der HNO-Abteilung zugewiesen, die wegen eines deutlich tastbaren Tumors wiederholt punktiert worden waren, jedoch ohne Gewinnung verwertbaren Zellmaterials. Ein solcher Patient mit derbem Tumor rechts zervikal nach Radiotherapie (es handelte sich um ein metastasierendes Lungenkarzinom) wird in Abb. 37 a, b dargestellt. Der zentral zerfallende Tumor konnte sonographisch in den fibrotisch veränderten Halsweichteilen sofort nachgewiesen und direkt punktiert werden.

Auch bei Phlegmonen gelingt die blinde Punktion zuweilen nicht, da die oft nur schmale Abszeßmanschette zu dünn ist und klinisch an anderer Stelle vermutet wird. Sonographisch ist die Tiefe der Eiteransammlung meist sehr genau erkennbar.

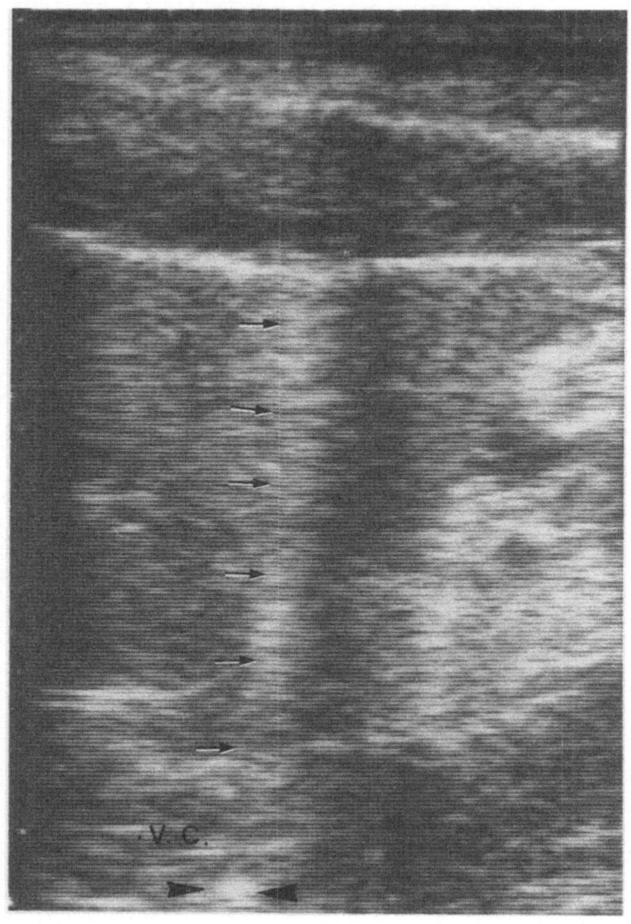

Abb. 36. Moment der ultraschallgeleiteten Feinnadelpunktion (etwas lichtschwächer, da die Aufnahme vom Videoband photographiert wurde). Die Nadel ist in der Leber etwas nach kranial *(links im Bild)* abgewandert. Die V. cava *(V. C.)* ist komprimiert und wird von der Punktionsnadel durchdrungen. Nadelspitze, helles Aufprallecho *(große Pfeile)*, Nadelschaft *(kleine Pfeile)*

Mamma

Die Ultraschalluntersuchung der weiblichen Brust dient im Gegensatz zu vielen Angaben in der Literatur auch heute in erster Linie zum Nachweis okkulter Zysten in der röntgendichten Mamma oder zur Beurteilung palpabler oder mammographisch sichtbarer Knoten. Sie erlaubt lediglich zu unterscheiden zwischen zystischem und solidem Charakter der Raumforderung, die Dignität ist dagegen auch heute noch nicht sicher bestimmbar, wenn man nur über sonographische Merkmale verfügt.

Während tastbare Knoten, die Zysten entsprechen, „blind", d.h. gemäß Palpationsbefund einfach punktiert und durch Pneumozystographie hinsicht-

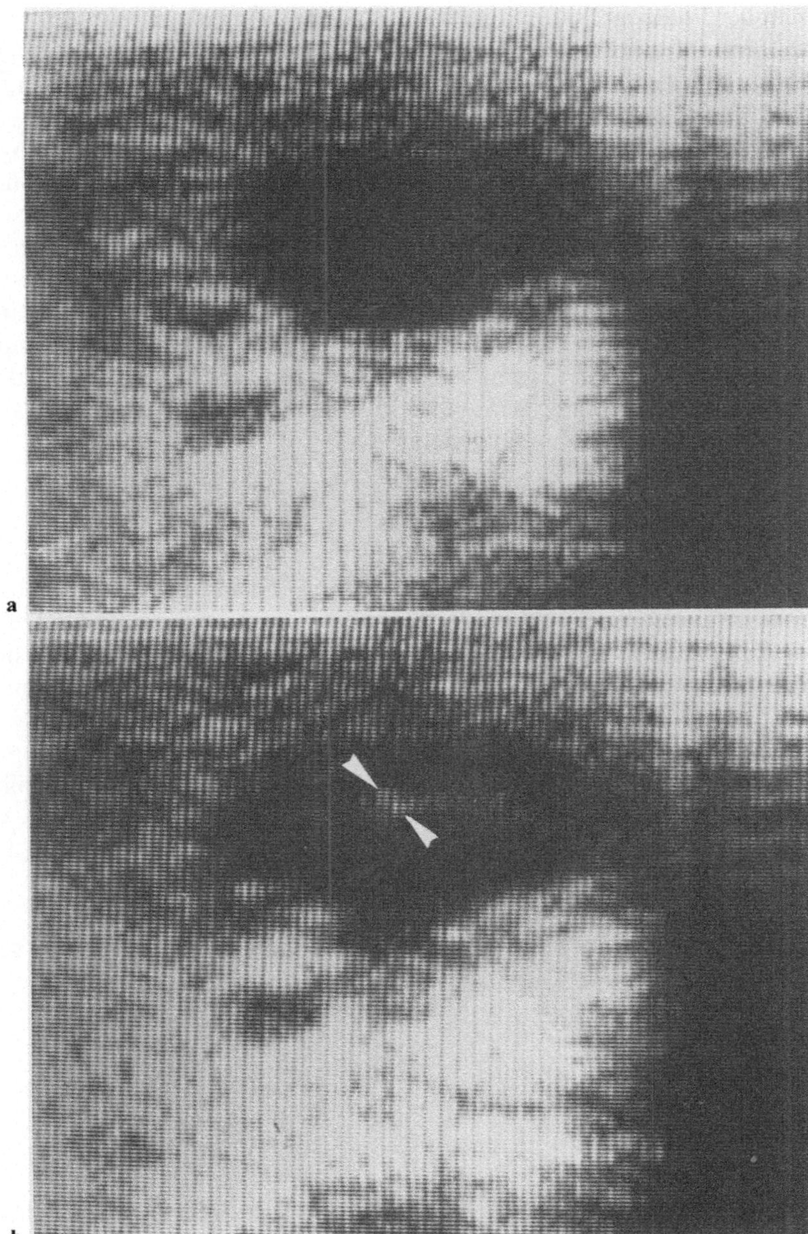

Abb. 37 a, b. Zervikales Tumorrezidiv. **a** Rezidiv zentral zerfallend. **b** Einführung einer Feinnadel in den zentral zerfallenden Tumor. Kein Hinweis für Abszeß. Die Nadelspitze *(Pfeile)* tritt durch ein helles Echo hervor. Dieses Bild beweist, daß die Punktionsnadel mit ihrer Spitze auch in relativ oberflächlichen Gewebebereichen eindeutig sichtbar wird (die Zerfallshöhle wurde bei Punktion nach dem Palpationsbefund allein nicht erreicht, die Zytologie blieb zunächst negativ)

lich der Wandbeschaffenheit diagnostiziert und therapiert werden, machen selten einmal unklare, tiefliegende Verdichtungszonen im Mammogramm die Punktion unter Ultraschallkontrolle wünschenswert, vor allem dann, wenn kein Tastbefund zu erheben ist.

Solide tastbare Knoten werden bei uns direkt durch den Zytologen gemäß Palpationsbefund fächerförmig punktiert. Die Schneidbiopsiekanüle wird in zytologisch fraglichen Fällen vorzugsweise verwendet.

Selten einmal kann der tumorverdächtige Herd bei der „blinden" Punktion verfehlt werden. Bei dringendem klinischem oder mammographischem Verdacht auf ein Mammakarzinom (Krebsfüßchen, gruppenförmig angeordnete Mikroverkalkungen etc.) und zunächst zytologisch negativem Befund, wird die Punktion des soliden Herdes unter sonographischer Kontrolle wiederholt. Bei 2 Patientinnen konnten wir auf diese Weise dann das vermutete Mammakarzinom auch zytologisch objektivieren.

Extremitäten

Tumoren an den Extremitäten treten meist klinisch zutage und bedürfen der ultraschallgeleiteten Punktion nicht. Sind sie noch sehr klein oder liegen sie tief juxtaossär kann das Schnittbildverfahren Computertomographie oder Sonographie zur sicheren Lokalisation und zur Führung der Punktionsnadel im krankhaften Gewebebezirk helfen.

Vor allem bei narbig verändertem Gewebe (Operationsnarbe, Zustand nach Radiotherapie) erlaubt die Punktion unter sonographischer Kontrolle, das Tumorrezidiv rechtzeitig zu erkennen.

3 Technik der Materialvorbereitung für die zytologische Untersuchung, Möglichkeiten und Grenzen

G. Pedio (S. 74–85)

3.1 Einleitung

Die wichtigste Aufgabe der Feinnadelbiopsie im Rahmen der Ultraschalldiagnostik wie auch im gesamten klinischen Anwendungsbereich, ist der Nachweis eines malignen Prozesses.

Die Feinnadelpunktionsmethode kann dieses Ziel bereits aufgrund einzelner typisch veränderter Zellen mit extremer Präzision erreichen.

Folgende Voraussetzungen sind jedoch von entscheidender Bedeutung:

1. Das entnommene Material muß für die Läsion repräsentativ sein.
2. Der Erhaltungszustand der gewonnen Zellen muß tadellos sein.

Laien glauben oft, die maligne Zelle sei ein Monstrum, mit groteskem Kern und enormen Nukleolen; nicht selten hingegen verbirgt sich die Krebszelle hinter einer harmlosen Fassade. Die zytologische Malignitätsdiagnose stützt sich auf kleinste Abweichungen der Kernstruktur. Die Vorbereitung des Materials für die zytologische Untersuchung dient der Vermeidung jeglicher Zellalteration, die durch Entnahme, Ausstreichung und Fixation verursacht werden kann.

Drei Personen sind am Erfolg der Methode maßgebend beteiligt:

1. der Ultraschallspezialist, der die Läsion lokalisiert, die Punktion durchführt und das Material entnimmt;
2. die Zytotechnikerin, die das Material ausstreicht, fixiert und färbt;
3. der Zytologe, der für die Beurteilung des Materials verantwortlich ist.

Nur die gut eingespielte Zusammenarbeit dieses Teams führt zu einem optimalen Resultat.

Zwischen dem Ultraschallspezialisten und dem Zytologen muß ein ständiger Dialog stattfinden. Im Idealfall befinden sich beide Abteilungen in räumlicher Nähe. Der Ultraschalldiagnostiker muß dem Zytologen die anamnestischen und klinischen Daten, den genauen Ort der Materialentnahme und die sonographische Diagnose mitteilen. Seinerseits sollte der Zytologe dem Ultraschallspezialisten bei technischen Problemen in Zusammenhang mit der Materialgewinnung behilflich sein und nach Möglichkeit geschultes Personal für das Ausstreichen und das Fixieren des Punktates zur Verfügung stellen.

Es ist heute dem Zytologen mit Hilfe eines Spezialverfahrens möglich, eine Zellprobe innerhalb weniger Minuten zu beurteilen. Ein solches Procedere sollte praktisch bei jeder Ultraschallpunktion angewandt werden. Damit sind eine rasche Beurteilung von Qualität und Repräsentativität des Materials sowie eine provisorische Diagnose möglich. Bei ungenügendem Material oder bei Diskrepanz zwischen zytologischem und sonographischem Befund kann eine zweite Punktion stattfinden. Es ist klar, daß dieses Vorgehen zu einer Verbesserung der Resultate führt.

3.2 Entnahme und Aufbereitung des zytologischen Materials

Allgemeine Bemerkungen

Eine geeignete Person (Röntgenassistentin, Zytotechnikerin, Krankenschwester), die in der Technik des Ausstreichens und Fixierens des Materials ausgebildet ist, sollte dem Ultraschalldiagnostiker während der Punktion assistieren.

Bevor die Punktion durchgeführt wird, sollte man einige Objektträger und die Fixationslösung in einer Küvette auf einem Tisch neben dem Operationstisch bereithalten. Um mögliche Verwechslungen zu verhindern, sollte der Name des Patienten schon vor der Punktion auf den matten Abschnitt des Objektträgers mit Bleistift geschrieben werden.

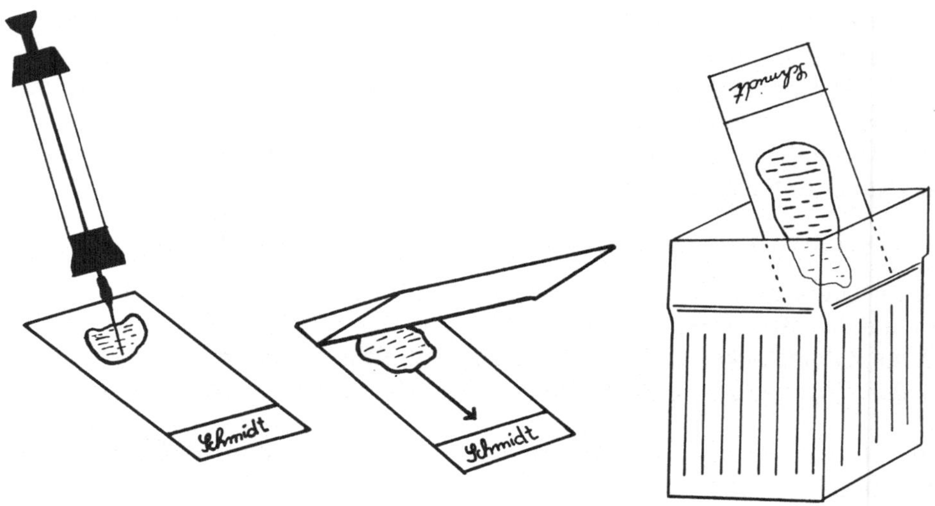

FEINNADELPUNKTIONSMETHODE

Abb. 38. Ausstreichen und Fixation des Materials

Vorgehen bei Entnahme von flüssigem Material

Die Flüssigkeit sollte im nativen Zustand oder evtl. mit Zusatz von einigen Tropfen Hydromerfen einem zytologischen Labor zugesandt werden.

Beim Verdacht auf einen entzündlichen Prozeß und bei genügend Material, sollte eine kleine Menge des Punktates unter sterilen Kautelen aufbewahrt werden und in ein bakteriologisches Institut zur bakteriologischen Untersuchung eingesandt werden.

Vorgehen bei Entnahme von solidem oder semisolidem Material

Ausstreichen. Solides oder semisolides Material wird auf eine Seite des Objektträgers aufgespritzt. Mit Hilfe eines zweiten Objektträgers wird das Material sanft angedrückt und auf die andere Seite des ersten Objektträgers ausgestrichen (s. Abb. 38).

Fixieren. Entscheidend für eine zuverlässige Diagnose ist nicht in erster Linie die Anzahl der erhaltenen Zellen, sondern deren korrekte Fixierung. Diese richtet sich nach der gewählten Färbemethode. Für die Tumordiagnostik werden hauptsächlich 2 Färbungen verwendet: die May-Grünwald-Giemsa- und die Papanicolaou-Färbung. Die Fixation für die Giemsa-Färbung erfolgt durch Lufttrocknung des Präparats. Für die Papanicolaou-Färbung ist hingegen eine Feuchtfixation erforderlich. Die Objektträger mit dem ausgestrichenen Material müssen vor einer Antrocknung am besten in die sog. Délaunay-Lösung getaucht und darin fixiert werden.

Délaunay-Lösung: Alkohol abs. 500 ml
Aceton 500 ml
Trichloressigsäure 10–15 Tropfen (1 mol/l)

Fixationszeit: Für die Schnellfärbung (nur durchführbar, wenn ein Zytologe in nächster Nachbarschaft tätig ist) nach Papanicolaou: 30 s.
Für die normale Papanicolaou-Färbung: 30 min oder länger. Anschließend läßt man die Präparate an der Luft trocknen und man verschickt sie nach sorgfältiger Verpackung (Karton-, Plastik- oder Styroporbehälter).

Färben. Die Färbung der Ausstriche sollte nur in einem Labor für Zytologie erfolgen.

Für die Tumordiagnostik werden entweder die Papanicolaou- oder die Giemsa-Färbung angewendet. Die Vorteile und Nachteile der beiden Färbungen sind in Tabelle 11 zusammengefaßt.

Die Wahl der Färbemethode ist hauptsächlich von der entsprechenden Schulung des Zytologen abhängig. In der Regel wird die Papanicolaou-Färbung für die allgemeine Tumordiagnostik verwendet, während die Giemsa-Methode für die hämatologische Zytologie bevorzugt wird.

Eine sehr nützliche Modifikation der Papanicolaou-Methode ist die Schnellfärbung. Sie erlaubt eine zuverlässige Beurteilung des Materials in ca. 7–10 min. Der Hauptvorteil dieses Verfahrens liegt darin, daß bei nichtrepräsentativem Material eine 2. Punktion in der gleichen Sitzung erfolgen kann. Damit wird die Anzahl der falsch-negativen Diagnosen herabgesetzt.

Papanicolaou-Färbung, Standardmethode

Schnellfärbung nach der Papanicolaou-Methode:

- Fixieren in Délaunay-Lösung 30 s
- Spülen in 100% Alkohol
- 96% Alkohol schwenken
- 80% Alkohol schwenken
- 70% Alkohol schwenken
- 50% Alkohol schwenken
- Aqua dest. schwenken
- Hämatoxylin 3 min
- Wasser schnell spülen

Tabelle 11. Färbungen

Zweck	Papanicolaou	Giemsa
Kerndarstellung	+ + +	+ +
Zytoplasmadarstellung	+	+ + +
Übereinstimmung mit den histologischen Schnitten	+ + +	+

(+ mäßige, + + gute, + + + sehr gute Darstellung)

- Differenzieren in 0,5% HCl *sehr schnell*
- Lauwarmes Wasser 3 min
- Aqua dest. schwenken
- 50% Alkohol schwenken
- 70% Alkohol schwenken
- 80% Alkohol schwenken
- 96% Alkohol schwenken
- OG 6 (Farbstoff) 10mal tauchen
- 96% Alkohol schwenken
- 96% Alkohol schwenken
- EA 36 (Farbstoff) 10mal tauchen
- 96% Alkohol schwenken
- 100% Alkohol schwenken
- 100% Alkohol schwenken
- 2mal Xylol
- Zudecken mit Eukitt

Merke: Es ist empfehlenswert, bei Gewinnung von reichlich Material einige lufttrockene Abstriche zusätzlich anzufertigen und ungefärbt zu lassen. In besonderen Fällen können sie später für spezielle Färbungen (PAS, Kongorot, Sudan-schwarz, DOPA) verwendet werden.

3.3 Bedeutung der ultraschallgeleiteten Gewebeentnahme für die Zytologie

Selten haben sich 2 verschiedene Verfahren so optimal ergänzt und gemeinsam zu so hervorragenden diagnostischen Resultaten geführt wie die kombinierte Anwendung von Sonographie und Zytologie.

Die Ultraschalluntersuchung an sich vermag kleine, tumorverdächtige Läsionen in den tiefsten Organen zu entdecken, aber sie kann ohne Anwendung der Feinnadelbiopsie mit nachfolgender zytologischer Untersuchung keine definitive Aussage über die feingewebliche Struktur sowie über die Dignität des Prozesses vermitteln.

Der Einführung der ultraschallgeleiteten Feinnadelpunktion unter permanenter Sicht ist andererseits zu verdanken, daß neue große Möglichkeiten für die Zytologie geschaffen worden sind.

Zytologisch kaum erforschte Körpergebiete wie Pankreas, Niere, Retroperitonäum, Leber und Ovar sind jetzt der zytologischen Methode zugänglich und können ohne chirurgischen Eingriff gezielt untersucht werden.

Die Hauptleistung der kombinierten Ultraschall-Zytologie-Methode ist, wie schon erwähnt, die Erfassung der malignen Neoplasien. Unter optimalen Bedingungen ist zu erwarten, daß die Methode in 80–90% solcher Fälle eine definitive Diagnose vermittelt.

Die Erfassung von benignen Tumoren, von Entzündungen in bestimmten Phasen und von degenerativen Erkrankungen ist zytologisch schwieriger oder gar unmöglich.

Tabelle 12. Hauptunterschiede zwischen Histologie und Zytologie

Aspekte	Histologie	Zytologie
Material	Gewebeprobe	Zellprobe
Diagnostisches Spektrum	Ganze Pathologie	Neoplasie (vorwiegend)
Materialgewinnung	Operation, (Schnitt)	Punktion kaum traumatisch
Kosten	Relevant	Sehr niedrig
Zeitaufwand	Relevant	Sehr kurz

Tabelle 13. Vorteile und Grenzen der Feinnadelpunktion

Vorteile	Grenzen
Hohe Treffsicherheit	Punktion nur ab einer bestimmten Tumorgröße möglich
Einfache Technik	Falsch-negative Aussagen unvermeidbar
Schnelligkeit der Diagnosestellung	Erfassung von benignen Tumoren nur bedingt möglich
Psychische Entlastung für den Patienten	Degenerative Erkrankungen kaum erfaßbar
Niedrige Unkosten und Kostenersparnisse	
Keine Kontraindikationen	

Die zytologische Diagnose stimmt in vielen Fällen mit der histologischen Diagnose überein. Die Möglichkeiten und Grenzen der beiden Methoden sind jedoch unterschiedlich (Tabelle 12). In Tabelle 13 sind die allgemeinen Vorteile und Grenzen der Feinnadelbiopsie, die hier kurz diskutiert werden, zusammengefaßt.

1. *Die hohe Treffsicherheit*
Unter den oben erwähnten idealen Voraussetzungen führt die gezielte Punktion einer malignen Neoplasie in ca. 80–90% der Fälle zur endgültigen Diagnose. In der Regel ist die zytologische Diagnose eines malignen Prozesses sehr zuverlässig. Die Fehlerquote sollte 0,1% nicht überschreiten.

2. und 3. *Die einfache Technik und die Schnelligkeit der Diagnosestellung*
Die Punktionstechnik ist einfach, der Vorgang dauert einige Sekunden, ist in der Regel schmerzlos, hinterläßt keine Narben und kann ambulant praktiziert werden. In unserer Abteilung werden die Präparate routinemäßig nach einer verkürzten Papanicolaou-Färbung verarbeitet. Dadurch kann dem Ultraschallspezialisten und dem Kliniker in einer Zeitspanne von 15–20 min die Diagnose mitgeteilt werden. Die Vorteile dieser Schnelldiagnose liegen auf der Hand.

4. *Psychische Entlastung für den Patienten*
Der Patient, der unter der Ungewißheit der zu erwartenden Diagnose leidet, kann sofort über die Natur seiner Erkrankung informiert werden. Der Kliniker (oder der Chirurg) kann die weitere Therapie sorgfältig planen. Wird bei der Punktion eine einfache Zyste entdeckt und entleert, bedeutet das nicht nur eine

Schnelldiagnose, sondern auch eine echte therapeutische Handlung und eine psychische Entlastung für den Patienten.

5. *Niedrige Unkosten*
Eine Feinnadelpunktion (Materialgewinnung, Verarbeitung und Beurteilung) kostet ca. sfr 60.–. Durch die Feinnadelbiopsie entfallen die Unkosten für:
- Operationssaal,
- chirurgischen Eingriff,
- histologische Bearbeitung,
- Krankenhausaufenthalt.

6. *Komplikationen und Kontraindikationen*
Obwohl die Nadel während der Punktion mehrere Organe und Gefäße durchstechen kann, sind unmittelbare Komplikationen (Blutungen, Infektionen etc.) extrem selten beschrieben worden [1].

Das Problem einer Tumordissemination durch Nadelpunktion eines Malignoms ist oft diskutiert worden.

Während chirurgische Eingriffe bekanntlich Streuungen von Krebszellen verursachen können [32], tritt diese Komplikation bei Nadelpunktionen nur selten auf.

In den beschriebenen Fällen wiesen die für die Punktion gebrauchten Nadeln einen relativ großen Durchmesser auf, (z.B. Silverman-Nadel) oder es fehlten Angaben über deren Kaliber.

Trotz der weltweiten Verwendung der Methode existiert bis heute lediglich eine einzige gut dokumentierte Mitteilung über eine lokale Tumorimplantation nach einer wiederholten Pankreaskarzinompunktion [39]. Follow-up-Studien von großen Patientenserien bestätigen dagegen die Gefahrlosigkeit der Feinnadelbiopsie (Tabellen 14 und 15).

7. *Grenzen der Methode*
Sie sind in Tabelle 13 aufgeführt.

a) In der Regel können lediglich Tumorknoten, die eine bestimmte Größe erreicht haben, punktiert werden. Das bedeutet, daß die Aspirationsbiopsie praktisch nie eine Frühdiagnose des Krebses erlaubt.
b) Trotz bester Technik muß man damit rechnen, daß eine gewisse Anzahl maligner Tumoren nicht erfaßt wird. Das kann dadurch bedingt sein, daß der Tumor durch die Nadel nicht getroffen wird oder daß stark fibrosiertes Gewebe die Aspiration von malignen Zellen unmöglich macht. Durchschnittlich muß man mit etwa 5–10% ungültigen Diagnosen rechnen.

   Es muß immer betont werden, daß bei persistierendem klinischen Verdacht auf Malignität oder bei unklaren Fällen eine negative zytologische Diagnose nicht dazu verleiten sollte, auf eine histologische Abklärung zu verzichten.
c) Die Typisierung von benignen Tumoren oder von benignen Prozessen ist zytologisch nur bedingt möglich. Der Grund liegt darin, daß die benigne Gewebeveränderung oft keinen charakteristischen Zelltypus aufweist; die zyto-

Tabelle 14. Lokale Tumordissemination nach Feinnadelpunktion

Tumor	Patientenzahl (feinnadel-punktiert)	Kontrollzeit [Jahre]	Lokale Tumor-dissemination	Literatur-angabe
Pleomorphes Adenom der Parotis	157	10	0	[32]
Prostatakarzinom	469	3	0	[32]
Lymphknotenmetastasen	656	5	0	[33]

Tabelle 15. Vaskuläre Tumordissemination nach Feinnadelpunktion

Tumor	Patientenzahl (feinnadelpunk-tiert/Kontrolle)	Kontrollzeit [Jahre]	Überlebens-zeitunterschied	Literatur-angabe
Nierenkarzinom	77/73	5	Keiner	[167]
Mammakarzinom	370/370	15	Keiner	[9]
Mammakarzinom	522/547	5	Keiner	[9]

logische Diagnose wird auf Grund einer besonderen Anordnung und einer erhöhten Zahl von normalen Zellen gestellt.

Entzündungen in florider Phase sind zytologisch leicht erfaßbar. Bei fibrosierten Formen jedoch ergibt die Punktion kaum Material.

Degenerative Erkrankungen (Zirrhose, Atherosklerose etc.) sind zytologisch nicht diagnostizierbar.

3.4 Hauptanwendungsgebiete der ultraschallgeleiteten Feinnadelbiopsie

Die ultraschallgeführte Feinnadelpunktion wird am häufigsten bei der Abklärung tumorverdächtiger Läsionen im Abdominalraum eingesetzt. Leistungen und Grenzen der zytologischen Methode werden im Folgenden für jedes Organ kurz beschrieben.

1. *Pankreas:* Hervorragende Resultate in der Diagnose von Pankreaskarzinomen (Abb. 39 a, b) und von benignen zystischen Prozessen. Gute Resultate in der Diagnose von Entzündungen im floriden Stadium.
   Die Pankreasfibrose ist zytologisch nicht erfaßbar.
2. *Leber:* Hervorragende Resultate bei der Erfassung von Lebermetastasen. Oft kann die Methode Auskunft über die primäre Neoplasie geben (Abb. 40 zeigt normale Leberzellen). Man erhält sehr gute Resultate bei primären Leberkarzinomen (Abb. 41) und Karzinoiden. Bei Echinokokkuszysten ist es möglich, den Erreger oder Teile davon nachzuweisen. Der Nachweis eines Leberadenoms ist schwer. Der Befund eines Hämangioms ist unspezifisch. In diesen

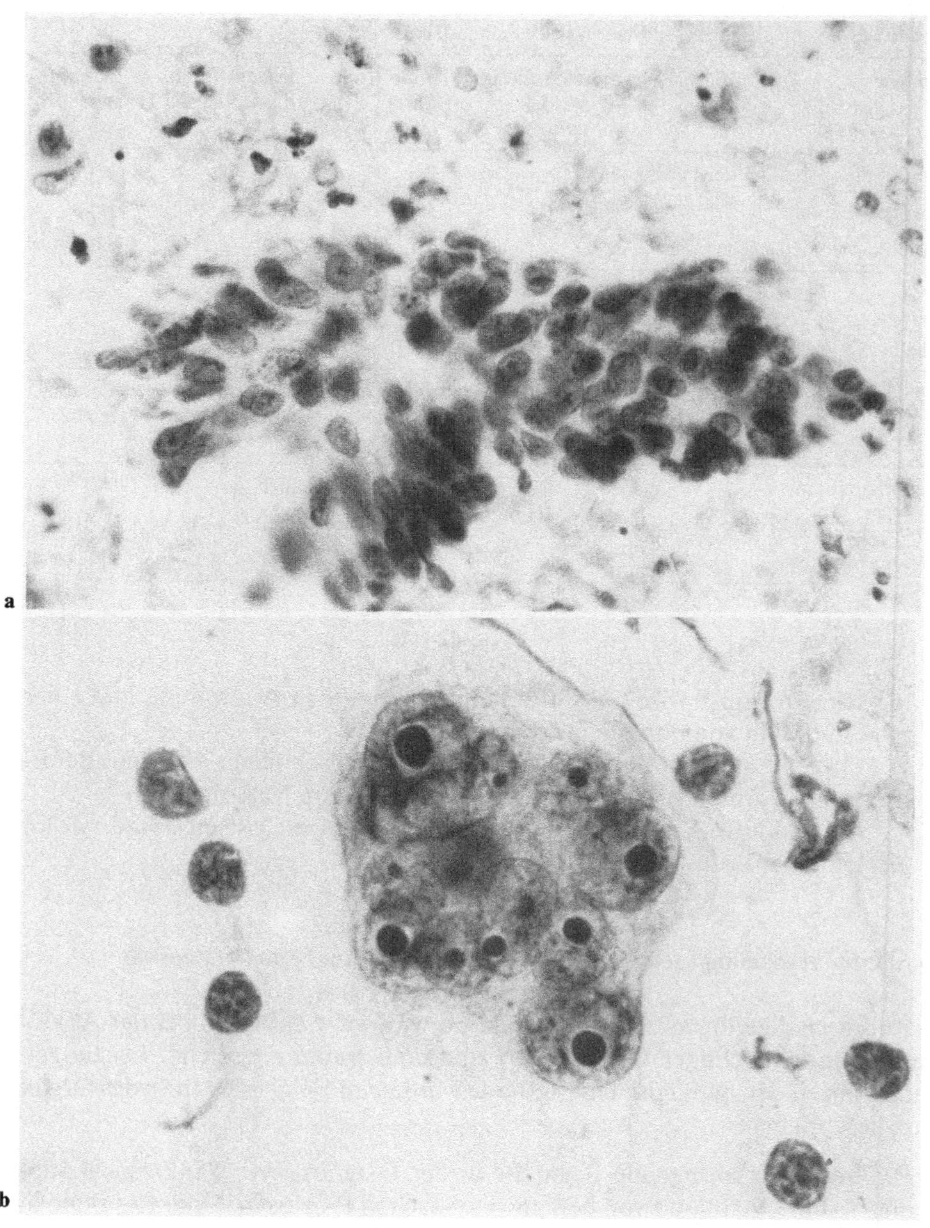

Abb. 39 a, b. Feinnadelpunktat Pankreaskarzinom. **a** Typischer maligner Zellverband. **b** Maligner Zellverband, vergrößert. Verg. 600:1

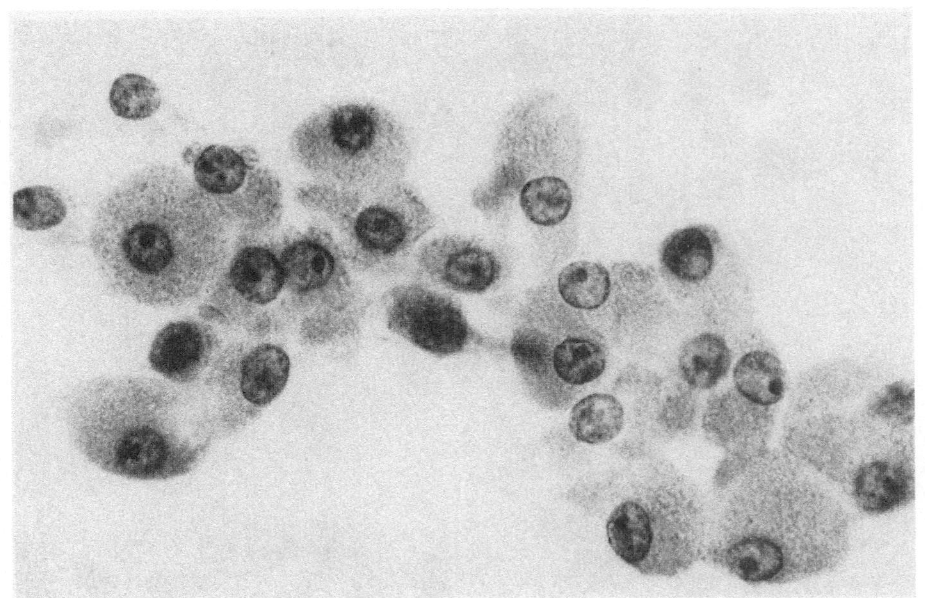

Abb. 40. Normale Hepatozyten (Feinnadelpunktat). Verg. 600 : 1

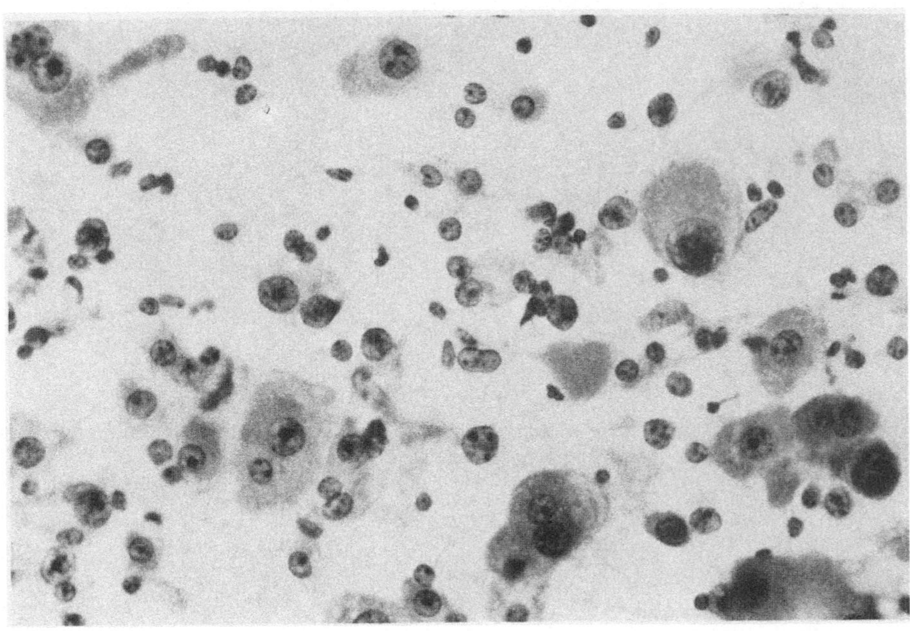

Abb. 41. Hepatom, dissoziiert liegende maligne Zellen (Feinnadelpunktat). Vergr. 400 : 1

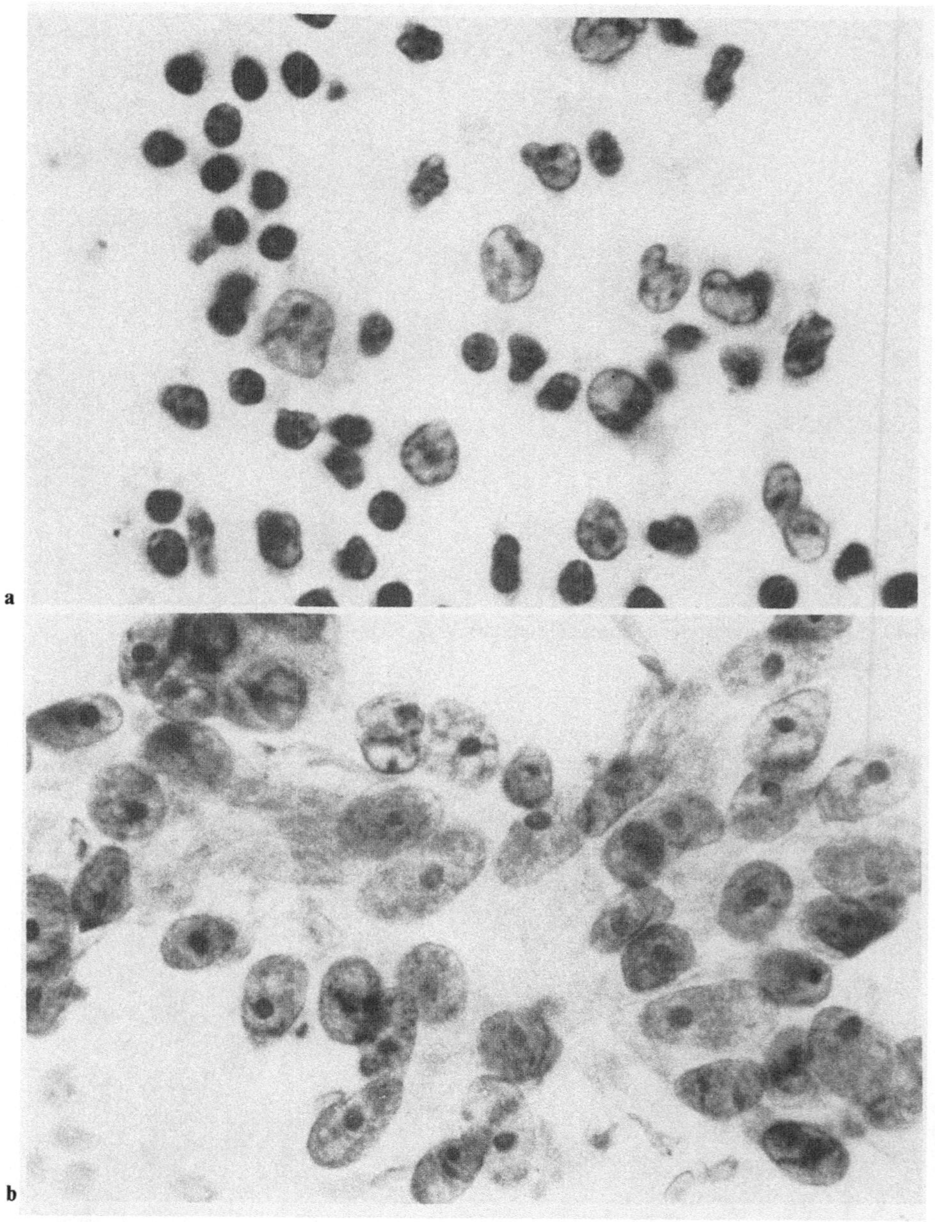

Abb. 42 a, b. Feinnadelpunktat. **a** Malignes Non-Hodgkin-Lymphom vom zentrozytisch-zentroblastischen Typ. **b** M. Hodgkin, Sternberg-Riesenzellen. Vergr. 800 : 1

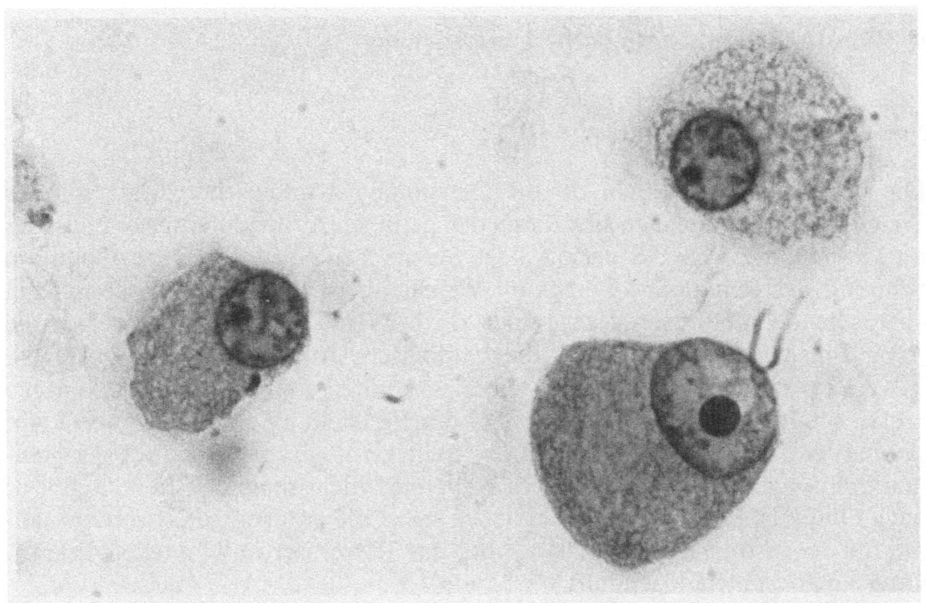

Abb. 42 a, b. Feinnadelpunktat. **a** Malignes Non-Hodgkin-Lymphom vom zentrozytisch-zentroblastischen Typ. **b** M. Hodgkin, Sternberg-Riesenzellen. Vergr. 800:1

beiden Fällen ist einzig der fehlende Nachweis von malignen Zellen zu bewerten.
Bei Hepatitis und Leberzirrhose erhält man durch die Methode lediglich geringe Hinweise.

3. *Retroperitonäum:* Sehr gute Resultate bekommt man bei malignen Lymphomen (Abb. 42 a, b), Karzinomen und Sarkomen. Die genaue Typisierung der Sarkome ist allerdings schwer. Die retroperitonäale Fibrose (M. Ormond) ist schwer zu erfassen.
4. *Niere und Nebenniere:* Ausgezeichnete Ergebnisse sind bei der Erfassung von Nieren- und Nierenbeckenkarzinomen (Abb. 43) zu verzeichnen. Neuerdings wird über gute Resultate bei der Beurteilung von Nierentransplantaten berichtet. Sehr gute Resultate erhält man auch bei Nebennierenkarzinomen. Hier kann jedoch die Unterscheidung zwischen primärer Neoplasie und Nebennierenmetastase sehr schwierig sein.
Das Myelolipom kann gut diagnostiziert werden. Hingegen sind Adenome der Nieren und der Nebennieren schwer erfaßbar.
5. *Ovar:* Die Diagnose eines Karzinoms ist in der Regel einfach. Die Unterteilung der Ovarialneoplasien in die verschiedenen histologischen Untergruppen ist zur Zeit noch zu wenig erforscht.

4 Biopsie für die histologische Untersuchung

4.1 Stanzbiopsie

Die bekannten Feinnadeln für die Gewinnung zytologischen Materials aus Weichteilgewebe zeichnen sich durch den geringen Außendurchmesser aus, der unter 1 mm, meist bei 0,6–0,8 mm liegt. Sie machen eine intensivere Aspiration während des Punktionsvorgangs im Weichteilherd notwendig, da sonst kein ausreichendes Zellmaterial gewonnen wird. Es gibt Situationen, in denen die Aspiration von Zellmaterial für die zytologische Auswertung nicht ausreicht, um eine verbindliche Diagnose stellen zu können, so daß eine histologische Untersuchung angezeigt ist. So ist bei der Feststellung eines malignen Lymphoms der Nachweis von Hodgkin-Zellen im zytologischen Ausstrich gelegentlich mühsamer, die Diagnose eines Hepatoms nicht möglich. Freilich gibt es auch tumoröse Erkrankungen, bei denen selbst die großzügige Gewebeentnahme für die histologische Untersuchung das Rätsel der individuellen Erkrankung zunächst nicht lösen hilft.

Steht zum anderen kein leistungsfähiges zytologisches Labor zur Verfügung, wird man vorzugsweise eine Gewebeentnahme für die histologische Untersuchung vornehmen.

Verschiedene Punktionsnadeln bieten sich an:

Sie arbeiten nach mechanischem Prinzip, indem ein größerer Gewebeanteil in toto ausgestanzt wird, dessen histologischer Aufbau analysiert werden kann. Dabei wird überhaupt nicht aspiriert (z. B. Tru-cut-Nadel), oder die Aspiration spielt nur eine untergeordnete Rolle.

Jeder Punkteur, der mit der Feinnadelpunktion vertraut ist, weiß, daß die erhaltene Gewebemenge u. a. entscheidend vom Aspirationssog bestimmt wird. Ferner sieht man unter sonographischer Kontrolle, daß verschiedene Weichteilorgane bis zu einem gewissen Grad sogar einer scharfen Feinnadel auszuweichen vermögen, da sie elastisch sind. Bei der Leber führt dies gelegentlich zu Problemen [153].

4.2 Schneidbiopsiekanüle

Ausgehend von diesen beiden Erfahrungen haben wir die Schneidbiopsiekanüle (oder Feinstanznadel) entwickelt. Sie ist im Außendurchmesser wie die übliche Feinnadel bemessen oder geringfügig größer. Nach Einstich in das Zielorgan oder einen krankhaften Herd saugt sie mit (variabel einstellbarem) intensivem Unterdruck permanent das Gewebe an. Die Nadelspitze ist scharf angeschliffen und besitzt nach Rückzug des Einführungsmandrins 2 sich gegenüberliegende Schneiden mit dazwischenliegenden tiefen Kerben (Abb. 44 und 45). Trotz des relativ kleinen Nadeldurchmessers erlaubt es diese Nadel, Gewebezylinder auszuschneiden bzw. auszustanzen. Eine halbe bis eine ganze

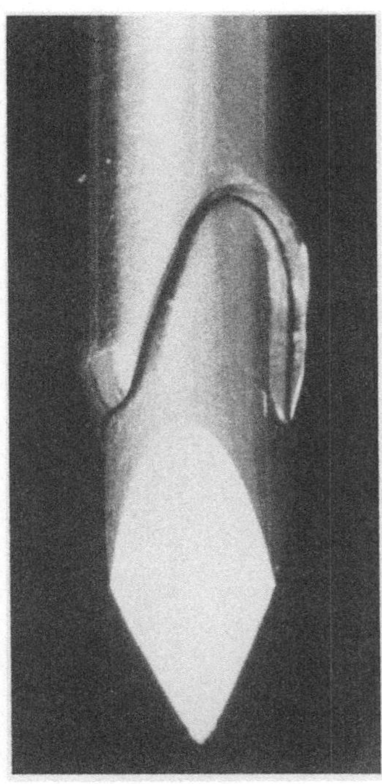

Abb. 44. Schneidbiopsiekanüle. Mandrin für den Einstich durch die Haut vorgeschoben

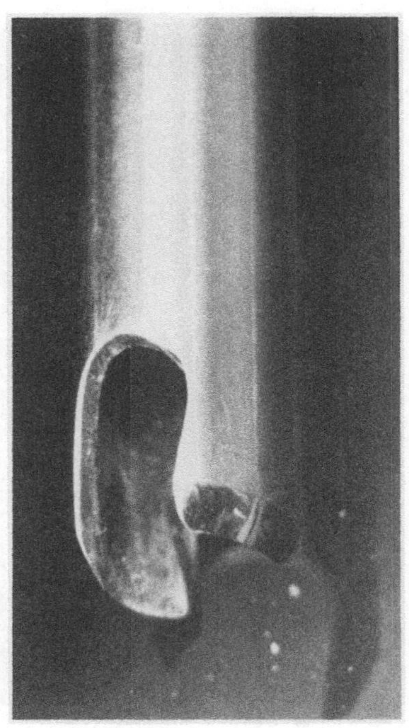

Abb. 45. Schneidbiopsiekanüle. Mandrin zurückgezogen, Arbeitsstellung am Herd bzw. Zielorgan

Drehung im Uhrzeigersinn hilft dabei, ist aber nicht grundsätzlich erforderlich. Die Schneidbiopsienadel gibt es in verschiedenen Größen (s. Tabelle 2). Abbildung 46 a, b zeigen sie im Vergleich zur Chiba-Nadel, einmal vorbereitet zum Einstich durch die Haut mit Mandrin (Abb. 46 a) und einmal in Arbeitsstellung vor Ort nach Rückzug des Mandrins (Abb. 46 b).

Die Elastizität von Organkapseln wird mit Hilfe des spitzen Einführungsmandrins überwunden; zudem ist die Materialgewinnung auch innerhalb eines parenchymatösen Organs, das ja durch zahlreiche elastische Elemente gegliedert wird (Septen, Gefäße), auf diese Weise erleichtert.

Die Einführung der Schneidbiopsiekanüle mit Mandrin gibt der Nadel eine größere Steifheit, sie wird besser führbar. Ferner wird die Kapsel des punktierten Organs nur gespalten und nicht ausgestanzt, wie dies bei üblichen Biopsiestanznadeln der Fall ist. Dadurch ist das Blutungsrisiko klein.

Die Schneidbiopsikanüle stellt im Prinzip eine Kombination von Aspirationsfeinnadel und Biopsiestanznadel dar. Sie wurde in erster Linie konzipiert für die möglichst inerte Gewinnung von histologisch auswertbarem Gewebematerial bei diffusen Erkrankungen der Leber oder der Niere. Es hat sich zudem herausgestellt, daß sie bei sehr derben Tumoren oder Narben der üblichen Feinnadel überlegen ist und mit Vorteil bei Verdacht auf ein malignes Lymphom eingesetzt werden kann. Ferner hat sie ihre Anhänger auch für die Unter-

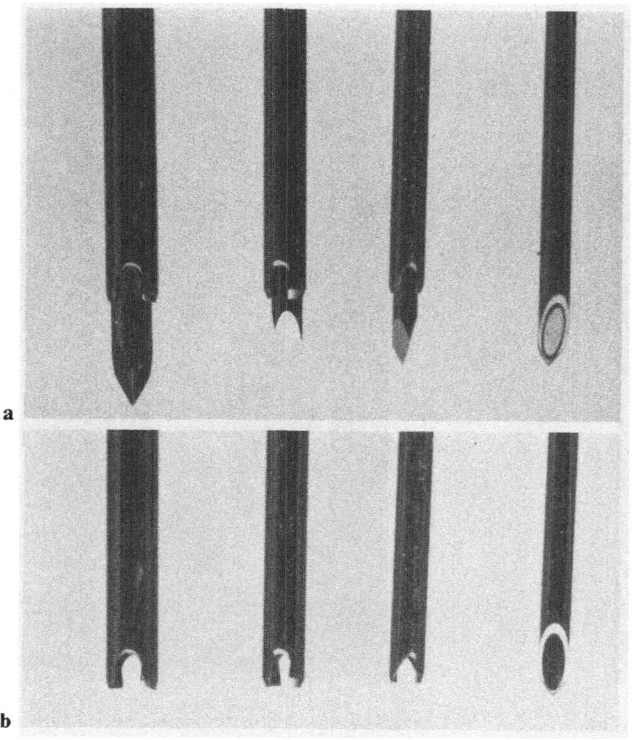

Abb. 46 a, b. Schneidbiopsiekanülen der verschiedenen Kaliber. **a** Vorbereitet für den Einstich durch die Haut mit vorgeschobenem Mandrin. Zum Vergleich übliche Chiba-Feinnadel *(rechts außen)*. **b** Schneidbiopsien in Arbeitsstellung unmittelbar am Herd bzw. Zielorgan mit zurückgezogenem Mandrin. *Rechts außen:* gewöhnliche Chiba-Feinnadel

suchung palpabler Tumoren, z. B. der Mamma oder der Schilddrüse, gefunden. In diesem Fall erübrigt sich meist die sonographische Kontrolle.

Ein weiteres Gebiet der Applikation sind bestimmte Skelettumoren, insbesondere Metastasen. Da sich Tumorgewebe oft auf den unmittelbar juxtaossären Weichteilbereich ausdehnt, gelingt es, den Geschwulsttyp durch Materialgewinnung mit der relativ verbiegungssteifen Schneidbiopsiekanüle zu identifizieren. Knochenbiopsien lassen sich zuweilen ganz vermeiden.

Prinzip der Gewebeentnahme

Untersuchungsablauf und Punktion mit Biopsienadeln entsprechen der Feinnadelpunktion. Es gibt aber Unterschiede in der Nadelführung, die dargelegt werden müssen.

Wie bereits erwähnt, benötigt man histologisch auswertbare Gewebeproben für die Tumor- und Dignitätsdiagnose nur relativ selten, sofern ein leistungsfähiges zytologisches Labor zur Verfügung steht. Die Hauptindikation für Biopsieentnahmen mit größeren Nadeln ist der Nachweis eines generalisierten Parenchymumbaus, etwa der Leber (Zirrhose) oder vor allem der Niere (Glomerulonephritis), da sich daraus therapeutische Konsequenzen ergeben.

Grundsätzlich gilt, daß Biopsieentnahmen mit kaliberstarken Stanznadeln bereits eine invasivere Maßnahme darstellen als die Feinnadelpunktion. Durch Verwendung der Schnittbildführung, insbesondere der Sonographie, werden diese Eingriffe bis zu einer gewissen Nadelstärke dennoch risikoärmer als die früher übliche „blinde Punktion".

Da das Blutungs- und Komplikationsrisiko bei größeren Nadeln, die z. T. auch gewebezerreißend wirken, höher eingeschätzt werden muß, haben wir unser Punktionsprinzip entwickelt, welches es erlaubt, mit einem relativ kleinen Nadelkaliber auszukommen und Gewebeproben für die histologische Untersuchung „gewissermaßen mit Feinnadelrisiko" zu erhalten. Diese Punktion geschieht ebenfalls unter permanenter Sicht und fortlaufender sonographischer Kontrolle, wenn möglich in Apnoe.

Im Vergleich zu herkömmlichen Biopsienadeln ist der Eingriff mit der Schneidbiopsiekanüle komplexer und geringfügig zeitaufwendiger, dafür aber in unseren Augen sicherer.

Der Arbeitsgang der Entnahme von Gewebe mit der Schneidbiopsiekanüle oder Feinstanze beruht auf der Idee, einen kleinen Gewebezylinder, dessen Querdurchmesser unter 1 mm liegt, aus dem interessierenden Organ auszuschneiden, der dafür aber eine Länge von 1–3 cm erreicht und dem Pathologen aufgrund seiner Längenausdehnung verbindliche Schlüsse über den feingeweblichen Aufbau des ausgeschnittenen Gewebes erlaubt.

Die Ausrüstung für die Biopsie mit der Schneidbiopsiekanüle ist analog jener der Feinnadelaspirationsbiopsie. Man benötigt lediglich einen breiteren, dem Kaliber der Schneidbiopsiekanüle angepaßten Führungskeil – neuerdings aus Plastik und für sämtliche Punktionsnadeln und Drainageschläuche verwendbar – und eine arretierbare Vakuumspritze für die Nadel. Lochtuch für die Abdeckung des desinfizierten Hautareals und Plastiktasche für die sterile Verpackung des Transducers sind identisch wie bei der gewöhnlichen Feinnadelaspiration (Abb. 47). Wird die feinste Schneidbiopsiekanüle verwendet, bleiben alle übrigen Ausrüstungsbestandteile identisch wie bei der Feinnadelpunktion, da das Kaliber mit 0,78 mm von der Feinnadel für die zytologische Materialgewinnung kaum differiert. Die Kaliberstärke der Schneidbiopsiekanüle richtet sich nach klinischer Fragestellung und zu punktierendem Organ.

In der Zwischenzeit hat sich herausgestellt, daß diese Nadel auch bei bestimmten herdförmigen Erkrankungen vorteilhaft verwendet werden kann, zumal ihr Risiko sehr gering ist, wenn man das Feinnadelkaliber anwendet. Das Indikationsspektrum zeigt die nachfolgende Übersicht.

Indikationen für die Punktion mit der Schneidbiopsiekanüle

1. Diffuse Erkrankungen der parenchymatösen Organe
   Leber (Zirrhose, Hepatitis),
   Niere (Glomerulonephritis).

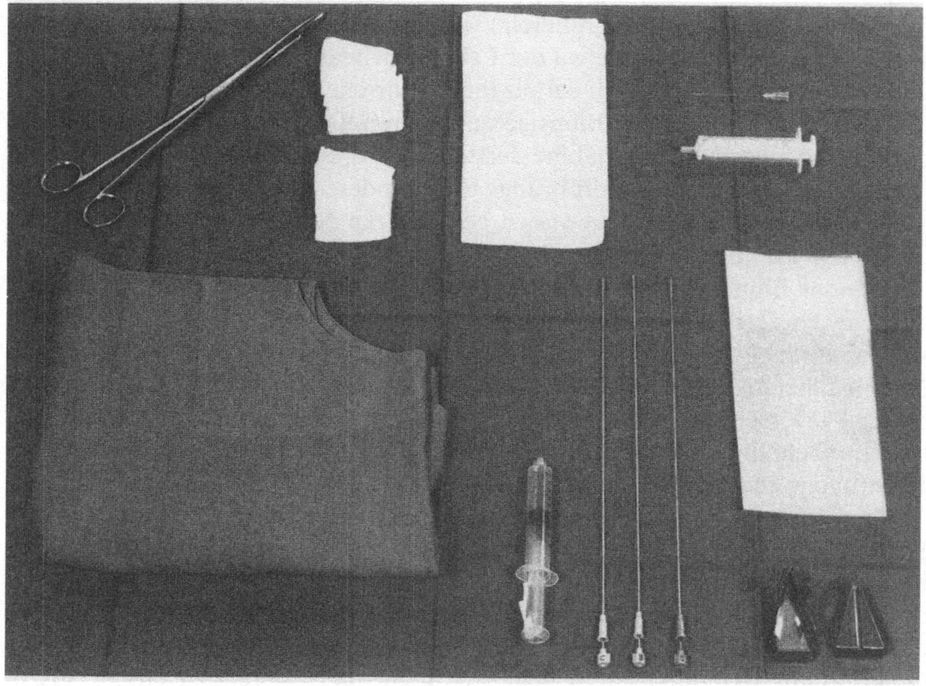

Abb. 47. Instrumentarium für die Gewebeentnahme mit der Schneidbiopsiekanüle. Es sind Kanülen aller 3 Kaliber bereitgelegt. Sonst weitgehende Übereinstimmung mit der Feinnadelaspiration. Lokalanästhesie wird nur bei den größeren Nadelkalibern 0,95 mm und 1,2 mm erforderlich

2. Herdförmige Erkrankungen der parenchymatösen Organe

a) unter Ultraschallkontrolle oder CT-Kontrolle:

- falls kein zytologisches Labor erreichbar,
- falls zytologisches Ergebnis unzureichend,
- zentral nekrotische Tumoren;
- stärker vaskularisierte Tumoren, die bei der Feinnadelaspiration zuviel Blut aspirieren lassen,
- Tumoren mit stärkerer fibrotischer Gewebebeimengung (z. B. sklerosierende Form des M. Hodgkin, bestimmte Intestinaltumoren etc.), Narbengewebe,
- Skelettumoren mit juxtaossärer Weichteilinfiltration;
- maligne Lymphome zwecks genaueren Gradings,
- intrathorakale Tumoren;

b) ohne Ultraschallkontrolle gemäß Palpationsbefund:

- solide Mammaknoten,
- Schilddrüsenknoten (zytologisch oft nicht klar),
- oberflächliche Weichteilknoten,
- derbere Lymphknotenmetastasen (z. B. der Zervikalregion),
- Prostatabiopsie.

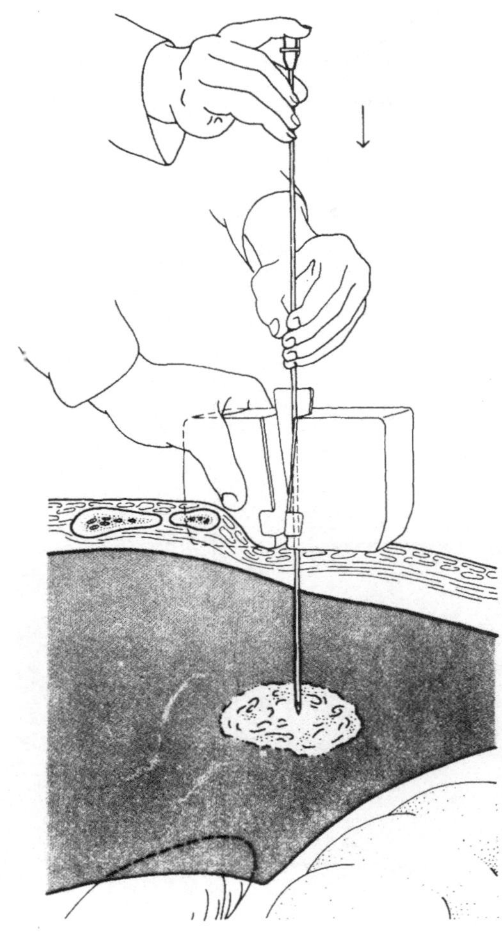

Abb. 48. Einstich der Schneidbiopsiekanüle mit Stilett bis in den Rand der herdförmigen Organveränderung (bei diffusen Organveränderungen bis unter die Kapsel oder knapp außerhalb der Kapsel)

Die Verwendung von Feinnadel oder Schneidbiopsiekanüle wird sich auch nach den lokalen Möglichkeiten der Pathologie richten. Ist kein Zytologe in der näheren Umgebung erreichbar, so entfällt bereits der Hauptvorteil einer Feinnadelpunktion, die rasche Diagnosefindung. In diesem Falle wird man eher der histologischen Untersuchung den Vorrang geben. Allerdings muß der Pathologe auf die für ihn zunächst unerwartet kleinen Gewebeproben aufmerksam gemacht werden, da sie einer speziellen Aufarbeitung bedürfen.

Die Biopsie mit der Schneidbiopsiekanüle wird in verschiedenen Schritten vorgenommen. Nach vorheriger Untersuchung wird das Zielorgan mit dem zentral perforierten Transducer aufgesucht und die Feinstanznadel mit fixiertem Stilett durch die Haut und in das subkutane Fettgewebe oder gleich durch die Organkapsel bis in den äußeren Rand des Herdes eingestochen (Abb. 48).

Nach Entfernung des Stiletts setzt man eine 10-ml-Spezialspitze fest auf die Nadel (Abb. 49); die Sperrvorrichtung am Stempel dieser Spezialplastikspritze

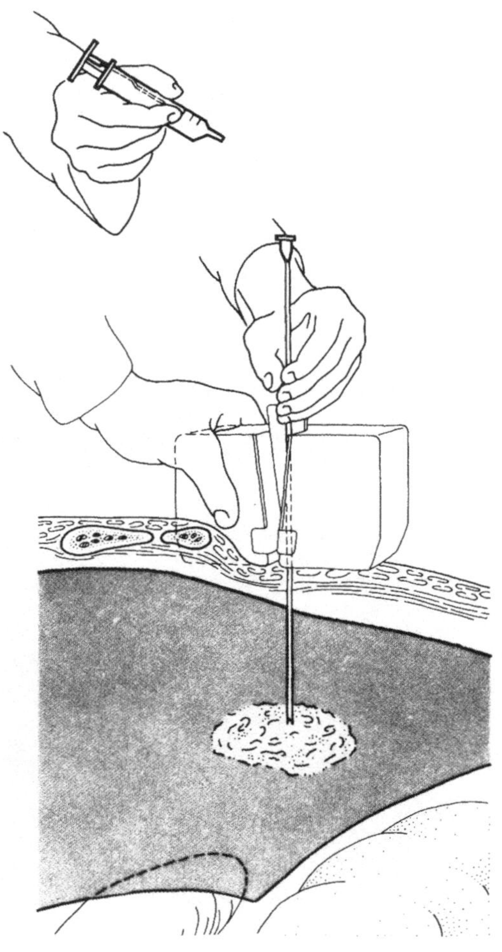

Abb. 49. Nach Entfernen des Mandrins wird die arretierbare Vakuumspritze auf die Nadel aufgesetzt

erlaubt es, einen permanenten Vakuumsog von 3 ml oder 5 ml konstant einzuhalten, sofern kein größeres Blutgefäß oder eine Zyste angestochen werden. Der Stempel rastet in der gewünschten Stellung ein (Abb. 50). Mit oder auch ohne leichte Drehung um die Nadelachse (eine halbe bis eine Umdrehung im Uhrzeigersinn) wird die Feinstanznadel nun in den interessierenden Herd oder das zu untersuchende Organ eingestochen, und zwar 1–3 cm tief je nach Befund (Abb. 51 a, b). Die Spritze sorgt gleichzeitig für den erforderlichen Sog, so daß das ausgeschnittene Gewebe in die Nadel gesaugt wird. Im Organ führen wir diese Bewegung 2–3 mal durch, d. h. die Nadel wird unter Sicht und sonographischer Kontrolle wieder an den Ausgangsort zurückgezogen und dann harpunenartig nochmals vorgestoßen. Bei zu langsamem Nadelstich weicht das elastische Gewebe zurück, und man gewinnt zu wenig Material für die histologische Aufarbeitung.

Das Üben am Präparat (Leber, Niere etc.) erleichtert das Verständnis für den richtigen Umgang mit diesem Instrument; es ist daher unbedingt zu emp-

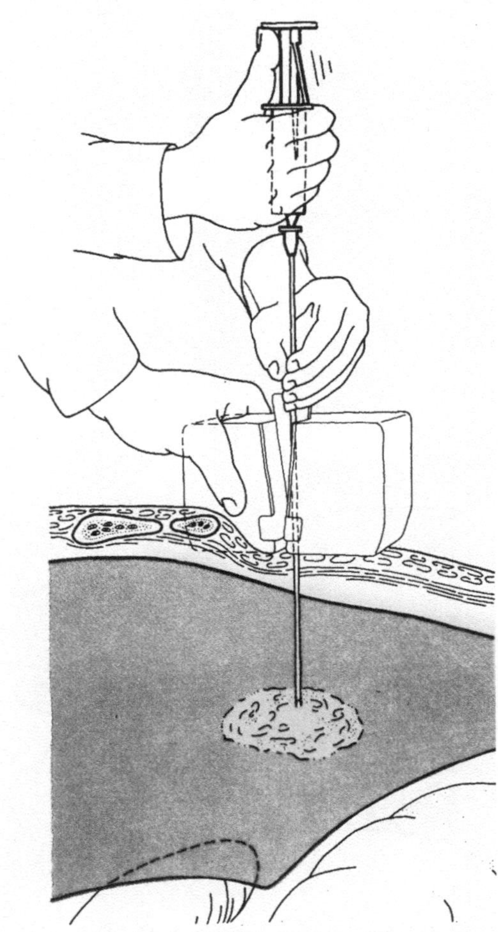

Abb. 50. Der Stempel der Vakuumspritze wird bis auf maximal 5 ml Vakuumsog hochgeschoben und arretiert. Die Schneidbiopsiekanüle ist jetzt fertig für die Probeentnahme

fehlen. Bei derberem Gewebe (stark fibrotisches Tumorgewebe, bestimmte Intestinaltumoren, breite Fibrosen, Mammatumoren, Nieren) sollte ein intensiverer Sog eingestellt werden (bis zu 5 ml Vakuum); bei blutreichen, weicheren Organen oder Tumoren kann er geringer sein. Die Plastikspritze läßt zahlreiche Variationen des Aspirationssoges zu.

Bei starkem Aspirationssog riskiert man gleichzeitig mit der Gewinnung des Gewebezylinders eine Blutaspiration. Da nicht immer voraussehbar ist, ob diese eintritt, werden Spritze und Nadel zuvor mit einer liqueminversetzten Kochsalzlösung gespült (ca. 1 Tropf. Liquemin auf 20 ml physiologische NaCl-Lösung). Bei nicht koaguliertem Blut ist die Identifizierung des Gewebezylinders problemlos.

Vor Entfernung der Feinstanznadel aus dem Körper wird der Spritzenstempel am besten wieder gelockert. So bleibt der gewonnene Gewebezylinder in der Nadel. Sicherer ist es aber, wenn er bis in die Aspirationsspritze gesaugt wird, aus der man ihn später ausspült. Die Weiterverarbeitung des gewonnenen

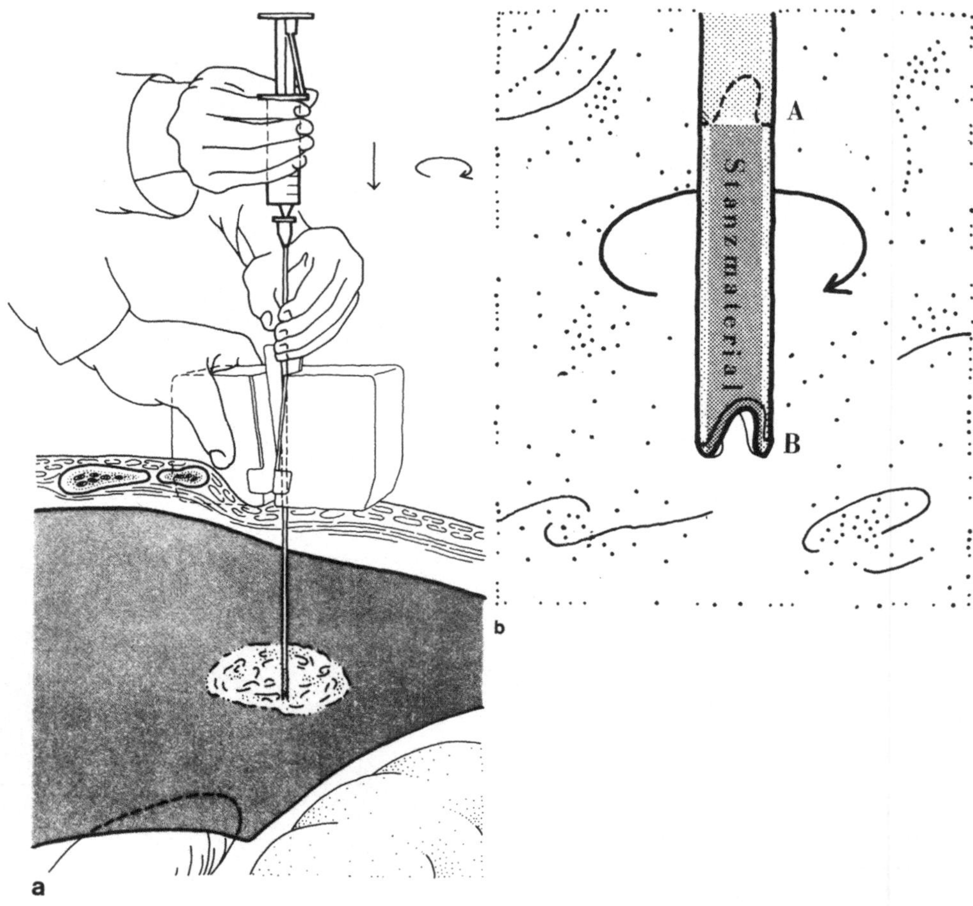

Abb. 51 a, b. Gewebeentnahme. **a** Die Feinstanznadel wird nun 1–3 cm in den Herd (das Organ) „harpunierend" *(gerader Pfeil)* und unter leichter Drehung im Uhrzeigersinn *(gebogener Pfeil)* eingestochen. **b** Detailansicht der Nadelspitze bei der Gewebeentnahme. Ausgangsstellung *(A)*, Endstellung *(B)* nach Ausstanzen der Gewebeprobe, die sich nun im distalen Nadelbereich befindet. Neben der vertikalen Stanzbewegung kann, dem Kantenschliff entsprechend, eine gleichzeitige Drehung im Uhrzeigersinn *(Pfeil)* vorgenommen werden, um den Gewebezylinder besser abzutrennen

Gewebes erfolgt durch das pathologische Labor, muß aber dem besonders feinen Material Rechnung tragen.

Zur Zeit wird an einer automatischen Punktionshilfe für die Verwendung der Schneidbiopsiekanüle gearbeitet (Fa. Angiomed, D-7505 Ettlingen), die die Gewebeentnahme auch aus tiefliegenden Organen in Sekundenschnelle ermöglicht. Die klinische Erprobung ist noch nicht ganz abgeschlossen.

5 Möglichkeiten der Gewebeentnahme aus der Sicht des Pathologen

H. R. Burger (S. 95–102)

5.1 Einleitung

Noch immer nimmt die histopathologische Diagnostik eine zentrale Stellung bei der Abklärung zahlreicher Krankheiten ein. Während sie früher weitgehend eine Hilfswissenschaft bei der Autopsie darstellte, hat sie in den letzten Jahren durch die Einführung zahlreicher neuer Biopsie- bzw. Entnahmetechniken am lebenden Patienten zunehmend Aufschwung erhalten. Dabei wird noch viel mehr von der Annahme ausgegangen, daß stellvertretend für ein ganzes Organ eine kleine Probe für eine gültige Aussage (pars pro toto) genüge.

Da jeder bioptische Eingriff mit einem Risiko für den Patienten verbunden ist, versucht der diagnostisch tätige Arzt, die Eingriffe möglichst klein, d.h. risikoarm zu halten. Daraus resultiert die Tendenz zur Verkleinerung der Biopsiestücke. Demgegenüber stehen die Ansprüche des Pathologen, der nur bei genügendem und repräsentativem Material eine Aussage pars pro toto machen möchte.

Eine wesentliche Bereicherung der morphologischen Diagnostik stellt heute die Zytologie dar. Insbesondere in der Tumordiagnostik ist sie unentbehrlich geworden. Man ist namentlich bei zahlreichen, generalisiert parenchymatösen Veränderungen indessen noch immer auf eine histologische Beurteilung angewiesen, da die intakte Gewebestruktur zur Beurteilung nötig ist. Bisher waren jedoch zur Gewinnung histologisch auswertbarer Gewebeproben aus direkt oder endoskopisch nicht zugänglichen Organen Punktionsnadeln gebräuchlich, die ein erhebliches traumatisches Risiko mit sich brachten. Die Schneidbiopsiekanüle scheint nun den Vorteil zu haben, dieses Risiko erheblich zu verringern, dabei aber eine Materialausbeute zu ermöglichen, die eine histologische Aufarbeitung und Beurteilung erlaubt.

5.2 Methodik der histologischen Aufarbeitung

Wie bei allen bioptischen Verfahren ist auch bei der Schneidbiopsiekanüle eine gute Zusammenarbeit zwischen Pathologe und diagnostisch tätigem Arzt unabdingbar. Nur dadurch wird eine optimale diagnostische Ausbeute erreicht, welche das Risiko des Eingriffs rechtfertigt. Da je nach klinischer Fragestellung die morphologische Methodik erheblich variieren kann, empfiehlt sich in vielen Fällen eine Vorbesprechung gerade bei denjenigen bioptischen Methoden, bei denen nur wenig Material gewonnen werden kann. Ist der die Krankheitsabklärung des Patienten leitende Arzt nicht identisch mit dem Untersucher, ist auch eine Absprache und Orientierung des bei der Punktion i. allg. nicht anwesenden Klinikers mit dem Pathologen notwendig.

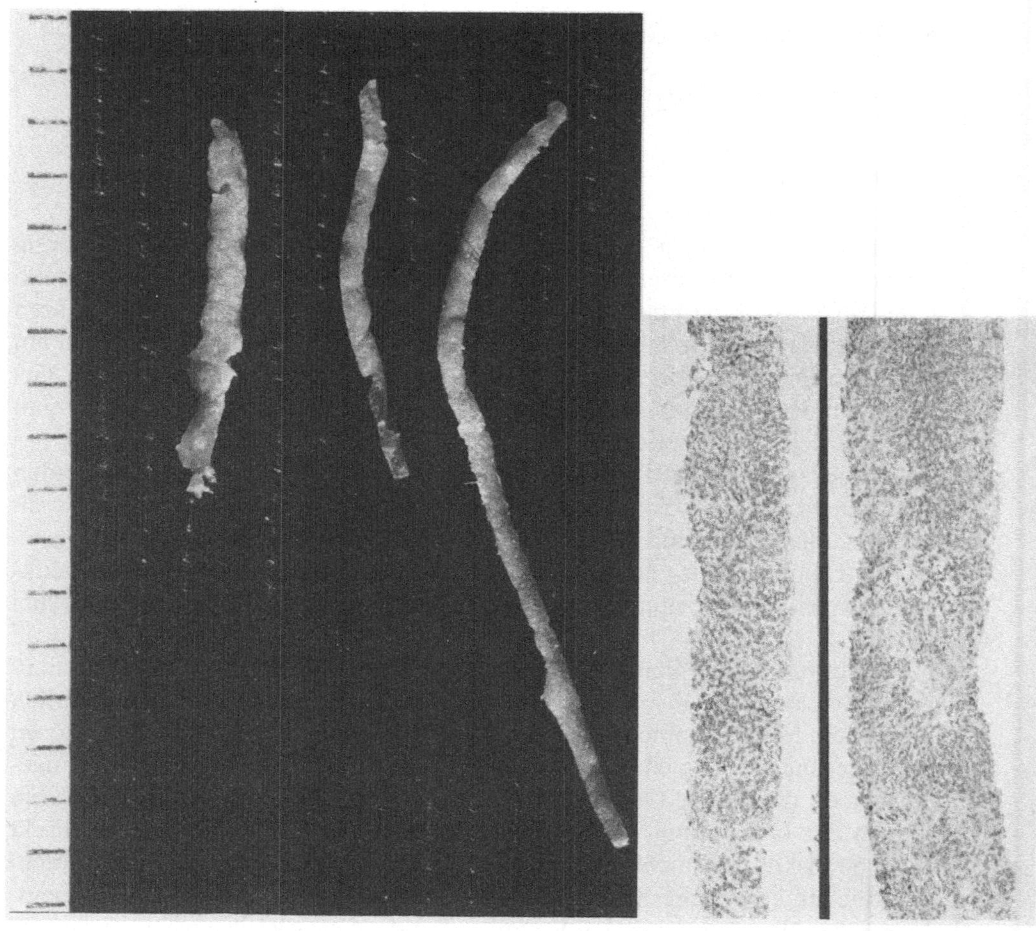

Abb. 52 a, b. Biopsiematerial. **a** Vergleich zwischen konventioneller Stanzbiopsie und Ministanzbiopsie mit der Schneidbiopsiekanüle. Makroskopische Ansicht von Leberbiopsiezylindern *(Maßstab in mm)*. Der kürzere dicke Biopsiezylinder *(linke Bildhälfte)* wurde mit einer Tru-cut-Nadel gewonnen. **b** Vergleich von Ministanzbiopsiezylindern (Leber), die mit der Schneidbiopsiekanüle gewonnen wurden (*rechts* Nadeldurchmesser 1,2 mm, *links* 0,95 mm)

Um das bei der Punktion gewonnene Material möglichst frisch weiterzuverarbeiten, haben sich bei uns 2 Methoden bewährt.

Entweder ist die bei der Punktion anwesende technische Assistentin durch geeignete Instruktion in der Lage, das gewonnene Material sachgemäß und entsprechend der vorher getroffenen Abmachungen (Spezialfixationsmittel etc.) aufzufangen und ohne traumatische Einwirkung in die entsprechende Fixationslösung zu bringen. Dies bedingt jedoch eine Instruktion des technischen Personals der diagnostischen Abteilung bezüglich histopathologischer Verarbeitung und Technik. In besonderen Fällen wie z. B. bei Nierenbiopsie oder Fragestellungen mit komplizierter Verarbeitungstechnik des Materials, hat es

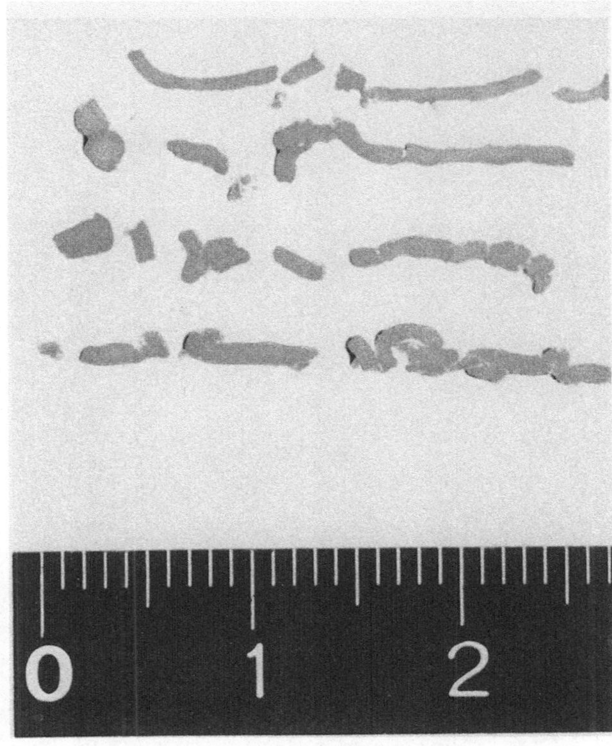

Abb. 53. Zerfallene Ministanzbiopsiezylinder aus einer Nekrose mit Abszeß *(Maßstab in cm)*

sich bewährt, eine Histologielaborantin zur Punktion zu schicken. Der Mehraufwand wird durch bessere Resultate gerechtfertigt.

Bei der Anwendung der Schneidbiopsiekanüle liegt das Hauptproblem darin, die Punktionszylinder mit sehr kleinem Durchmesser aus der Nadel in die Fixationslösung zu bringen (Abb. 52 a). Dazu wird die Nadel vor der Aspiration mit Heparin gespült, um eine Koagulation mit aspiriertem Blut zu vermeiden. Anschließend gelingt es meist mühelos, den Biopsiezylinder auszuspritzen, wenngleich diese je nach Konsistenz gelegentlich brechen (Abb. 53).

Um das eher müsame Einsammeln kleiner Partikel in großen Flüssigkeitsmengen zu vermeiden, wird das Material mit Vorteil in kleine Röhrchen mit 5–10 ml Inhalt gebracht, welche mit 2–3 ml Fixationsmittel, meist 4%igem Formaldehyd gefüllt sind. Nach dem Weiterversand wird der Inhalt des Röhrchens am besten direkt in eine mit Filterpapier ausgelegte Kapsel (Tissuetek) ausgegossen, ohne das Material mit der Pinzette zu berühren und damit zu traumatisieren. In dieser Kapsel, welche in mehreren Farben erhältlich ist, kann das Material anschließend bis zur Einbettung in Paraffin bzw. entsprechende Einbettungsmittel automatisch weiterverarbeitet werden.

Lediglich bei reichlichen Blutbeimengungen ergeben sich gelegentlich Schwierigkeiten beim Wiederauffinden des Materials im Röhrchen. In diesem

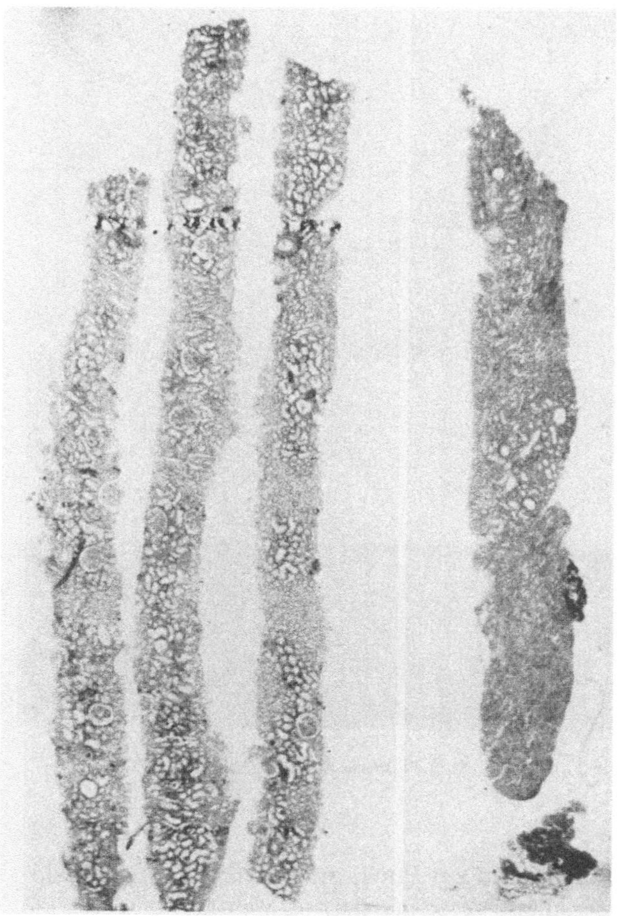

Abb. 54. Vergleich zwischen konventioneller Stanzbiopsie *(rechts)* und Ministanzbiopsie mit der Schneidbiopsiekanüle *(links)*, 3teiliger Gewebezylinder. Nierenbiopsie. Vergr. 14:1

Fall kann die Spritze auch in eine Petri-Schale entleert werden. Allerdings muß das Material nachher mit einer Pinzette oder Pipette in das Fixationsgefäß überführt werden (ein zusätzliches Risiko der Traumatisierung). Deshalb hat es sich bewährt, in die Petri-Schale eine mit Filterpapier ausgelegte Tissuetek-Kapsel einzulegen und den Inhalt der Punktionsnadel direkt in diese zu entleeren. Nicht zur Weiterverarbeitung vorgesehenes Material, nie Koagula, Fibrinfetzen, Blut etc. können anschließend abpipettiert werden. Die verschlossenen Kapseln, eingelegt in Fixationsmittel und beschriftet, dienen anschließend direkt als Transportgefäß zum histopathologischen Labor.

Das Biopsiematerial, welches mit der Schneidbiopsiekanüle gewonnen wurde, kann anschließend in gleicher Weise weiterverarbeitet werden wie jede andere Biopsieprobe. Je nach Fixation sind auch ultrastrukturelle Untersuchungen und immunhistochemische Methoden und Techniken, welche am Gefrierschnitt zu applizieren sind, anwendbar. Vorteilhaft ist, daß man bei richtiger Technik recht lange Biopsiezylinder erhält. Die geringere Breite des Gewebezylinders als bei herkömmlichen Biopsienadeln wirkt sich auf die diagnostische Auswertbarkeit nicht aus (Abb. 54).

5.3 Ergebnisse

Wir haben das Material der ersten 78 Patienten, die mit der Schneidbiopsiekanüle (SBK) biopsiert wurden, zusammengestellt. Anfänglich wurde gleichzeitig bei 39 Patienten eine Feinnadelbiopsie mit zytologischer Weiterverarbeitung durchgeführt. Ebenfalls wurden während der Einführungsphase 18 weitere Patienten mit einer konventionellen Stanzbiopsienadel (Typ Tru-cut-Nadel) biopsiert.

Definiert man ein bei einem diagnostischen Vorgehen vorliegendes Resultat dann als positiv, wenn es eine positive Aussage enthält, ergab sich in 20 von 78 Fällen (25%) kein positives Resultat. Bei 12 von diesen 20 Fällen wurde gleichzeitig eine Zytologie mit der Feinnadelaspirationstechnik durchgeführt, welche in 6 Fällen ebenfalls ein negatives Resultat hervorbrachte. In weiteren 6 Fällen war das Resultat bei der zytologischen Feinnadelbiopsie positiv. Mittels der SBK konnte in 3 Fällen mit negativer Zytologie ein positives Resultat erzielt werden.

Die Gründe für das Versagen der SBK bei den oben erwähnten 20 Fällen liegen größtenteils darin, daß zuwenig repräsentatives Material, evtl. nur Blut, mit der Nadel gefördert werden konnte und der angestanzte Gewebezylinder im Organ hängen blieb. Bei derben Tumoren oder auch bei der Leberzirrhose (Abb. 55) kann dies einmal eintreten, wenn man zu zaghaft punktiert. Nur einmal konnte das Material aus histotechnischen Gründen nicht verwertet werden, da es während der Verarbeitung wegen der Kleinheit der Gewebepartikel verloren ging. Schließlich ist erwähnenswert, daß sich die Versager bei der Einführung der Methode häuften, während mit zunehmender Routine kaum mehr ein Versager auftrat.

Die Ergebnisse der Punktion mit der SBK sind bei bestimmten Geschwülsten im Vergleich zur Feinnadelpunktion mit zytologischer Auswertung nicht ganz eindeutig. Meist kann z. B. ein Hepatom mit der Gewebeministanze etwas sicherer nachgewiesen werden (Abb. 56). Bei malignen Hodgkin-Lymphomen empfiehlt sich die Punktion mit der SBK erst bei größeren Tumormanifestationen (Abb. 57). Vergleicht man die 39 Fälle, in denen gleichzeitig eine Feinnadelbiopsie für die zytologische Untersuchung durchgeführt wurde, so ließ sich in 22 Fällen ein gleichwertiges Resultat erzielen. In 10 Fällen erwies sich die Aussagekraft der Feinnadelbiopsie bzw. der Zytologie als treffsicherer; die diagnostische Aussage war wertvoller (Tabelle 16). In 7 Fällen verhielt es sich umgekehrt. Nicht eingerechnet sind diejenigen Fälle, in denen wegen negativer Färberesultate bzw. negativen Resultaten anderer Methoden gegenüber der Feinnadelbiopsie keine Verbesserung der Aussage erreicht werden konnte. Ei-

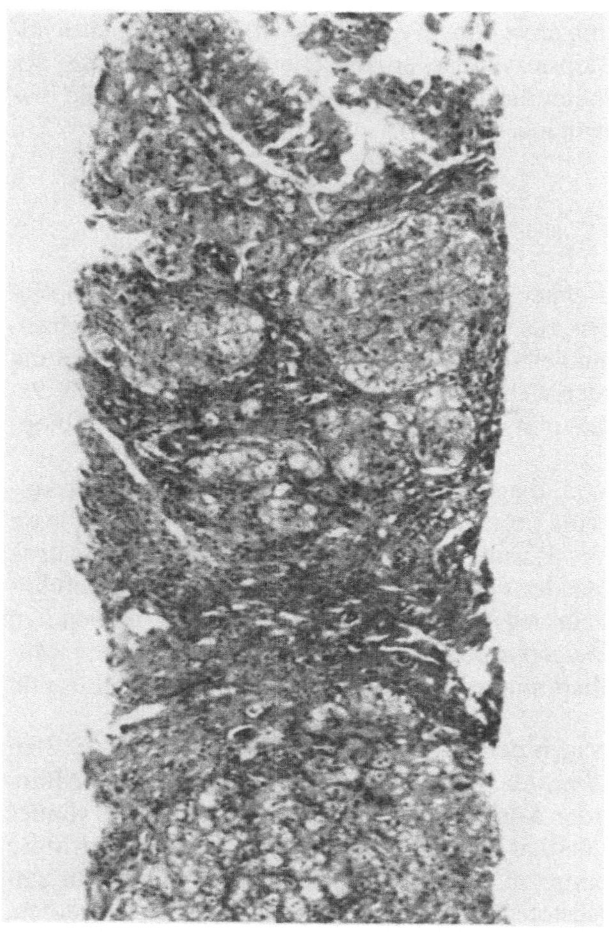

Abb. 55. Histologisches Bild eines Biopsiezylinders mit der Schneidbiopsiekanüle bei Leberzirrhose. Vergr. 65 : 1

Tabelle 16. Vergleich zwischen Ministanzbiopsie (SBK) und gleichzeitiger konventioneller Stanz- bzw. Feinnadelbiopsie

Konventionelle Stanzbiopsie	n	(%)
Gleiches Resultat	8	(44)
Konventionelle Stanzbiopsie besser	8	(44)
Ministanzbiopsie (SBK) besser	2	(12)
Gesamt	18	(100)
Feinnadelbiopsie	n	(%)
Gleiches Resultat	22	(56)
Feinnadelbiopsie besser	10	(26)
Ministanzbiopsie (SBK) besser	7	(18)
Gesamt	39	(100)

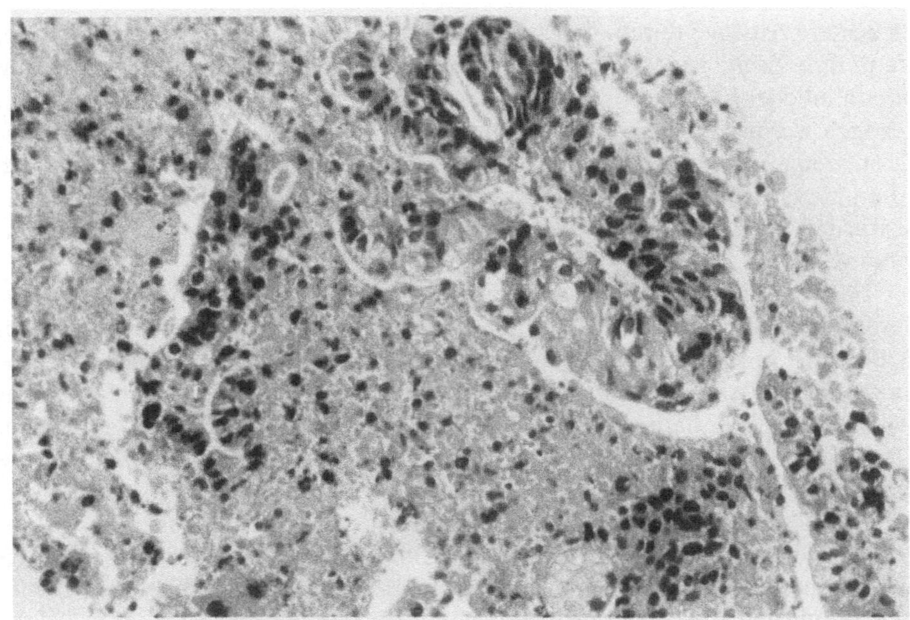

Abb. 56. Detailaufnahme aus einer Leberministanzbiopsie: Adenokarzinom. Das Gewebematerial wurde mit einer Schneidbiopsiekanüle gewonnen. Vergr. 320:1

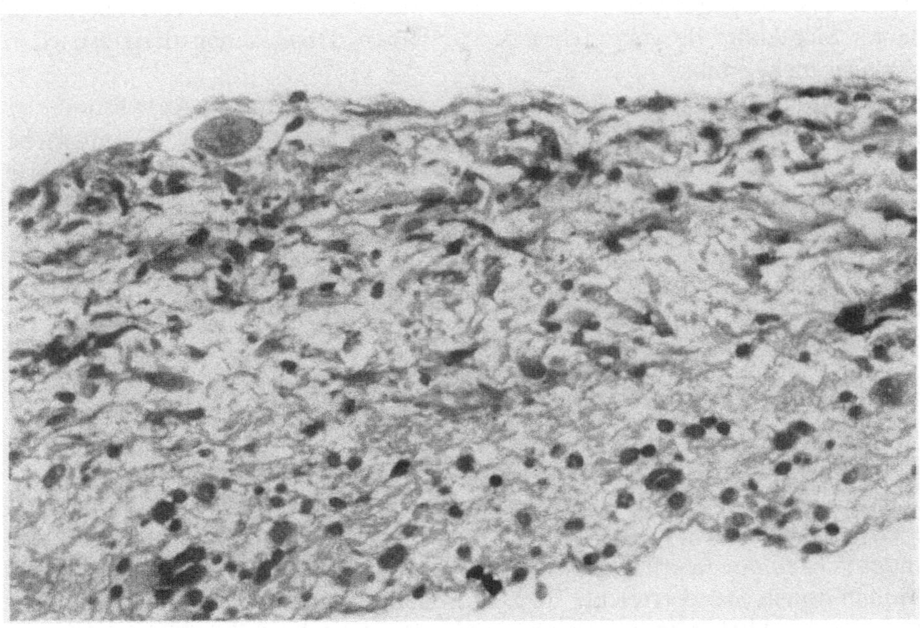

Abb. 57. Detailaufnahme aus einem Ministanzbiospiezylinder des Retroperitonäums bei bekanntem M. Hodgkin: Hodgkin-Granulom. Das Gewebematerial wurde mit einer Schneidbiopsiekanüle gewonnen. Vergr. 320:1

ne bessere Aussage durch die Ministanzbiopsie konnte dann gemacht werden, wenn färberische Eigenschaften, Eigenheiten des Stromas, der Blutversorgung oder ähnlicher Charakteristika der Gewebeumgebung für die Diagnose herangezogen werden konnten, oder wenn mittels spezieller Techniken wie Immunfluoreszenz, Immunhistochemie oder Elektronenmikroskopie eine bessere Charakterisierung der Läsion gelang als mit der Zytologie. Schlechtere Resultate wurden vor allem dann erzielt, wenn nur Weichteile statt des fraglichen Tumors vorlagen.

Für eine Zytodiagnostik ungeeignete Läsionen wie parenchymatöse Veränderungen in der Leber und der Niere können mit der SBK untersucht werden. Bei dieser Fragestellung wurden bisher immer Stanzbiopsiemethoden mit relativ großen Nadeln eingesetzt, die eine ausreichende Materialausbeute sicher zu stellen hatten. Wir haben deshalb in 18 Fällen die beiden Methoden verglichen. Dabei haben wir in 8 Fällen ein äquivalentes Resultat gefunden, bei dem die diagnostische Aussage identisch war. In 8 weiteren Fällen erwies sich die konventionelle Biopsiemethode als besser. Es handelt sich dabei ausnahmslos um Nierenpatienten, die wegen der Fragestellung nach einer parenchymatösen bzw. glomerulären Läsion biopsiert wurden. Bei der SBK tritt dabei die Schwierigkeit auf, daß zuweilen zuwenig Material für die immunfluoreszenzoptische Abklärung mittels der Gefriertechnik übrigbleibt. Auch ist die Gewinnung von Rindengewebe offenbar nicht nur aus lokalisatorischen Gründen gelegentlich schwierig. Andererseits ist in der Vergleichsserie auch ein Fall zu erwähnen, in dem die SBK bei weitem das bessere Resultat erbrachte. Inzwischen sind wir sogar dazu übergegangen, Nierenbiopsien nur noch mit der SBK unter permanenter Sichtkontrolle vorzunehmen. Wir haben dabei keinen diagnostischen Versager mehr erlebt.

Naturgemäß ist in der diagnostischen oder histologischen Auswertung der 2 Biopsiemethoden kein Qualitätsunterschied zu erwarten. Die diagnostische Aussage wird allein durch die Quantität bestimmt. In dieser Beziehung erwies sich die Methodik mit der SBK im Vergleich mit der konventionellen Stanzbiopsiemethode als durchaus gleichwertig. Sollte es sich bewahrheiten, daß mit der neuen Methode das Risiko für eine histologische Gewebeentnahme kleiner wird, rechtfertigt sich deren Einsatz auch aus der Sicht des Morphologen.

6 Metastasenförderung durch Biopsie?

Die histologische Untersuchung ist anerkanntermaßen das diagnostische Verfahren, das Art und Dignität einer autonomen Wucherung mit der größten Sicherheit festzustellen erlaubt und hinsichtlich der Zuverlässigkeit von keiner anderen Methode übertroffen wird. Zytologische Methoden haben heute einen ähnlich hohen Stand erreicht. Trotz Entwicklung moderner Schnittbildverfahren, einschließlich Kernspintomographie und digitaler Subtraktionsangiographie, besteht nach wie vor der Bedarf der histologischen Gewebeuntersuchung suspekter Veränderungen.

Nach makromorphologischer Identifizierung einer Geschwulst ist man auf die Kenntnis ihrer Dignität und ihres feingeweblichen Aufbaus angewiesen, da verschiedene Tumortypen mit ähnlichem klinischen Bild u. U. einer grundverschiedenen Behandlung zugeführt werden müssen oder gar keiner besonderen Therapie bedürfen. Dazu wird die Punktion zur Gewinnung von Tumorzellverbänden oder histologisch auswertbarem Gewebematerial notwendig. Ein sicheres Tumorstaging ist ohne feingewebliche Analyse nicht denkbar.

Seit der Entwicklung der perkutanen Biopsieentnahme in den vergangenen 25 Jahren wurde diese Methode immer wieder als gefährlich hingestellt, einmal wegen der Organverletzung mit möglicher *Blutung,* zum anderen aber wegen der vermuteten *Tumorzellverschleppung* und *Metastasierungsgefahr.*

Die traumatische Läsion der verschiedenen Organe durch eine perkutane Biopsie und damit verbundene Gefahren wurden in den einzelnen Kapiteln bereits abgehandelt. Sie sind abhängig von technischen Faktoren. Bei der Feinnadelpunktion sind sie als gering anzusehen, für Biopsien nach dem Stanzprinzip hängen sie vom Kaliber der Punktionsnadel und vom Organ selbst ab. Auch Sepsis und Peritonitis sind mögliche Komplikationen [148]. Ganz selten wurden Todesfälle nach Feinnadelpunktionen bekannt [35, 50, 111].

Die Absiedlung von Tumorzellen im Punktionskanal wurde gelegentlich beobachtet [4, 156, 158]. Sie ist offenbar abhängig vom Nadelkaliber und wurde verschiedentlich nach perinealer Punktion von Prostatakarzinomen gesehen [25, 92, 97]. Bei Verwendung der Feinnadel gehört sie aber zur ausgesprochenen Seltenheit und beeinflußt das Schicksal des Kranken nicht [39, 86, 160, 178]. Bei mehr als 2400 Tumorpatienten sahen wir in keinem Fall eine lokale Metastasierung. Zu ähnlichen Ergebnissen kommen zahlreiche andere Autoren [9, 43, 152, 158].

Der Vorschlag, einen Ventilverschluß der Punktionsnadel zur Verhinderung einer Tumorstreuung zu benutzen, erscheint zunächst einleuchtend [151], ist aber wohl überflüssig, nachdem die Tumorstreuung kaum beobachtet wird und bei uns sogar akzidentell Echinokokkuszysten mit der Feinnadel punktiert wurden, ohne daß es zu deren Streuung bzw. zur anaphylaktischen Reaktion kam.

Bemerkenswerterweise zeigen sich bei Malignompatienten schon spontan kapilläre Tumorembolien in Lunge und Nieren ohne makromorphologisch erkennbare Metastasierung; es fanden sich beispielsweise Krebszellembolien im Glomerulum beim „nichtmetastasierten" Kolonkarzinom [5, 59, 144].

Eine spontane Ausschwemmung von Tumorzellen dürfte viel häufiger und früher auftreten, als Metastasen zu beobachten sind. Die Wahrscheinlichkeit einer Dissemination von Tumorzellen und das Auftreten von peripheren Tumorembolien wird einerseits vom Tumordurchmesser beeinflußt und steht in einem exponentiellen Verhältnis zu diesem [119, 162]. Andererseits lassen sich in Knochenbiopsien aus der Crista iliaca bereits Tumorzellen identifizieren, wenn es sich noch um ein Frühkarzinom, etwa der Brust („early cancer"), handelt und auch die Skelettszintigraphie noch keinerlei Veränderungen aufweist [125].

Ganz offensichtlich haben ferner Feinnadelpunktionen beim Mamma- oder Nierenkarzinom keinen Einfluß auf die Langzeitüberlebensrate [138, 167].

Die zwangsläufige Verletzung von Blutgefäßen durch die Biopsie spielt für die Tumorzellstreuung ebenfalls keine entscheidende Rolle, da sich nach Punktionen (z.B. des Mammakarzinoms) keine erhöhte Metastasierungsrate nachweisen läßt [45].

Selbst für Melanome ließ sich kein negativer Einfluß durch die präoperative Biopsie nachweisen, sofern die definitive Exzision ohne Verzug vorgenommen wurde [94].

Nach großen Literaturübersichten und jüngsten internationalen Umfragen ist bei der Feinnadelpunktion im Abdomen mit äußerst geringen, nur lokal nachweisbaren Metastasierungen zu rechnen. Unter 63108 Patienten wurden von Smith beispielsweise nur 3 mit einer Metastasierung im Stichkanal gefunden [160]. Dies entspricht einem Prozentsatz von 0,005%. In der gleichen Gruppe von Patienten beläuft sich das Gesamtrisiko auf 0,16%, und es werden 4 Todesfälle mitgeteilt. In einer anderen kleineren Übersicht finden sich lokale Impfmetastasen bei 0,017% der punktierten Patienten bei einem Gesamtrisiko von 0,55%, eine Behauptung, die nicht unumstritten geblieben ist [97].

Aus diesen Gründen wurde die Forderung erhoben, den Stichkanal bei eventueller Operation in toto mitzuentfernen. Die nur seltene Beobachtung einer lokalen Metastasierung nach Punktion erlaubt es sicher nicht, diese einfache, rasche, den Kranken weniger belastende Untersuchungsmethode, die überdies kostengünstig ist, wieder zu verlassen, wie dies auch von anderen Autoren so beurteilt wird [39, 59]. Es bleibt allerdings abzuwarten, ob die Anzahl der einzelnen Punktionsvorgänge auf ein nicht zu überschreitendes Maximum begrenzt werden muß und ob neue Nadeltypen (Schneidbiopsiekanüle) und Techniken (rotierende Nadel) die Indikationsstellung zur Punktion ändern werden.

D. Praktisches Vorgehen bei Biopsie und Drainage, Indikationen, Risiken

1 Nierenbiopsie

1.1 Einleitung

Bestimmte Formen der Nephropathie lassen sich nur durch die histologische Untersuchung genauer definieren, da sie ohne makromorphologisch faßbare Veränderung einhergehen [161], wenn man von der verringerten Ausscheidungsleistung für Kontrastmittel absieht. Dazu gehören das nephrotische Syndrom, die häufigste Nierenerkrankung bei Kindern, und die Glomerulonephritis sowie Systemkrankheiten. Auch ist der Verlauf einer Nierenerkrankung mit üblichen diagnostischen Methoden nicht früh genug beurteilbar [41], besondern bei Nierentransplantationen [132].

Unter den diagnostischen Verfahren ist auch die Sonographie der Niere für diffuse Erkrankungen nicht spezifisch, und man kann lediglich nach initialer Biopsie auf den Verlauf der Erkrankung schließen, wenn sich Größe des Organs und Echostruktur der Rinde ändern [76].

Genauer Aufschluß über Ausdehnung und Schwere einer Nierenerkrankung ist aus laborchemischen Parametern allein oft nicht zu erhalten, erscheint aber wünschenswert, ja erforderlich, wenn z. B. eine hochdosierte Kortikosteroidtherapie erwogen wird. In diesen Fällen muß eine Nierenbiopsie vorgenommen werden.

Schon in den 30er Jahren erfolgreich durchgeführt, galt sie lange Zeit als besonders gefährlich und wurde immer wieder verworfen [150]. Neben dem Infektionsrisiko mit Sepsis [142] fürchtete man die wohl reflektorisch bedingte Anurie bei bereits vorgeschädigten Organen [6] und vor allem die Blutung, Komplikationen, die auch heute trotz ausgefeilter Technik immer wieder vorkommen [26, 116, 120, 150, 183].

Das Risiko der Nierenbiopsie, ursprünglich von Iversen und Roholm als Routinemaßnahme eingeführt [78], konnte im Laufe der Jahre vermindert werden, nachdem die Gewebeentnahme vereinfacht und die perkutane Punktion entwickelt wurde [77, 83]. Durch Verwendung des Ultraschallverfahrens, das die Ortung der Nieren beträchtlich erleichtert, dürfte das Punktionsrisiko künftig weiter eingeschränkt werden [7]. Zudem ist zu erwarten, daß die diagnostische Ausbeute, insbesondere bei herdförmigem Krankheitsbefall, gleichzeitig verbessert wird.

1.2 Technik

Die Indikation für die Nierenbiopsie wird von den überweisenden Kliniken in Absprache mit der nephrologischen Abteilung unseres Hauses getroffen. Dadurch wird erreicht, daß die Untersuchung ausschließlich bei jenen Kranken vorgenommen wird, bei denen die Kenntnis des Feinaufbaus der Nieren zur adäquaten Behandlung unbedingt erforderlich ist. Auch die von auswärts zuweisenden Ärzte und Kliniken halten sich daran und sprechen sich mit der nephrologischen Abteilung des Universitätsspitals ab.

Die zuweisende Stelle übernimmt die Überprüfung der laborchemischen Werte und des Gerinnungsstatus. Quick-Wert und Thrombozytenzahl werden in allen Fällen bestimmt.

Bei Hypertonie muß der Blutdruck vor der Punktion medikamentös möglichst auf den Normalwert eingestellt werden, da das Blutungsrisiko mit zunehmendem Blutdruck steigt. In Problemfällen führen wir unmittelbar vor der Punktion erneut eine Kontrolluntersuchung durch.

Vor jeder perkutanen Biopsie wird eine Ultraschalluntersuchung des gesamten Abdomens vorgenommen, unabhängig davon, ob diese auswärts bereits durchgeführt wurde. Dann stellt man beide Nieren, sofern möglich, in Bauchlage des Patienten noch einmal von dorsal oder dorsolateral dar und prüft ihre Beziehung zu den Nachbarorganen Milz und Leber. Der Punktionsort richtet sich nach der sonographisch am besten zugänglichen Region. In der Regel punktiert man das untere Drittel der Niere, wobei jener Seite der Vorrang gegeben wird, die von Rippenüberlagerungen frei ist und besser eingesehen werden kann.

Steht der Punktionsweg fest, wird nach üblicher dreimaliger Desinfektion der Haut mit Merfen und steriler Abdeckung mittels Lochtuch die Lokalanästhesie mit 5–8 ml Lidocain (1%) vorgenommen. Weitere Vorbereitungen des nüchternen Patienten sind nicht erforderlich. Sodann erfolgt nach exakter Einstellung des Punktionstransducers durch den Assistenten und Ausrichtung der Visierlinie auf die Nierenrindenregion am Unterpol der Niere die direkte Punktion. Bei Verwendung der Feinstanznadel erübrigt sich eine Hautinzision, da die Nadel mit Mandrin scharf und dünn genug ist, um mühelos durch die Haut einzudringen. Bei Verwendung größerer stumpfer Stanznadeln, etwa der Trucut-Nadel, ist die vorherige Stichinzision der Haut unentbehrlich.

Unter sonographischer Kontrolle und permanenter Sicht schiebt man die Punktionsnadel sodann bis knapp an die Nierenkapsel vor. Das helle Aufprallecho der Nadelspitze erleichtert dabei die exakte Führung. Den größten Widerstand stellt die Haut dar; subkutanes Fettgewebe, Muskulatur und perirenales Fettgewebe sind wenig resistent. Hat die Nadelspitze erst die perirenale Fettzone erreicht, aber noch nicht die Nierenkapsel, kann der Patient unter sonographischer Kontrolle ohne Risiko oberflächlich atmen.

Je nach verwendeter Nadel erfolgt dann der Punktionsvorgang etwas unterschiedlich:

1. Tru-cut-Nadel. Bei Verwendung der *Tru-cut-Nadel* (Tru-cut-Nadel, Travenol Laboratories Illinois, USA) gelingt die Punktion besonders rasch. Man hat zudem eine hohe Gewähr, daß sofort Nierengewebe gewonnen wird, wenn man gemäß Firmenvorschrift vorgeht. Da man sich bei Verwendung der Tru-cut-Nadel mehr an der Verschiebung der Gewebeschichten im Ultraschallbild orientieren muß und die Nadelspitze selbst weniger gut sieht, ergeben sich jedoch Unsicherheiten. Zudem haben wir trotz optischer Kontrolle gelegentlich gesehen, daß nur Markanteile und keine Rindenstruktur ausgestanzt werden, selbst wenn die Stanznadel zum Kortex adäquat eingestochen wird. Dies mag mit der besonderen Elastizität des Nierenparenchyms zusammenhängen.

Der größere Durchmesser der Tru-cut-Nadel bedeutet zweifellos ein etwas höheres Blutungsrisiko für den Patienten [130]. Die Nadel kann ferner nicht so subtil in Apnoe vorgeführt werden, wie dies mit feineren Instrumenten möglich ist, und nicht selten wird sie zu tief ins Nierenparenchym eingestochen [172].

2. Feinstanzbiopsienadel. Bei Verwendung der Scheidbiopsiekanüle oder *Feinstanzbiopsienadel* (Angiomed, Ettlingen, BRD) wird die eigentliche Nierenpunktion erst nach Einstich der Nadel bis in das perirenale Fettgewebe vorbereitet. Man geht dabei in Einzelschritten vor, wie oben beschrieben (s. S. 91 f.).

Nach Entfernung des Mandrins und Aufsetzen der Spritze sowie Vakuumerzeugung wird die Nadel unter leicht drehender Bewegung in Apnoe zügig in die Nierenrinde eingestochen. Die gute Sichtbarkeit der Nadelspitze erleichtert dabei die exakte Führung und läßt einen zu tiefen Einstich des Instruments vermeiden. Da die Feinstanznadel relativ dünnkalibrig ist, neigt das elastische Nierenparenchym weniger zum Ausweichen. Die „harpunierende“ Stanzbewegung der Nadel ist entscheidender als die Drehung des Instruments, um eine Gewebeprobe zu erhalten.

In der Regel führt man mit der Nadel nach Perforation der Nierenkapsel 2–3 Auf- und Abbewegungen durch. Nur diese eigentliche Gewebeentnahme geschieht in Apnoe; sie dauert kaum mehr als eine Sekunde, die Nadelspitze bleibt dabei gut sichtbar (Abb. 58). Sobald die Stanznadel die Nierenkapsel verlassen hat, kann der Patient wieder atmen, d. h. bereits zu einem Zeitpunkt, zu welchem die Nadel den Körper noch nicht ganz verlassen haben muß.

Bevor man die Nadel ganz aus dem Gewebe entfernt, kann man den Vakuumsog der angesetzten Spritze reduzieren, wenn man vermeiden will, daß das gewonnene Gewebematerial in die Spritze hineingesaugt wird. Dies ist allerdings kein gravierender Nachteil. Die Anfeuchtung der Spritze vor der Untersuchung mit heparinisierter physiologischer Kochsalzlösung verhindert die Koagulation aspirierten Blutes und erleichtert das Auffinden der Gewebeprobe.

Bei ca. einem Drittel aller Patienten wurden zunächst mit 2 verschiedenen Stanznadeln Gewebeproben in der gleichen Sitzung entnommen (Tru-cut-Nadel und Schneidbiopsiekanüle), bei den anderen Patienten wurde später ohne Ausnahme die Schneidbiopsiekanüle allein verwendet. Je nach erzieltem Resultat und Länge des Gewebezylinders wurden 2 bis maximal 4 Gewebeproben während einer Sitzung entnommen.

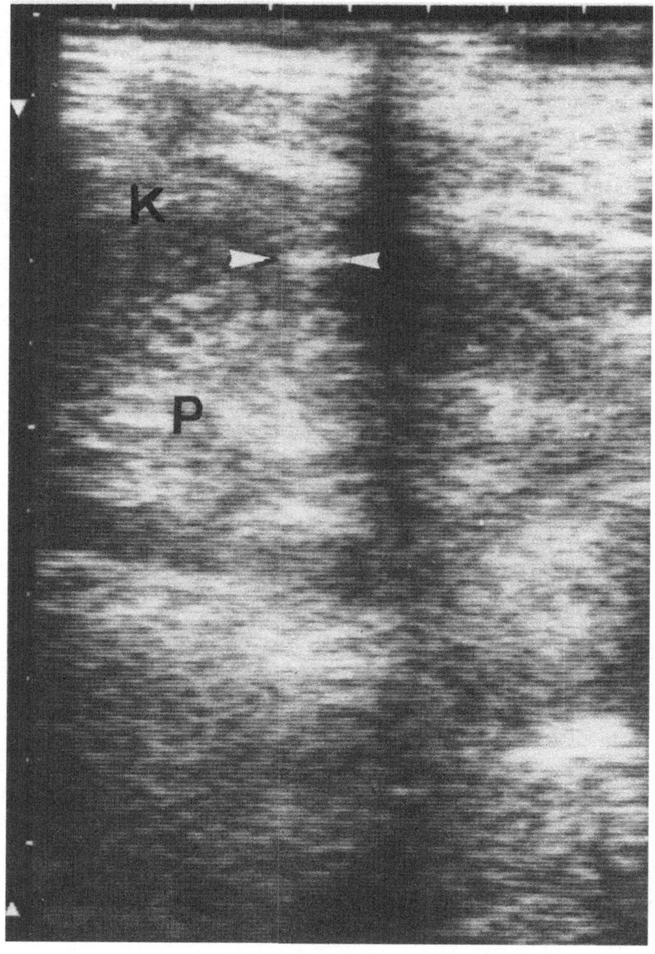

Abb. 58. Feinstanzbiopsie aus dem Nierenkortex. Nadelspitze mit Pfeilen markiert (*K* Kortex, *P* Pyelonreflex). Die Biopsienadel (Schneidbiopsiekanüle) ist aus der Visierlinie geringfügig nach links abgewichen und wird so besser sichtbar

Vim-Silverman-Spaltnadeln und Menghini-Nadeln haben wir für die Nierenbiopsie überhaupt nicht verwendet, da diese Instrumente sonographisch schwieriger zu orten sind, keine Vorteile bieten, und vor allem die Vim-Silverman-Nadel als recht invasives Instrument anzusehen ist.

Das gewonnene Biopsiematerial wird von geschulten Laborantinnen direkt im Untersuchungsraum unter dem Mikroskop auf seinen Gehalt an Glomerula überprüft. Für diesen Zweck ist dort ein Spezialmikroskop ständig bereitgestellt. Der Entscheid, evtl. eine weitere Gewebeprobe zu entnehmen, kann so unmittelbar gefällt werden. Das Biopsiematerial wird je nach weiterer Untersuchungsmethode in verschiedene Fixationslösungen verteilt und vom pathologischen Institut weiterverarbeitet (s. S. 97 f.).

1.3 Überwachung nach Punktion

Während 5–10 min nach Biopsie führen wir stets eine Kompression des punktierten Organs durch (ggf. bimanuell). Wir haben nach plötzlichem, nie ganz vermeidbarem Auftreten subkapsulärer Blutungen [130] beobachtet, daß sie nicht mehr wachsen, sondern sich vielmehr wieder verkleinern bzw. verteilen, sofern die Kompression von Anfang an energisch genug vorgenommen wird.

Der Patient wird dann nach erneuter sonographischer Kontrolle der punktierten Niere in Rückenschräglage direkt auf die Punktionsstelle gebracht, so daß er sie durch sein eigenes Körpergewicht komprimiert (Sandsack unzureichend). Ein hartes Kissen verstärkt den Effekt. In der Regel muß der Patient die Rückenschräglage mindestens 20 min, besser 60 min einhalten.

Die früher postulierte 24stündige Bettruhe ist, außer bei Risikopatienten, nicht mehr grundsätzlich erforderlich. Nach der Punktion mit der Schneidbiopsiekanüle kann man den Kranken am gleichen Tage entlassen, sofern die Kontrollsonographie 2–3 h nach dem Eingriff keine Besonderheiten zeigt (z. B. Indizien für eine schwerere Blutung, subjektive Beschwerden). Während der Überwachungszeit werden das Allgemeinbefinden und, wenn nötig, der Blutdruck kontrolliert. Sobald Symptome auftreten, die auf Komplikationen durch die Biopsie schließen lassen (Blutverlust?), wird ohne Verzug die Ultraschallkontrolle der punktierten Niere wiederholt. Hämoglobin- bzw. Hämatokritkontrollen mußten wir lediglich in einem Ausnahmefall durchführen (s. S. 111).

Mit den in der Literatur angegebenen „Spätblutungen" ist bei subtiler sonographischer Kontrolluntersuchung kaum zu rechnen, so daß der Patient bei Beschwerdefreiheit, Kreislaufstabilität und fehlender Makrohämaturie wieder nach Hause entlassen werden kann.

1.4 Ergebnisse

Das Verhältnis der Nierenstanzbiopsien zu Feinnadelpunktionen für den Nachweis generalisierter Parenchymveränderung bzw. Tumoren liegt in unserem Krankengut z. Z. bei etwa 1 : 4. Dabei gilt festzuhalten, daß die Indikation zur Feinnadelpunktion der Niere (Tumorverdacht) nur von bestimmten Kliniken anerkannt wird, andererseits inzwischen alle Stanzbiopsien unseres Hauses (Verdacht auf entzündliche Nierenerkrankungen) unter Ultraschallkontrolle vorgenommen werden.

Der jüngste Patient war ein 15jähriges Kind, der älteste Patient war 68 Jahre alt. Gewebeproben für die 3 Untersuchungsverfahren, Lichtmikroskopie, Immunfluoreszenz und Elektronenmikroskopie wurden bei 89% der Biopsien erhalten. In 96% der Fälle war dagegen eine verbindliche Diagnose aus einem oder 2 Untersuchungsverfahren möglich. Dieses Ergebnis entspricht optimalen, in der Literatur angegebenen Werten [102]. Bei einem Patienten wurde der Biopsiezylinder versehentlich aus dem Nierenmark entnommen; er enthielt keine Glomerula, jedoch war in diesem Fall trotzdem die Diagnose einer interstitiellen Nephritis zu stellen.

Bei einzelnen Patienten, bei denen eine erneute Punktion vermieden werden sollte, war das Material quantitativ unzureichend um alle 3 Untersuchungsmethoden durchzuführen. Die diagnostische Sicherheit wurde dadurch nicht beeinträchtigt. Nur ausnahmsweise ließ sich nicht sofort Nierengewebe erhalten; einmal mußte die Untersuchung wegen mangelnder Kooperation des Patienten abgebrochen werden. Die Organkonsistenz spielt für die Gewebeentnahme nur eine unwesentliche Rolle. Eine mangelhafte Zentrierung der Nadel auf die Niere, welche gelegentlich abnorm beweglich sein kann, erschwert den Eingriff. Die Fixation der Nieren mit einem dem Patienten bäuchlings unterlegten harten Kissen bzw. einer Rolle erleichtert die Punktion beträchtlich.

Bei Verwendung der feinsten Feinstanzbiopsie mit einem Außendurchmesser von 0,8 mm wurde wiederholt ein besonderer Effekt sichtbar, indem kein ganzer Gewebezylinder, sondern selektiv Glomerula aspiriert wurden, die dann perlschnurartig im Präparat aneinandergereiht lagen. Es ist noch zu früh, um zu entscheiden, ob in Zukunft bei bestimmten Fragestellungen die Feinstanznadel mit dem geringsten Durchmesser für eine Nierenparenchymuntersuchung ausreicht.

Nierenstanzbiopsien unter computertomographischer Kontrolle wurden nicht durchgeführt, da sie aufwendiger sind [27] und die Biopsie nur in Apnoe durchgeführt werden sollte, d.h. mit einer nur kurzen Verweildauer der Biopsienadel im Organ. Die Methode erscheint gefährlicher, da sie nicht unter ständiger Sicht durchgeführt werden kann. Sie ähnelt damit der früheren Biopsietechnik mit Compoundscannern.

1.5 Komplikationen und Risiko

Schwerere Komplikationen nach perkutaner Nierenbiopsie werden immer wieder beschrieben und bestehen in erster Linie in Blutungen [16, 116, 150]. Diese erscheinen als Makrohämaturie, zuweilen mit Nierenkoliken kombiniert.

Solche vorübergehenden Makrohämaturien haben wir nur ausnahmsweise beobachtet, seitdem wir die Untersuchung unter sonographischer Kontrolle und permanenter Sicht durchführen. Dies dürfte darauf beruhen, daß die Einstichtiefe der Nadel sehr genau beobachtet werden kann und die Verletzung des Nierenbeckenkelchsystems mit hoher Sicherheit vermieden wird. Auch Mikrohämaturien gehören nach sonographisch gesteuerter Punktion zur Ausnahme.

Abb. 59 a–c. Beginnende Schrumpfniere bei Lupus erythematodes. **a** Moment des Einstichs der Feinstanznadel oberflächlich in den Kortex. Nadelspitze *(Pfeile)* geringfügig aus der Visierlinie abgewichen (Zeit: 9 h 50 min; *P* Pyelonreflex). **b** 13 min nach der erfolgreichen Biopsie zeigt die Kontrollsonographie eine lamelläre, besser schalleitende Zone (*K* Hämatom). Die Niere wird nach ventral abgedrängt. Bei tiefer Atmung bewegt sich die Niere nur wenig, das Hämatom nicht. Diagnose: kinderhandtellergroßes, retroperitonäales Hämatom, noch im M. psoas gelegen *(Pfeile)*. **c** Kontrollsonographie 10 Tage nach Nierenstanzbiopsie: ca 15 cm langes retroperitonäales Hämatom des linken M. psoas mit zentraler Lamelle. Die unauffällige Niere ist auf dieser Schnittebene nicht dargestellt, da verlagert ▶

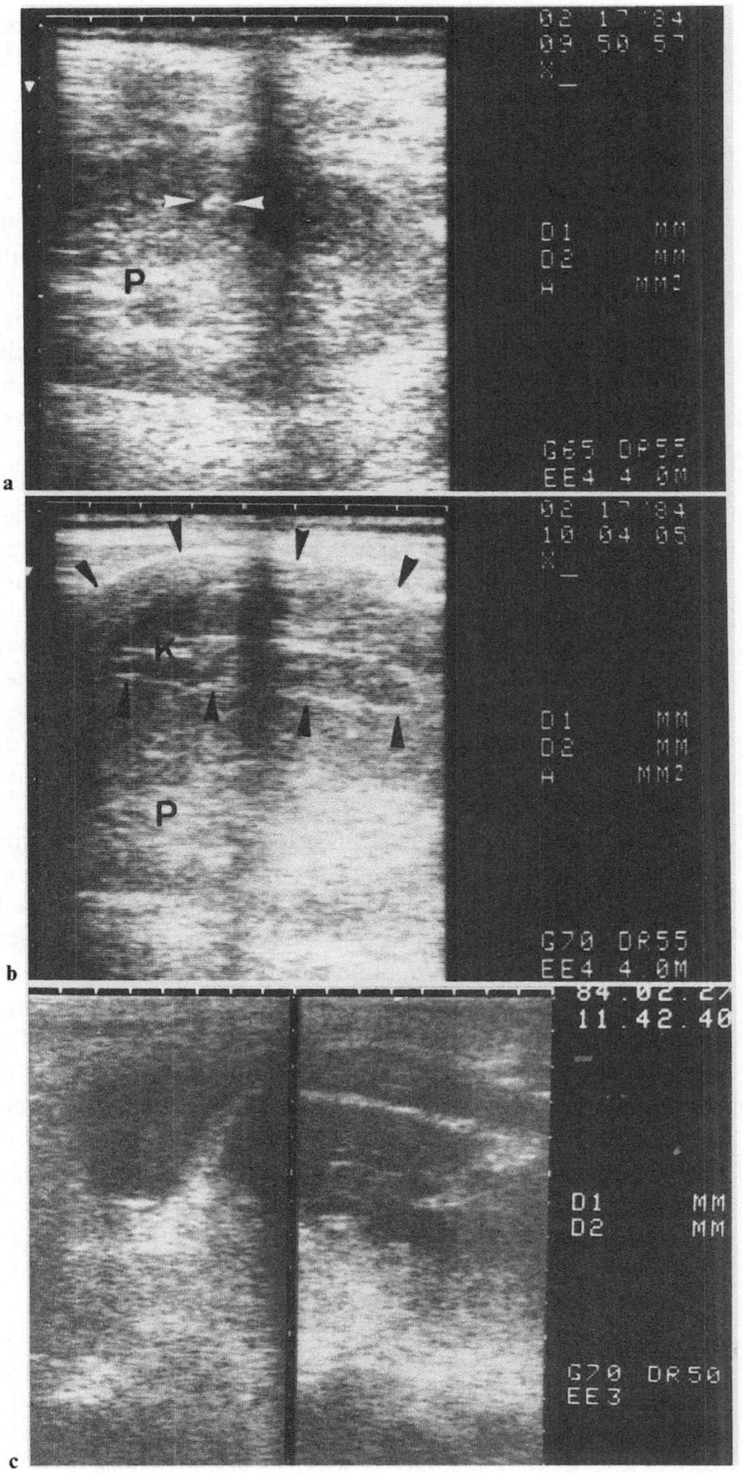

a
P
D1 MM
D2 MM
A MM2
G65 DR55
EE4 4 0M
b
K
P
D1 MM
D2 MM
A MM2
G70 DR55
EE4 4 0M
c
11.42.40
D1 MM
D2 MM
G70 DR50
EE3

Selten einmal treten Blutungen als schmerzhafte subkapsuläre Hämorrhagien in Erscheinung. Bis zur Entwicklung der modernen Schnittbildverfahren waren sie hingegen schwerer nachweisbar.

Gefährlicher sind perirenale Blutungen, die manchmal erst spät erkannt werden. Besonders bei Kindern fehlen Frühsymptome, und Schock und Blutdruckabfall weisen dann auf die Gefahr hin [6].

Unter unseren Patienten beobachteten wir lediglich einmal bei einer 43jährigen Patientin mit einem bekannten Lupus erythematodes und Kortikoidlangzeittherapie eine massivere retroperitonäale Blutung (Abb. 59 a–c). Bereits unmittelbar nach der Feinstanzbiopsie der Niere (Nadelkaliber 1,15 mm) zeigte sich eine feine lamelläre, besser schalleitende Zone, die sich 10 min nach der Punktion zu einem 8 · 2,5 cm großen, besser schalleitendenden Areal ausdehnte, das einer perirenalen Blutung entsprach. Zu diesem Zeitpunkt hatte die Patientin keinerlei Beschwerden.

Nach längerer bimanueller Kompression ließ sich zunächst keine Befundzunahme erkennen. Durch ein Mißverständnis wurde bei der Patientin später die wenig effiziente Kompression mit einem Sandsack fortgesetzt. Eine Stunde danach klagte sie über rasch zunehmende Schmerzen, die nach 6 h unerträglich wurden und Morphiuminjektionen erforderlich machten.

Die laufende sonographische Kontrolle zeigte eine weitere Zunahme des Hämatoms, das sich in den M. psoas ausdehnte. Es erreichte schließlich Form und Größe einer Banane. 24 h nach der Punktion beruhigte sich die klinische Symptomatik weitgehend, die erneute Kontrolle wies einen stationären Befund auf mit immer noch ausgedehntem Hämatom retroperitonäal links, das unscharf berandet erschien.

Eine 10 Tage später durchgeführte Ultraschalluntersuchung (Abb. 56 c) läßt das Hämatom jetzt deutlich abgrenzen, es zeigt gleiche Dimensionen wie anläßlich der Kontrolle 6 h nach Punktion und weist eine zentrale Lamelle auf.

Die Patientin konnte 14 Tage später, bei allerdings noch nachweisbarem Resthämatom bzw. -serom, ohne klinische Symptome entlassen werden.

Offenbar wird die Blutungsneigung nicht nur durch eine Hypertonie, sondern bereits durch die Begleiturämie verstärkt [183]. Eine ähnliche Komplikation bei nephrotischem Syndrom und Lupus erythematodes viszerales wird von Yamauchi berichtet [179]. Auch bei jener 31jährigen Patientin waren Blutungs- und Gerinnungszeit völlig normal. Retrospektiv stellte sich bei uns allerdings doch eine Thrombozytenschädigung mit erheblich verlängerter Blutungszeit heraus.

Während Nephrektomien nach Punktion früher häufiger notfallmäßig vorgenommen werden mußten, sind sie heute selten geworden, zumal meist die nierenerhaltende Operation möglich ist [95, 118].

Wird ein solcher Eingriff dennoch erforderlich, so kann dies mit so schweren Folgen verbunden sein, die mit dem Überleben des Patienten nicht vereinbar sind, dies umso mehr, als die Nieren bei Patienten, die zur Nierenstanzbiopsie kommen, bereits in aller Regel vorgeschädigt sind und die erhaltene Niere vollständig dekompensiert. Besonders gefährlich ist die Biopsie auch beim nephrotischen Syndrom und gleichzeitiger Hypovolämie [179]. Inoperabilität eines Kranken stellt i. allg. eine Kontraindikation für die Nierenbiopsie dar. Bei einer Einzelniere mußte bisher sicherheitshalber doch die Nierenstanzbiopsie nach operativer Freilegung des Organs in Betracht gezogen werden [150], zumal deren Risiko als relativ gering eingestuft werden darf, sofern keine nennenswerte Urämie vorliegt. Die Schneidbiopsiekanüle muß noch weiter klinisch erprobt werden. Aber möglicherweise kann die Indikation zur Nierenbiopsie in Zukunft großzügiger gestellt werden, wenn diese kleinkalibrige Nadel mit dem ihr eigenen Prinzip verwendet wird.

Sicherlich wirkt sich auf die Komplikationsrate die Verwendung der verschiedenen Nadeln aus. Die Anzahl der bisher untersuchten Patienten reicht allerdings nicht aus, um eine endgültige Wertung in unserer Gruppe zuzulassen. Gemäß Literaturangaben muß mit einer Letalität der perkutanen Nierenbiopsie von 0,14–0,25% gerechnet werden [88, 150]. Gravierendere Blutungen werden in 4–29% der Fälle beschrieben [116]. Bei den bisher mitgeteilten Todesfällen handelt es sich meist um Einzelbeobachtungen, die für eine prozentuale Berechnung nicht gewertet werden können. Es liegt ferner auf der Hand, daß die Komplikationsrate höher wird, wenn ein wenig erfahrener Punkteur die Untersuchung vornimmt, als wenn diese in einem Zentrum mit erfahrenem Personal durchgeführt wird.

Fisteln der ableitenden Harnwege oder arteriovenöse Fisteln in der Niere selbst werden gelegentlich beobachtet [47, 95], dürften aber im Zuge der ultraschallgesteuerten Feinnadelpunktion in Zukunft weniger häufig auftreten. Zudem gibt es heute radiologische Verfahren, um diese Fisteln wieder ohne größeren operativen Aufwand zu verschließen.

Es läßt sich somit, bezüglich des Risikos der Nierenbiopsie feststellen, daß die Blutung nach wie vor die größte Gefährdung darstellt. Blutungen sind auch bei optimaler Technik und größter Erfahrung nicht ganz zu vermeiden [6, 88]. Man muß vielmehr davon ausgehen, daß kleine Blutungen unter der Schwelle der sonographischen oder computertomographischen Auflösung bei jeder Punktion auftreten [130].

2 Leberbiopsie

2.1 Einleitung

Die perkutane Leberbiopsie ist ein wichtiges Glied bei der Fahndung nach bestimmten, vor allem diffus generalisierten Lebererkrankungen, die weder mit den bekannten modernen Schnittbildverfahren, noch mit laborchemischen Parametern genau definiert werden können. Dazu gehören bestimmte Formen der Hepatitis, der Zirrhose, aber auch Tumoren, insbesondere das hochdifferenzierte Hepatom, das durch die zytologische Untersuchung allein nicht immer sicher nachzuweisen ist. Differenzierte Behandlungsmethoden bei Insuffizienz und akutem Leberversagen mit Koma machen die Kenntnis genauer Parameter der quantitativen Leistungsreserve und Regeneration erforderlich, da sie nur dann mit Effekt eingesetzt werden können [153]. Gerade in diesen Fällen kann die Leberbiopsie diagnostisch weiterhelfen.

Die Leberbiopsie ist heute eine Routinemaßnahme, die nach Entwicklung der Menghini-Nadel intensiv vorangetrieben wurde [110]. Sie wurde bereits im letzten Jahrhundert versucht, konnte sich aber zunächst nicht durchsetzen, da sie zu gefährlich war [99]. Das Risiko des Eingriffs konnte mit Verbesserung der Technik in den vergangenen 2 Jahrzehnten zwar vermindert werden, aber schwerere Komplikationen lassen sich nicht vollständig vermeiden [21, 109, 155, 174]. Dies liegt mit daran, daß sich Ausstrichpräparate der Leber für die morphologische Diagnostik ihrer Krankheiten im Gegensatz zu solchen von blutbildenden Organen nicht eignen und mit einer Feinnadel vor der Entwicklung der Schneidebiopsiekanüle nicht genügend Material für die histologische Untersuchung zu gewinnen war. Man kann heute davon ausgehen, daß die Mortalitätsrate bei üblicher Technik bei 0,015% liegt; die Morbidität liegt zwischen 0,08% [176] und 0,29% [96]. Damit ist das Risiko des Eingriffs nicht mehr sehr hoch, aber auch nicht vernachlässigbar gering.

Eine Risikoangleichung der Stanzbiopsie an jene einer Feinnadelpunktion erscheint uns wünschenswert, sofern der Gewinn histologisch auswertbaren Gewebes gewährleistet bleibt. Die Feinnadelpunktion kann nämlich ambulant durchgeführt werden. Entsprechend dem Prinzip des Nadeleinstichs durch Haut, Subkutis, Peritonäum, Leberkapsel und Leberparenchym mit Mandrin traumatisiert sie Leberkapsel und -parenchym weit weniger als übliche großkalibrige Biopsiestanznadeln, sofern ein Kapselriß des Organs sicher vermieden wird. Einstichtechnik und Nadeltyp wirken sich ohne Frage auf die Komplikationsrate aus.

Die manchem Kliniker unnötig erscheinende sonographische Führung bietet einige Sicherheiten, da der Einstich in größere Gefäße vermieden werden kann, unbedingt zu schonende anatomische Strukturen (Gallenblase!) nicht versehentlich punktiert werden und eventuelle, herdförmige Krankheitsherde der Leber erkennbar sind, deren Punktion den Kranken gefährden könnte (nekrotisch zerfallender Tumor, Echinokokkus, Hämangiom). Der versehentliche Stich in einen Hauptgallengang läßt sich vermeiden, so daß Komplikationen wie eine gallige Peritonitis nicht befürchtet werden müssen.

Auch die Computertomographie wird für die Leberbiopsie unter optischer Führung eingesetzt, erscheint aber zu aufwendig und ist u. E. gefährlicher.

Auf der Suche nach einem möglichst harmlosen Instrument, das einerseits ausreichend Material für die histologische Auswertung liefert und andererseits einen möglichst geringen Kapseldefekt setzt, haben wir schließlich zum Sortiment der bestehenden Nadeln unsere neue Punktionsnadel entwickelt, die es erlaubt, sehr dünne, dafür aber längere Gewebezylinder zu entnehmen. Mit dieser Nadel ist die Gewinnung von Gewebe aus Leber, Nieren und anderen Organen für die histologische Auswertung gewährleistet, und es gibt mit diesem Instrument kaum Versager. Das erzielbare Ergebnis zeigt Abb. 52, ein Makropräparat von 3 Gewebezylindern einer Leberbiopsie. Man erkennt den dünnen Gewebezylinder, der mit einer Schneidbiopsiekanüle (Außendurchmesser 0,8 mm) gewonnen wurde. Er ist mehr als 15 mm lang. Auf der linken Bildseite ist ein kürzerer, dicker Gewebezylinder dargestellt, mit einer Tru-cut-Nadel mit einem Durchmesser von 2,1 mm gewonnen. Die histologische Auswertung ist mit beiden Proben ohne Einschränkung möglich. Sonographisch oder computertomographisch haben wir bisher keine nennenswerten Blutungen beobachtet, wenngleich gelegentlich einmal eine kurzfristige schmerzhafte Episode auftrat. Operative Eingriffe wurden nicht notwendig, die Punktionen machten später in keinem Fall die stationäre Aufnahme erforderlich.

Da die Schneidbiopsiekanüle noch neu ist, haben wir sie bisher erst bei einem relativ kleinen Patientenkollektiv einsetzen können (ca. 350 Patienten). Die gewonnenen Erfahrungen müssen somit an einer größeren Patientengruppe überprüft werden. Wir sind indessen überzeugt, daß mit dem neuen Instrument die Leberbiopsie unter Wahrung einer 30- bis 90minütigen Beobachtungszeit fast immer ambulant durchgeführt werden kann, wie dies übrigens von anderen Autoren schon früher einmal erwogen wurde [44, 134], sofern eine sonographische Abschlußkontrolle erfolgt.

Die von namhaften Klinikern geforderte Mindestgröße der Nadel mit einem Durchmesser von 1,5–2 mm [99, 176] ist nach heutigem Stand der Technik sicherlich zu hoch angesetzt. Der Vorteil der kleineren Nadel liegt auf der Hand; sie dürfte das Risiko noch weiter vermindern und die Akzeptanz durch den Kranken erhöhen.

Es bleibt festzuhalten, daß der Eingriff bei blutreichen Organen wie der Leber grundsätzlich ein gewisses Risiko birgt, welches zur Vorsicht mahnt. Die verschiedentlich gerühmte Harmlosigkeit der Leberpunktion sollte nicht dazu führen, das Risiko des Eingriffes zu bagatellisieren. Dies betrifft insbesondere schwerkranke Patienten, die nicht operabel sind.

2.2 Technik

Zunächst untersucht man die Leber auf das Vorliegen herdförmiger Veränderungen. Liegen diese nicht vor, sondern vielmehr eine generalisierte Parenchymveränderung, so richtet sich der Punktionsort nach der besten Zugänglichkeit und der geringsten Atemverschiebung. Bevorzugter Ort für die Punktion ist der linke Lappen, da er einen Kapselriß auch bei nicht kooperativen Patienten sicherer zu vermeiden erlaubt, und sich die Nadel etwas freier bewegen kann als zwischen den Rippen. Außerdem kann die Punktionsstelle nur hier komprimiert werden.

Ist der linke Leberlappen sehr klein, oder liegt die Leber hoch intrathorakal, so bleibt nur der interkostale Punktionsweg, der aber, sonographisch kontrolliert, technisch keine besonderen Probleme stellt.

Grundsätzlich gilt, daß der Eingriff rechts interkostal gefährlicher ist als im linken Lappen, sind doch zwei Drittel der in der Literatur angeführten tödlichen Blutungen bei interkostaler Punktion beobachtet worden [99]. Diese Zwischenfälle traten allerdings früher auf, als es noch keine Ultraschalluntersuchung gab, man mit der ultraschallgesteuerten Punktion demzufolge nicht vertraut war und nur relativ großkalibrige Nadeln besaß. Offenbar wurden auch die Gerinnungszeiten weniger beachtet.

Nach exakter Einstellung des Transducers über dem Organ wird die Visierlinie an den großen Gefäßen und Gallengängen vorbeigeleitet, so daß die Punktionsnadel auf ihrem Weg in die Tiefe diese Strukturen möglichst vermeidet.

Für die Gewebeentnahme gibt es zwei verschiedene Techniken:

1. Die Schneidbiopsiekanüle wird mit dem Mandrin durch Haut und subkutanes Fettgewebe eingestochen und penetriert das Peritonäum zunächst noch nicht. Jetzt werden der Mandrin entfernt und die Aspirationsspritze aufgesetzt und ein Vakuum (5 ml) erzeugt.
   In Apnoe und mit sonographischer Führung unter permanenter Sicht erfolgt der rasche Einstich der Nadel durch Peritonäum und Leberkapsel in das Lebergewebe und der sofortige Rückzug aus dem Körper. Die eigentliche Gewebeentnahme dauert kaum eine Sekunde. Der Eingriff erscheint recht sicher.
2. Die Schneidbiopsiekanüle wird zusammen mit dem Mandrin durch Haut, subkutanes Fettgewebe, Peritonäum und Leberkapsel bis ins Parenchym eingestochen. Es folgen erst jetzt Mandrinentfernung und Aufsetzen der Aspirationsspritze und anschließend die Gewebeentnahme wie oben.

Die Schneidbiopsiekanülen sind je nach Kaliber verschieden elastisch und können deshalb einer unwillkürlichen Leberbewegung, z. B. bei unwillkürlicher tiefer Inspiration, zu einem gewissen Grade folgen, sofern sie tief genug (mindestens 2–3 cm) ins Gewebe eingestochen sind. Gefährlich ist besonders das „Kapselritzen" mit nur millimetertiefem Einstich der Nadelspitze. Der Einstich der Nadel in die Leber sollte deshalb rasch erfolgen und 2–3 cm Tiefe erreichen.

Eine eventuelle unerwartete Organbewegung ist über die Ultraschallsonde im übrigen genau zu sehen, so daß die Nadel erforderlichenfalls sofort zurückgezogen werden kann. Die Punktionstiefe beträgt zwischen 2–5 cm, nur bei herdförmigen Veränderungen auch einmal mehr. Dieser oberflächliche Einstich reicht i. allg. vollständig, um genügend Material für die histologische Auswertung zu erhalten. So gewonnene Gewebezylinder zeigen eine Länge bis zu 3 cm und lassen eine einwandfreie histologische Beurteilung zu, zumal keine störenden Gewebequetschungen auftreten, wie dies von anderen Biopsie-Nadeln bekannt geworden ist.

Ist das Gewebe stark fibrotisch verändert (bestimmte Formen der Zirrhose), verwendet man am besten Schneidbiopsiekanülen der oberen Kaliber von 0,95 mm oder 1,2 mm Außendurchmesser. Der Versuch, mit der feinsten Nadel die Gewebeprobe zu entnehmen, lohnt sich aber, da man in aller Regel ausreichendes Gewebematerial gewinnt und nur einen sehr kleinen Stichkanal setzt.

2.3 Ergebnisse

Mit Hilfe der Schneidbiopsiekanüle konnte in allen Fällen repräsentatives Gewebe aus der Leber gewonnen werden. Dies gelingt sehr gut mit der größten Nadel (Außendurchmesser 1,15 mm), mit einiger Übung jedoch ebenso mit der dünnsten Nadel (Außendurchmesser 0,78 mm).

Die meisten Stanzbiopsien wurden wegen des Verdachts auf einen generalisierten Parenchymumbau der Leber vorgenommen (Fettleber, äthylische Zirrhose, Hämosiderose etc.) Nur in Ausnahmefällen führten wir Punktionen von umschriebenen, tumorverdächtigen Leberherden durch, wenn zuvor mit der Feinnadel der Tumortyp nicht genau klassifiziert werden konnte, wie z. B. beim Hepatom oder bei der sonographisch tumorähnlich wirkenden fokalen Steatose.

Bei 7 Patienten wurde während der ersten Erprobungszeit eine 2malige Stanzbiopsie erforderlich, da das Gewebe bei der 1. Punktion offenbar im Stichkanal zurückblieb. Seither behalten wir den Aspirationssog der Spritze auch während des Entfernens der Nadel aus dem Körper bei. Oft wird dann zwar der Gewebezylinder in die Spritze hineinaspiriert, läßt sich hier aber mit physiologischer Kochsalzlösung problemlos herausspülen.

Bei diesem Vorgehen gewinnt man Zeit. Die Probeentnahme kann tatsächlich in Sekundenschnelle erfolgen.

Bei den ersten Patienten folgte auf die Punktion mit der Schneidbiopsie nochmals der gleiche Eingriff an ähnlicher Stelle oder die Biopsieentnahme mit der Tru-cut-Nadel. Damit war eine genaue Vergleichsmöglichkeit hinsichtlich der Ausbeute an Gewebematerial gegeben.

In letzter Zeit sind wir dazu übergegangen, die Schneidbiopsiekanüle mit dem größten Durchmesser routinemäßig durch jene mit dem geringsten auszutauschen. Die histologische Diagnose ist auch mit der dünnsten Nadel fast immer problemlos zu stellen, allerdings erst, nachdem der an größere Gewebemengen gewöhnte Pathologe auf die Besonderheit der Nadel aufmerksam gemacht wurde.

Für die zirrhotisch umgebaute Leber sollte der etwas größeren Schneidbiopsiekanüle (Durchmesser 0,95 mm) der Vorzug gegeben werden, da zur genauen Interpretation die Portalfelder möglichst in toto sichtbar sein sollten. Die Drehung der Nadel im Uhrzeigersinn, sobald sie ins Lebergewebe eindringt, ist dabei weniger wichtig als der „harpunierende“ rasche Einstich in eine Tiefe von 2–3 cm ab Kapsel bei der üblichen Konsistenz des Lebergewebes.

Auf einen leicht schrägen Einstich der Punktionsnadel zur Visierlinie muß geachtet werden; so bleibt auch eine dickere Biopsienadel während des gesamten Punktionsvorgangs gut sichtbar. Bei diffusen Organerkrankungen spielt diese geringfügige Abweichung aus der Visierlinie für die adäquate Materialgewinnung keine Rolle (Abb. 60 und 61).

Komplikationen wurden bei der Durchführung der Leberbiopsien mit der Schneidbiopsiekanüle bisher bei uns nicht beobachtet. Sie können aber den-

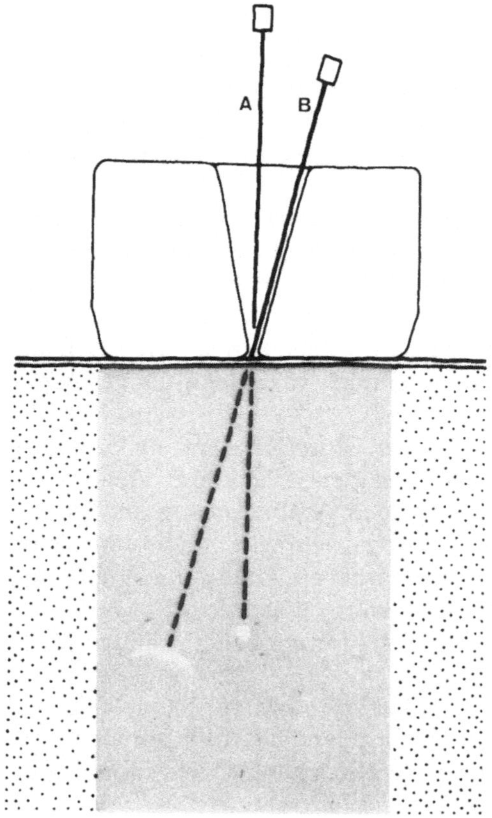

Abb. 60. Skizze der Nadelführung durch den zentral perforierten Transducer. (*A* Feinnadelpunktion, vertikale Nadelführung; *B* Biopsie, z. B. mit Schneidbiopsiekanüle, leicht schräge Nadelführung)

noch nicht vollständig vermieden werden (s. Abschn. 2.4). Weitere Untersuchungen an größeren Patientengruppen sind vor einer endgültigen Beurteilung dieser Nadel erforderlich.

2.4 Komplikationen und Risiko

Ähnlich wie die Erfolgsrate für histologisch auswertbares Gewebematerial ist auch die Komplikationsrate der Leberstanzbiopsie recht genau bekannt und in verschiedenen Studien untersucht worden [58, 108, 182]. Schmerzen, Blutungen und Hypotonie sind die am häufigsten angetroffenen Komplikationen [134]. Erwartungsgemäß spielt die Erfahrung des Punkteurs eine größere Rolle für ihr Auftreten als die Wahl der Nadel, wenngleich Tierexperimente am offenen Abdomen deutliche Unterschiede der Blutungsneigung je nach verwendeten Nadeltypen sichtbar machen [130]. Wenn aber der Außendurchmesser der Punktionsnadel für das Blutungsrisiko von Bedeutung ist [22], muß dem Instrument mit kleinstmöglichem Durchmesser, das noch eine vernünftige histologische Auswertung zuläßt, der Vorrang eingeräumt werden.

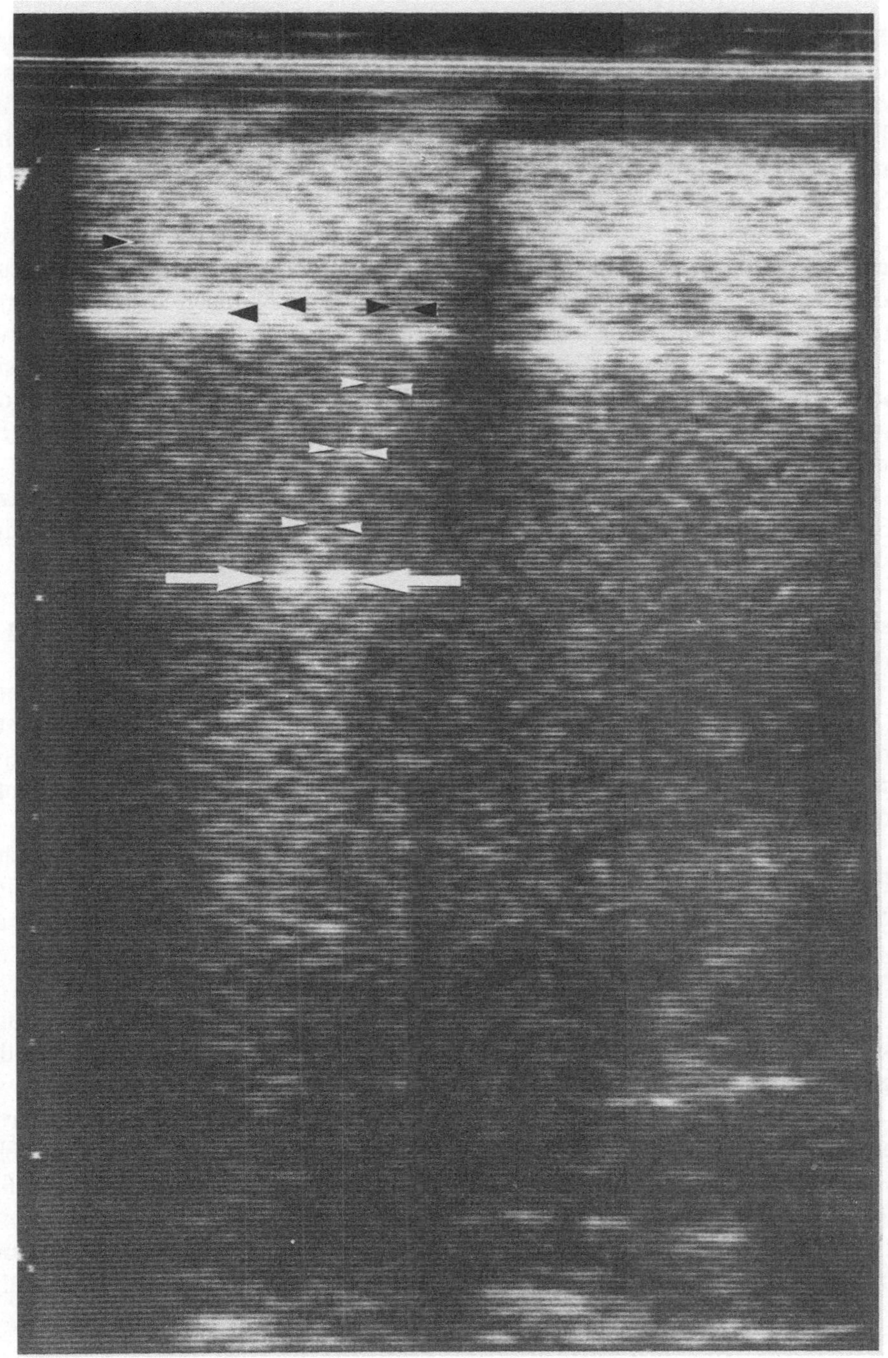

Abb. 61. Ultraschallgeleitete Stanzbiopsie der Leber. Schneidbiopsiekanüle schräg zur Visierlinie eingeführt, zwecks besserer Identifikation im Gewebe. Nadelspitze mit *großen Pfeilen* markiert. Übliche, ausreichende Eindringtiefe der Nadel *(Zentimetermarkierung am linken Bildrand)* in die Leber 2–3 cm (*kleine Pfeile:* Nadelschaft)

Blutungen. Blutungen können sich vor allem auch intrahepatisch ausdehnen und sind dann klinisch nicht nachweisbar. Ein Hämatokritabfall und Veränderungen der Leberenzyme weisen auf eine solche Komplikation hin [22]. Früher ließen sich intrahepatische Blutungen szintigraphisch erkennen, da sie die harmonische Radionuklidaufnahme des Leberparenchyms verhindern. Heute sind Sonographie und Computertomographie Methoden der Wahl.

Intrahepatische Blutungen kleiner und kleinster Dimensionen treten möglicherweise häufiger auf als zunächst vermutet, sind aber in erster Linie aufgrund differentialdiagnostischer Erwägungen bedeutsam. Klinisch können selbst intraperitonäale Blutungen oder gar ein Hämatothorax zunächst übersehen werden, da beide u. U. nur wenig Beschwerden hervorrufen. Problematisch sind aber solche Blutungen nur dann, wenn die Leberstruktur durch die Grunderkrankung derart vorgeschädigt ist, daß sie zur Nekrose neigt und sich ein Hämatom immer weiter auszudehnen vermag.

Trotz Ultraschallführung der Nadel ist ein Leberkapselriß nicht mit letzter Sicherheit zu vermeiden, da es immer wieder Patienten geben kann, die durch den Einstichschmerz eine unwillkürlich tiefe Atembewegung machen, bei der man die Nadel nicht schnell genug zurückziehen kann. Solche Vorkommnisse sind bei guter und sachgemäßer Anästhesie mit rascher Nadelführung (s. Abschn. 2.2) und rechtzeitigem Zurückziehen größtenteils zu vermeiden.

Gesundes Lebergewebe läßt nach der Punktion den Stichkanal im Präparat (Abb. 62 a, b) noch gut identifizieren, jedoch versiegt eine Blutung aus der Leber rascher als aus anderen Organen, z. B. der Niere, da Leberblut offensichtlich sehr schnell koaguliert. Dies ist dem Chirurgen bekannt und tierexperimentell nachzuweisen. Siehe hierzu Abb. 63 a, b.

Andere Komplikationen bestehen in arteriovenösen Fisteln oder septischen Fieberschüben. Fisteln zwischen Leberarterien und Pfortadersystem sind offenbar nicht ganz selten, wie man durch computertomographische Untersuchungen weiß, spielen klinisch aber kaum eine Rolle. Zudem gibt es radiologische Methoden, solche Fisteln auch ohne Operation wieder zu verschließen.

Die aufwendige Leberbiopsie über den transjugulären Zugang wird durch solche möglichen Spätveränderungen nicht gerechtfertigt, es sei denn, es soll in gleicher Sitzung eine Cholangiographie vorgenommen werden.

Bei ca. einem Drittel aller Patienten mit einer Lebererkrankung, die der histologischen Untersuchung bedarf, finden sich allerdings Faktoren, die eine Kontraindikation für eine perkutane Leberbiopsie darstellen; in derartigen Fällen ist die transvenöse Leberbiopsie eine Alternativlösung.

Pleuritis, Pneumothorax und subkutanes Emphysem sollten mit der schnittbildgesteuerten Punktion vermeidbar sein. Sie stellten allerdings auch früher keine ernsthafte Bedrohung für den Patienten dar.

Hypotonie. Nicht ganz klar ist die Deutung der immer wieder beobachteten Hypotonie nach Punktion. Da sie mit einer Bradykardie einhergeht, kann sie nicht auf einen Blutverlust bezogen werden, sondern dürfte tatsächlich auf einen Vagusreiz zurückzuführen sein [8, 24, 36]. Meist bildet sie sich von allein zurück,

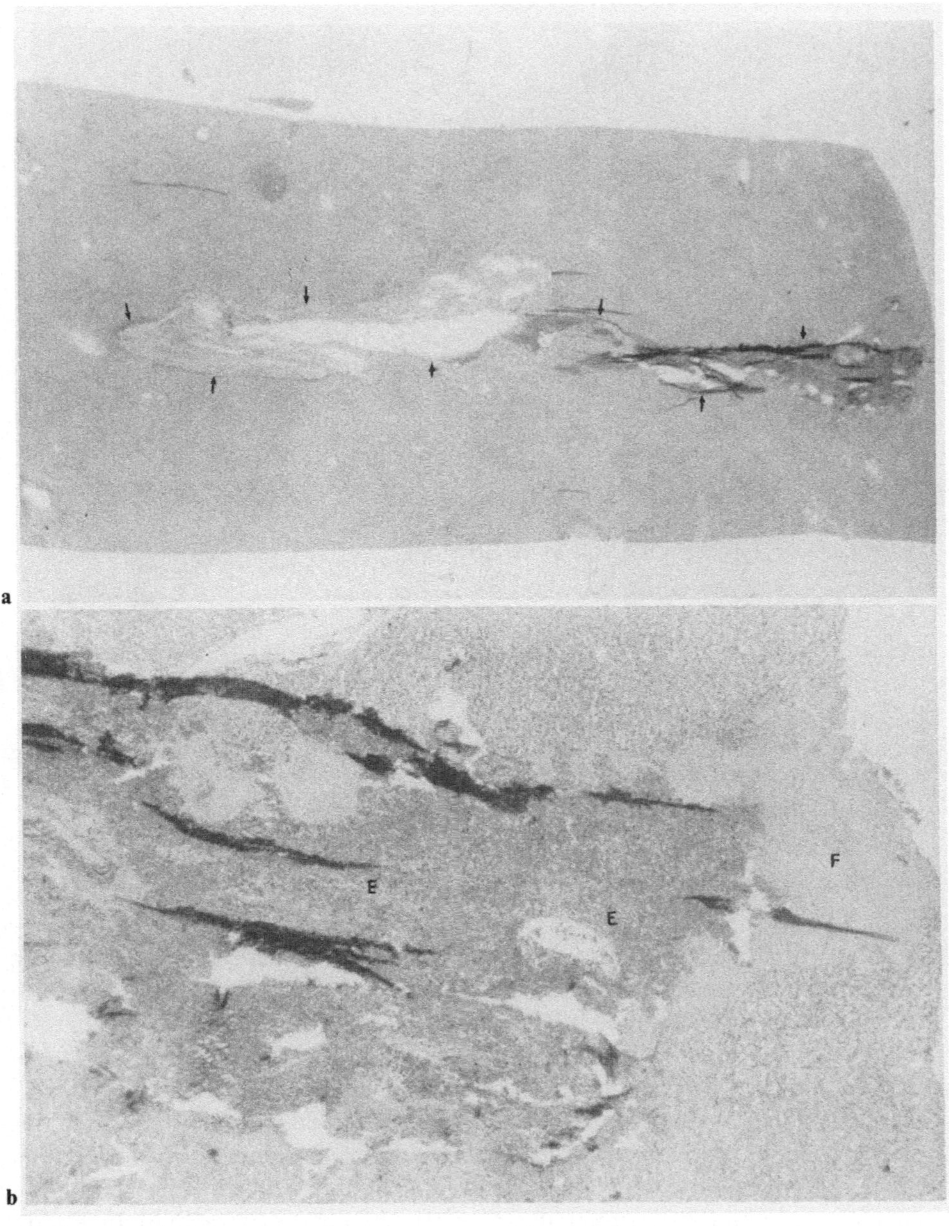

Abb. 62 a, b. Leberbiopsie. **a** Stichkanal *(Pfeile)* nach Biopsieentnahme mit einer Truc-cut-Nadel. **b** Ende des Stichkanals an der Oberfläche der Leber. Erythrozyten *(E)* und Fibrinmassen *(F)* füllen den Kanal aus

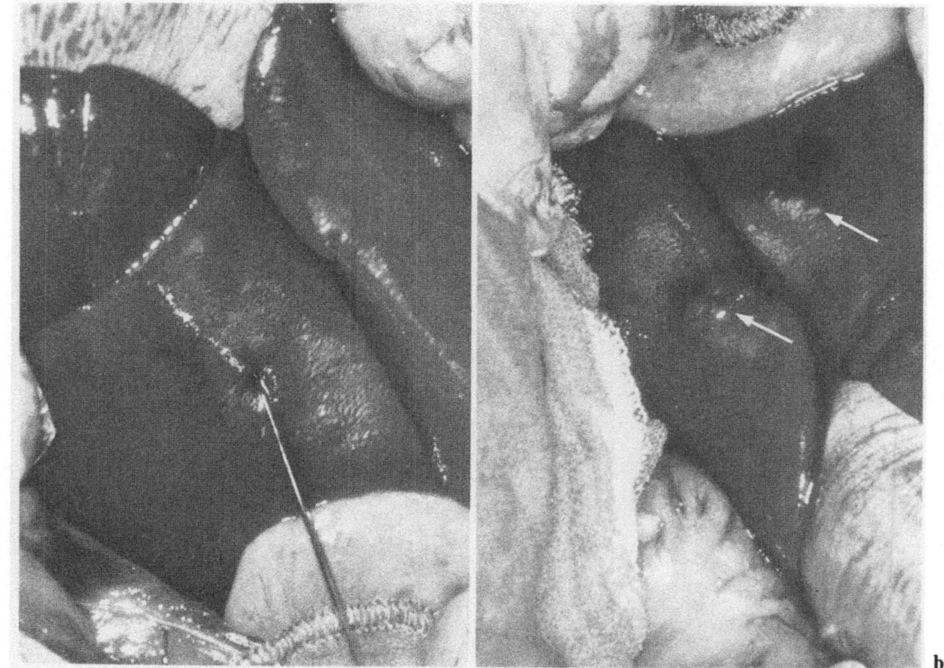

Abb. 63a, b. Biopsieentnahme aus beiden Leberlappen. **a** Nadeleinstich in den linken Leberlappen mit der Schneidbiopsiekanüle. **b** 20 s nach der letzten Stanzbiopsie. Nur geringfügige Blutung aus den Stichkanälen *(Pfeile)*, die bereits ohne Kompression steht

jedoch sind in der Literatur auch letale Ausgänge beschrieben worden [13, 164, 182].

Ähnliche Reaktionen mit Hypotonie bei gleichzeitiger Pulsbeschleunigung legen dagegen andere Entstehungsmechanismen nahe, wie z. B. die Endotoxinfreisetzung bei okkulter Infektion [139].

Unter mehr als 3000 punktierten Patienten unserer Klinik und über 600 Leberpunktionen, welche in der Regel mit der Feinnadel, aber auch mit den verschiedenen Stanznadeln vorgenommen wurden, haben wir eine schwere hypotone Krise mit kurzfristig nicht meßbarem Blutdruck oder tastbarem Puls bei einem 62jährigen Patienten beobachtet. Der Patient hatte nach einer Feinnadelpunktion auf Höhe des proximalen Choledochus mit Kontrastmittelinjektion und geringfügigem Extravasat in dieser Region plötzlich stärkere Schmerzen und war dann fast eine halbe Minute lang nicht ansprechbar. Die durchgeführte Sonographie des Herzens mit dem gerade angeschlossenen Punktionskopf zeigte eine ausgesprochen verlangsamte Herzaktion. Die Choledochuspunktion wurde vorgenommen zwecks Kontrastmittelinjektion bei intermittierender Gallenabflußstörung infolge eines – wie es sich später herausstellte – Konkrements. Sie war unter sonographischer und anschließender Röntgendurchleuchtungskontrolle entsprechend der früher beschriebenen Technik erfolgt [129].

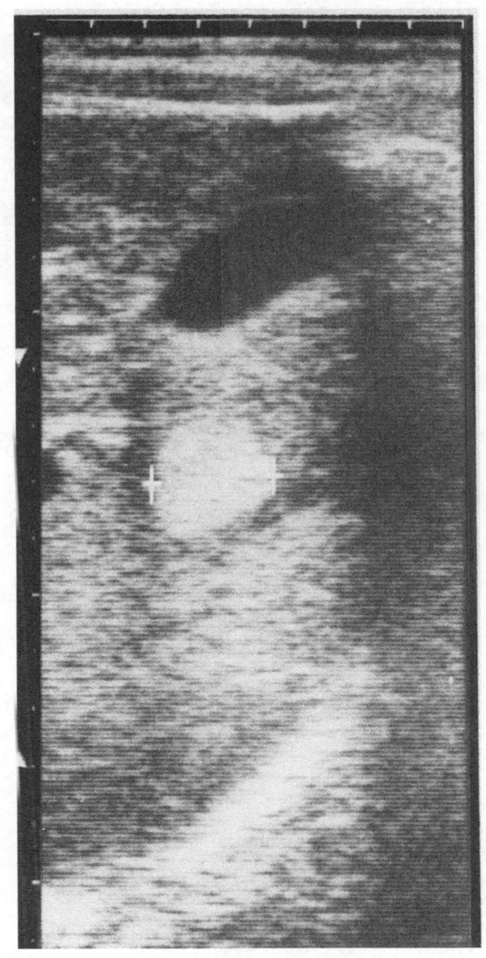

Abb. 64. Kapilläres Hämangiom, durch das „Gallenblasenfenster" besonders echodicht und hell erscheinend. (*Markierungskreuze:* Hämangiomausdehnung)

Der Blutdruck normalisierte sich innerhalb von 20 min, dabei blieb während 7 min eine Bradykardie mit einer Frequenz von zunächst 32/min bestehen, die sich dann auf 56/min erhöhte.

Ein weiterer Patient wurde wegen eines faustgroßen malignen Hepatoms punktiert. Nach versehentlicher Penetration der Leberpforte mit der Feinnadel fiel auch bei diesem Kranken plötzlich der Blutdruck ab, war kein Puls mehr tastbar und trat kurzfristig Bewußtlosigkeit auf. Unseres Erachtens handelt es sich bei unseren eigenen Beobachtungen um eine typische Vagusreizung, der von Sullivan und Watson [164] beschriebenen „neurogenen hepatischen Hypotension" entsprechend, die wohl durch ein kleines lokales Extravasat des Kontrastmittels (mit Gallenbeimengung?) oder den mechanischen Reiz der Nadelspitze und nicht durch die in der Literatur verschiedentlich verantwortlich gemachte stärkere Leberverlagerung hervorgerufen wird.

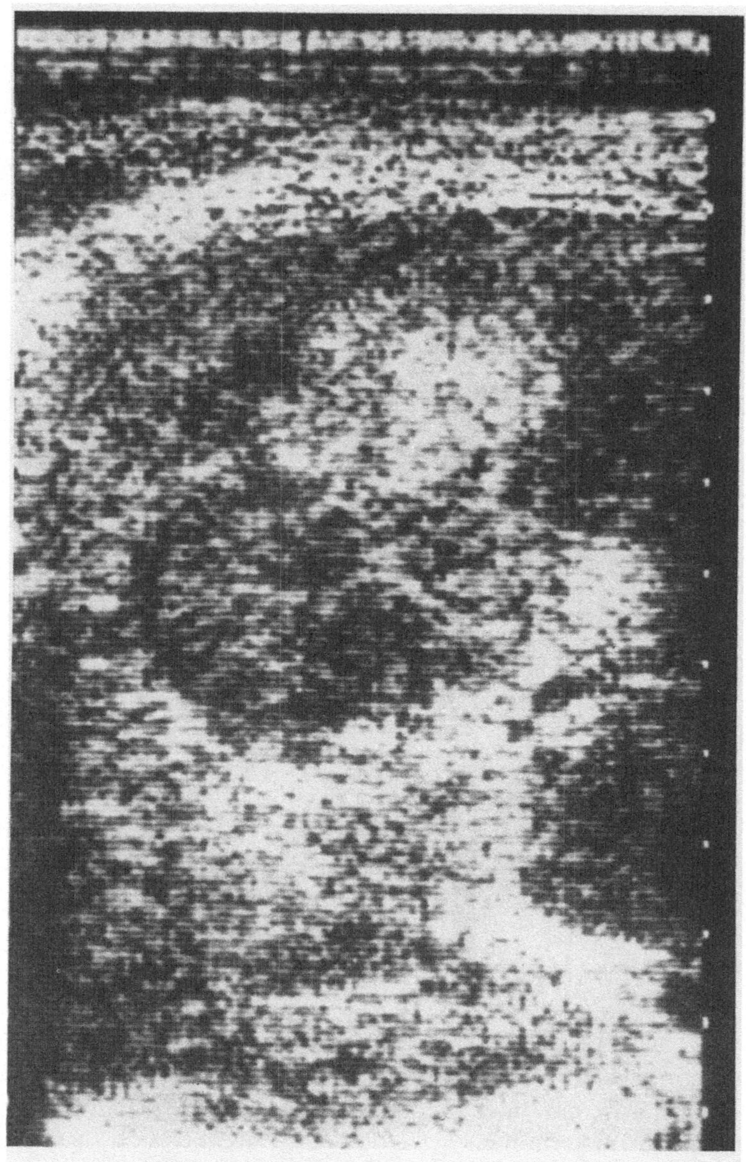

a

Abb. 65 a–c. Ausgedehnte kavernöse Hämangiome der Leber. **a** Sonographische Differentialdiagnose: Hepatom. **b** CT beim gleichen Patienten, frühe Injektionsphase. **c** Späte Phase mit zentripetaler Kontrastmittelanflutung

Eine lokale gallige Peritonitis zeigt grundsätzlich andere klinische Symptome, tritt später auf und hat keinen derart passageren Charakter.

Hämangiompunktion. Immer wieder wird vor der ungewollten Punktion eines Hämangioms gewarnt. Während kapilläre Hämangiome an ihrer scharfen Be-

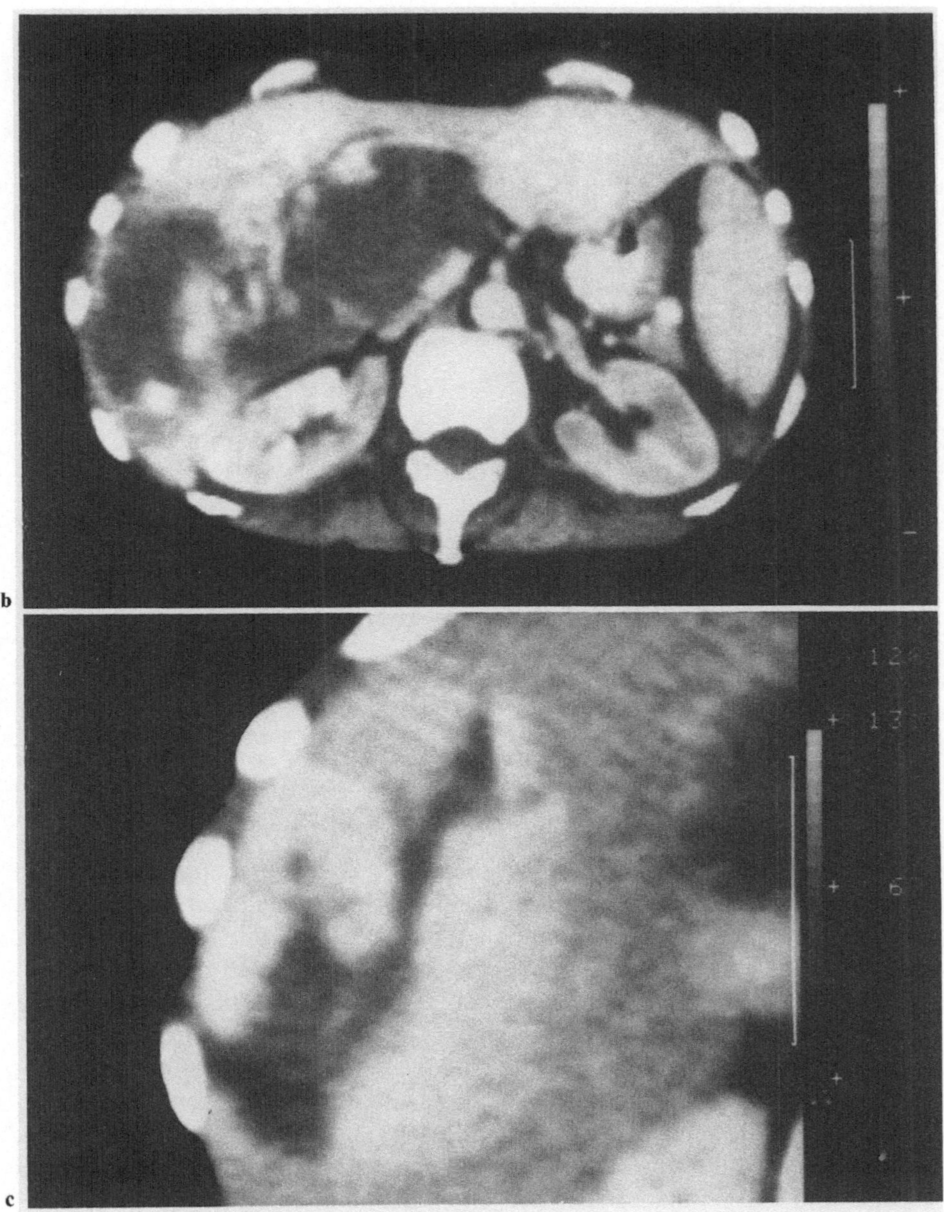
b

c

randung und ausgesprochen dichten homogenen Echostruktur, die ihre Gewebearchitektur widerspiegeln (Abb. 64) sonographisch erkennbar sind, imitieren größere kavernöse Hämangiome mit ihrem echoarmen Muster maligne Geschwülste (Abb. 65a–c). Bei ausreichender Thrombozytenzahl und normalen Gerinnungszeiten ist die Feinnadelpunktion eines Hämangioms nicht als besonders gefährlich einzustufen, und bei keinem der mehr als 50 im Lauf der

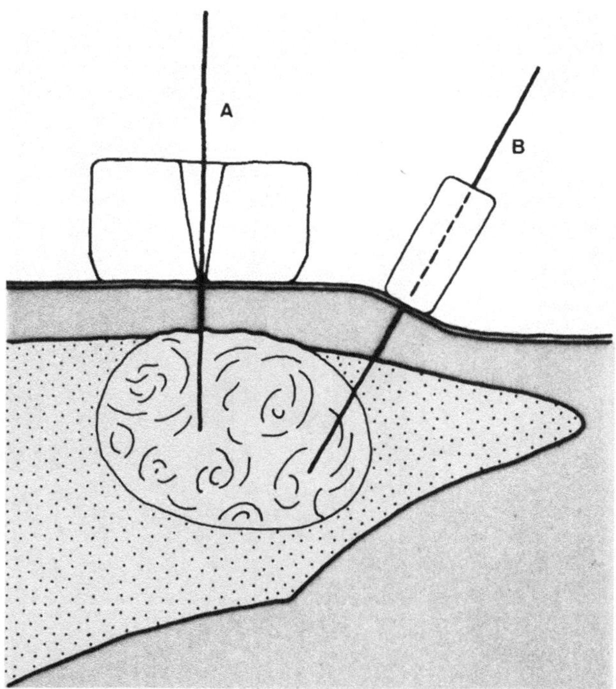

Abb. 66. Bei bis an die Oberfläche der Leber reichender Raumforderung empfiehlt sich die „schräge" Punktion durch eine Manschette normalen Gewebes *(B)*. In der Punktionsrichtung *(A)* besteht ein höheres Risiko des Kapseleinrisses mit Blutung

Zeit punktierten Leberhämangiome haben wir nach der Feinnadelpunktion Probleme gesehen. Dies betrifft ebenfalls die in ihren Qualitäten fast identische feinste Schneidbiopsiekanüle. Hämangiompunktionen mit letalem Ausgang sind bisher auch nur in Ausnahmefällen beschrieben worden [50].

Grundsätzlich versucht man aber bei Herden, die bis zur Organoberfläche und evtl. in die Leberkapsel hineinreichen, sicherheitshalber eher von schräg seitlich her zu punktieren, so daß die Nadel zunächst eine Zone normalen Lebergewebes durchdringt (Abb. 66). Dadurch wird der Stichkanal nach Punktion von intaktem Gewebe elastisch verschlossen und eine Blutung vermieden. Auch der ungewollte Einriß der Leberkapsel am Locus minoris resistentiae bei Einstich mit der Feinnadel oder der feinen Schneidbiopsiekanüle und gleichzeitiger starker Inspiration des Patienten infolge des Einstichschmerzes kann so besser vermieden werden.

Nach Punktion eines kapillären Hämangioms zeigt sich selten einmal, daß die echodichte Struktur verschwindet und eine dunkle echoarme Zone entsteht. Sie wird durch eine umschriebene Blutung im Hämangiom selbst hervorgerufen. Das Phänomen kehrt sich innerhalb einer Stunde wieder um.

Um ortspezifisches Material eines Hämangioms zu gewinnen, muß die Punktionsnadel in das Hämangiom besonders rasch („harpunierend") bei nur

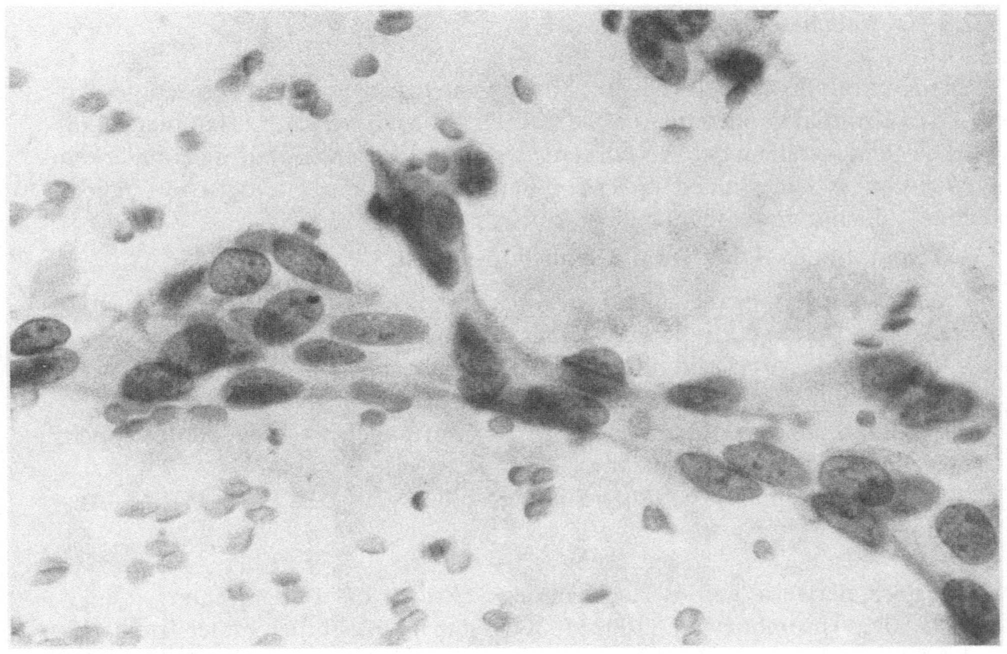

Abb. 67. Typische Endothelzellen aus einem Feinnadelpunktat eines Hämangioms. Vergr. 600 : 1

geringem Vakuumsog eingestochen werden. Auf diese Weise können Endothelzellen aspiriert werden, und die Blutbeimengung bleibt gering (Abb. 67). Es gibt Autoren, die es für die Diagnose eines Hämangioms als ausreichend ansehen, wenn aus einem Herd, welcher im Ultraschallbild als Hämangiom erscheint, nur Blut aspiriert wird.

Differentialdiagnostische Probleme können sich aber für bestimmte Metastasenarten ergeben, insbesondere von Karzinomen des Intestinaltrakts, die ebenfalls vermehrt echodicht sind.

Der Nachweis des kavernösen Hämangioms kann auch angiographisch und v. a. computertomographisch vorgenommen werden. Bei letzterem Verfahren beobachtet man die charakteristische zentripetale Kontrastmittelaufnahme. Allerdings erscheint der Aufwand für beide Methoden beträchtlich, und eine Strahlenexposition ist unumgänglich (Abb. 65 b, c).

Die Stanzbiopsie eines Hämangioms führen wir selbstverständlich nicht mit großkalibrigen Nadeln (z. B. Tru-cut-Nadel) durch und warnen vor solchem Eingriff, da er doch ein beträchtliches Risiko beinhaltet. Bei umschriebenen Leberherden wird grundsätzlich eine Feinnadelpunktion, allenfalls aber die Feinstanze vorgenommen, die erforderlichenfalls in 2. Sitzung durch eine ausgedehnte Stanzbiopsie ergänzt wird, z. B. bei einem computertomographisch unklaren Befund. Ein solches Vorgehen war nur in Ausnahmefällen erforderlich.

2.5 Kontraindikationen

Die Kontraindikationen für die Leberbiopsie gehen teilweise aus den geschilderten Komplikationen hervor. Sie werden noch einmal kurz zusammengefaßt. Es besteht, vor allem bei Verwendung der dünnsten Schneidbiopsiekanüle, kein wesentlicher Unterschied mehr zur Feinnadel für die zytologische Untersuchung, die nur geringfügig kaliberschwächer ist.

Kontraindikationen für die Stanzbiopsie sind:

1. vermehrte Blutungsneigung,
2. kardiale Dekompensation mit Leberstauung,
3. Verschlußikterus (Peritonitisgefahr!),
4. Entzündungen von Gallenwegen oder der Leber selbst (Abszeß),
5. (bei interkostaler Punktion) Erkrankungen des rechten Lungenunterlappens sowie das Lungenemphysem.

Die sonographisch geführte Punktion erlaubt bei den Punkten 3.–5. Ausnahmen.

Die normalerweise geforderten Mindestwerte für die Blutgerinnung (Quick-Wert 50%, Thrombozyten 80000–100000/mm^2) können bei vitaler Indikation der Gewebeentnahme auch einmal etwas unterschritten werden. Tritt jedoch eine kardiale Rechtsherzinsuffizienz mit Leberstauung dazu, sollte eine Stanzbiopsie der Leber nicht vorgenommen werden.

Bei sonographisch kontrollierter Gewebeentnahme unter permanenter Sicht, kann die Perforation eines oberflächlichen dilatierten Gallengangs vermieden werden. Der Einstich einer Feinnadel in das Gallengangsystem durch eine Manschette normalen Parenchyms verhindert ein Austreten von Galle, da sich der Stichkanal gleich wieder schließt.

Die in der Literatur beschriebene massive gallige Peritonitis [99] haben wir in keinem Fall erlebt. Sie ist sehr gefährlich, da sie in der überwiegenden Anzahl der Fälle ad exitum führt. Bei Vermeidung der akzidentellen Punktion großer Gallengänge oder der Gallenblase und bei Verwendung einer Nadel geringen Kalibers dürfte sie mit großer Sicherheit zu umgehen sein.

Auch die Abszeßpunktion stellt heute keine absolute Kontraindikation mehr dar. Die eitrige Peritonitis ist zu vermeiden, sofern ein Leberabszeß nicht gerade an jener Stelle punktiert wird, wo er die Leberoberfläche unmittelbar erreicht. Man sollte auf eine Schutzmanschette normalen Lebergewebes von mindestens 1 cm achten und notfalls einen längeren oder schrägwinkligen Punktionsweg einhalten (Abb. 66).

Selbst das Lungenemphysem stellt nur eine relative Kontraindikation dar, da durch die sonographische Überwachung des Punktionsvorgangs ein Durchstechen der Lunge sicher vermieden wird und bei richtiger Planung des Eingriffs keine Luft in den Pleuraraum gelangt.

2.6 Echinokokkus

Nach allen bekannten Lehrbüchern gilt grundsätzlich, daß die perkutane Punktion einer Hydatidenzyste auch mit der Feinnadel nicht vorgenommen werden darf, da die Gefahr eines anaphylaktischen Schocks und die Möglichkeit der weiteren Streuung dieser Erkrankung besteht. An diesem Grundsatz muß auch heute festgehalten werden [133], wenngleich gelegentlich bei einer Feinnadelpunktion doch Skolices oder Häkchen als unerwarteter Nebenbefund gesehen werden [49, 80], was jedem Punkteur bekannt ist. Erstaunlicherweise verlaufen diese Punktionen meist glimpflich, wenngleich man atypische und unerwartete

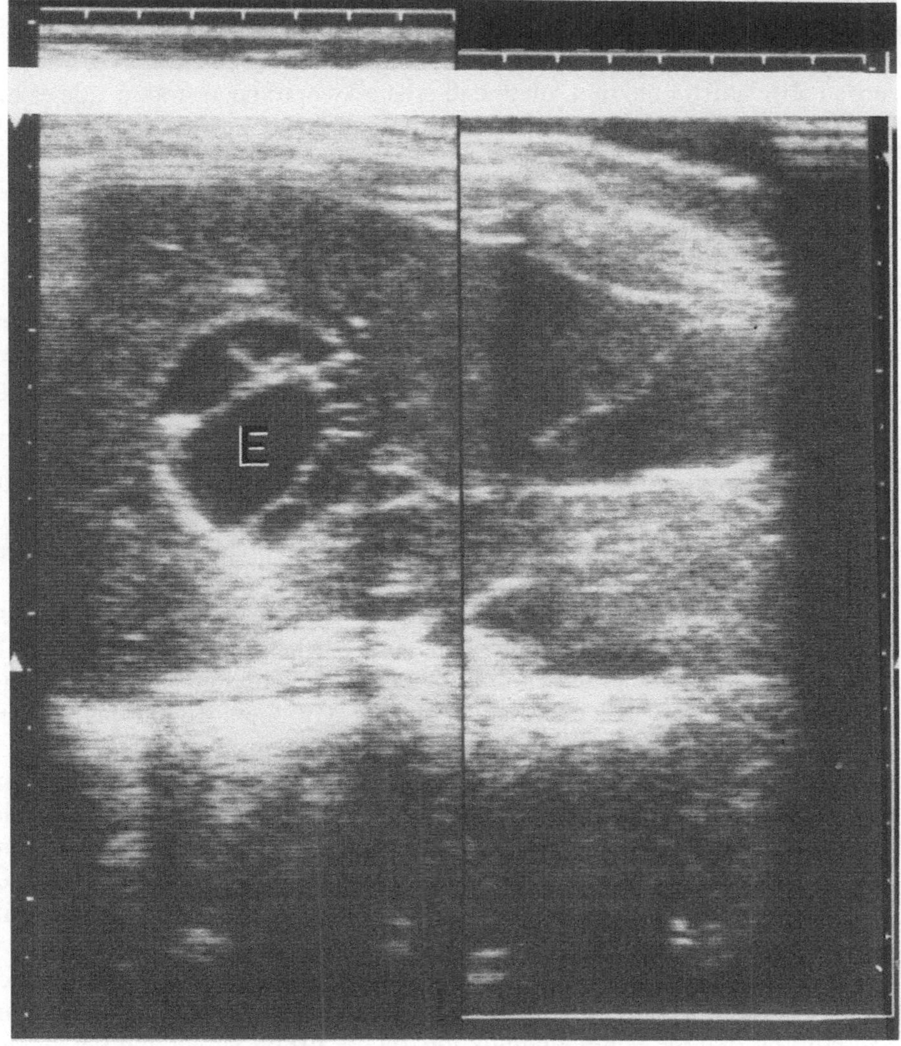

Abb. 68. Echinococcus granulosus (cysticus). Zufallsbefund bei einer 43jährigen Spanierin

klinische Verhaltensweisen nach Feinnadelpunktion als anaphylaxieähnliche Reaktionen deutet.

Findet man im Sonogramm ein Gebilde wie in Abb. 68 dargestellt, so ist Vorsicht geboten. Der zystische Herd mit Septen entspricht einer typischen Manifestation eines Echinococcus granulosus mit Tochterzysten, der bei einer 43jährigen spanischen Patientin mit unklaren Abdominalbeschwerden als „Zufallsbefund" entdeckt wurde.

Die unterschiedlich heftige Reaktion auf größere Eingriffe oder Punktionen an Hydatidenzysten sind wohl auf die unterschiedliche Freisetzung von Antigenen zu beziehen, die wiederum von der Integrität der Parasitenwand abhängt bzw. von vorausgehenden Traumata [20].

Aus der Türkei wurde über zahlreiche perkutane Feinnadelpunktionen von Hydatidenzysten berichtet [154]. Diese wurden versehentlich punktiert, da sie von banalen Zysten gelegentlich nicht unterschieden werden konnten, oder sie wurden absichtlich punktiert, ohne daß ernste Symptome auftraten, „da es bei richtiger Punktionstechnik nicht zur Extravasation kommt". Aufgrund dieser Erfahrungen wurde sogar erwogen, in bestimmten Fällen skolizide Medikamente direkt unter sonographischer Kontrolle in die Hydatidenzyste zu injizieren.

Schwerwiegende Folgen nach Eingriffen bei Echinokokkusbefall der Leber sind dem Chirurgen durchaus bekannt [2]. Offenbar ist aber nur die Spontanruptur der Wirtskapsel besonders gefährlich. Es muß indessen keineswegs immer bei Austritt von Zysteninhalt zur letalen anaphylaktischen Reaktion kommen [60], selbst wenn ein Einbruch in die Gallenwege vorliegt [146].

Der Echinococcus multilocularis imitiert dagegen gerne einen Lebertumor. Eine solche Manifestation zeigt Abb. 69. Im späteren Stadium zeigen diese Tumoren auch einen zystenartigen Zerfall mit breitem echodichtem Randsaum. Im Frühstadium sind sie jedoch selbst von Metastasen nicht eindeutig zu unterscheiden.

Diese Echinokokkusart verhält sich ähnlich wie ein Malignom und wächst organüberschreitend. Wird ein Patient mit einer solchen Manifestation erstmals untersucht, können auch die Schnittbildverfahren Computertomographie und Sonographie die Diagnose nicht immer sichern, vor allem wenn typische Verkalkungen fehlen. Man denkt zunächst meist an einen primären Tumor der Leber [131]. Sogar intraoperativ kann die Diagnose schwierig sein [84]. Die Feinnadelpunktion, unter Kautelen durchgeführt wie bei Verdacht auf ein Hämangiom, läßt kaum Komplikationen erwarten, insbesondere keine anaphylaktischen Reaktionen. Eine derartige Punktion wird in der Literatur beschrieben und gelang ohne Probleme [159]. Denkbar ist jedoch eine Aussaat im Punktionskanal.

Ist es bereits zur Infiltration des Zwerchfells, des Retroperitonäums oder der V. cava inferior mit konkomitierender Thrombose dieses Gefäßes gekommen, erübrigt sich die Feinnadelpunktion, da die Erkrankung dann bereits bekannt ist.

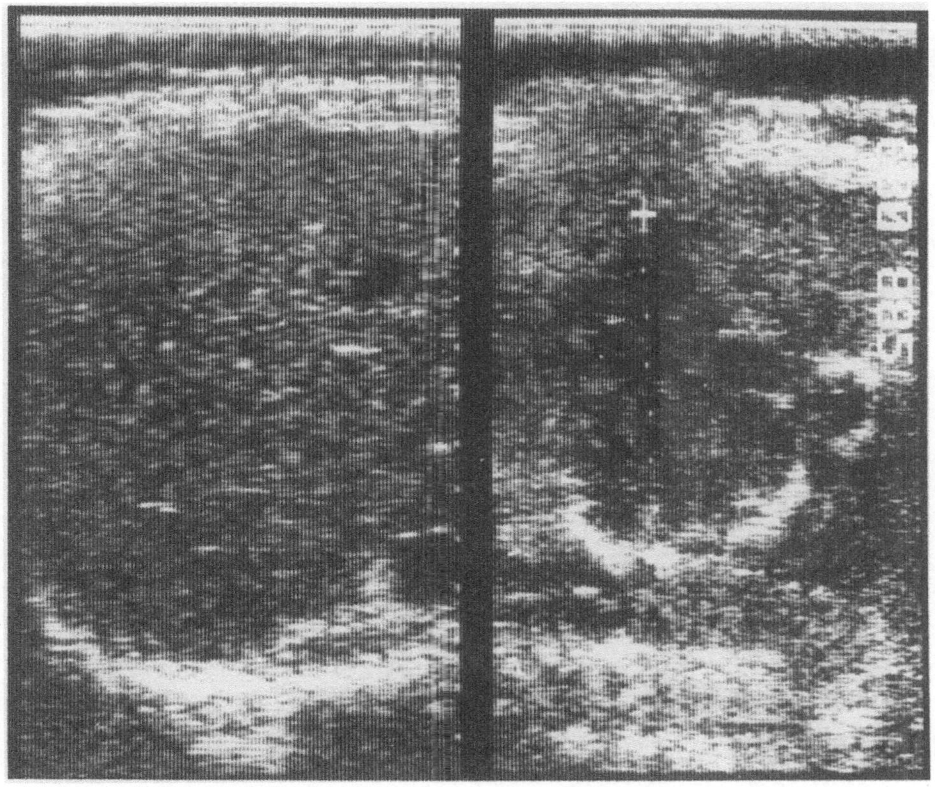

Abb. 69. Echinococcus multilocularis (alveolaris). Der echodichte Herd *(Kreuze)* könnte auch einer Tumormanifestation entsprechen

Der Nutzen einer Leberbiopsie – und dies gilt grundsätzlich für alle Punktionen – muß stets gegen den Nachteil einer möglichen Komplikation abgewogen werden. Besteht indessen ein vitales Interesse für den Kranken, eine feingewebliche Analyse des Gewebes vorzunehmen, ist sie nicht nur erlaubt, sondern *muß* durchgeführt werden.

3 Perkutane Nephrostomie

3.1 Einleitung

Aus der perkutanen anterograden Pyelographie wurde bereits vor 30 Jahren die perkutane Nephrostomie entwickelt, als es darum ging, nicht nur die Ursache einer Harnabflußstörung zu identifizieren, sondern auch eine vorübergehende oder permanente Entlastung der betroffenen Niere zu schaffen [55, 128, 169, 173]. Die Maßnahme erfolgte in der Regel nur als Noteingriff, um eine drohende Urämie und irreversible Nierenschädigung zu verhindern. Heute wird die Indikation für diesen Eingriff nach Verbesserung der Technik wesentlich großzügiger gestellt. Eine perkutane Nephrostomie wird beispielsweise bereits vorgenommen, wenn es bei einer Stenose am pyeloureteralen Übergang darum geht, vor einer eventuellen plastischen Operation die Erholungsfähigkeit des Nierenparenchyms nach Whitacker zu prüfen [61].

Erst nach Entwicklung der Schnittbildverfahren Computertomographie und Sonographie und Bereitstellung brauchbaren Drainagematerials ist die perkutane Nephrostomie eine Routinemaßnahme geworden, die für Patient und Organ schonend vorgenommen werden kann und immer häufiger angewandt wird [65, 105, 128, 177]. Die möglichen Komplikationen, welche früher auftraten, sind seltener geworden, lassen sich aber auch heute nicht vollständig vermeiden.

Indikationen

Für die perkutane Pyelostomie gibt es zahlreiche Indikationen, die sich in diagnostische und therapeutische gliedern lassen:

Hauptindikationen für die perkutane Pyelonephrostomie

1. Diagnostisch:
   - Anterograde (Intervall-)Pyelographie,
   - Bürstenbiopsie pyeloureteraler Läsionen und Nierenkelchläsionen,
   - Bestimmung der Erholungsfähigkeit einer Niere nach Abflußbehinderung (Whitacker-Test),
   - perkutane Nephroskopie.
2. Therapeutisch:
   - Dekompression bei vesikaler und supravesikaler Harnwegsobstruktion,
   - perkutane Urinableitung bei Urinfistel (z. B. des Ureters),
   - Splinting,
   - Drainage bei Pyonephrose,
   - Extraktion von Nieren- und Uretersteinen,
   - Litholapaxie,
   - Ureterembolisation.

Dieser Eingriff ist die Primärmaßnahme für verschiedene endourologische Manipulationen und hat verschiedene Modifikationen erfahren. So ist die Entfernung von Nieren- und Uretersteinen eine neue Anwendungsmöglichkeit, die in Zukunft noch an Bedeutung gewinnen dürfte.

In Anbetracht seiner Sicherheit und einfachen Handhabung wird dem sonographisch gesteuerten Drainageeinsatz in das Nierenbecken heute immer mehr Vorrang gegeben [124, 128, 143].

Nephrostomien wurden bis jetzt meist unter röntgenologischer Durchleuchtungskontrolle appliziert [106, 141]. In Anlehnung an bestehende Systeme haben wir weitere Nephrostomiesets entwickelt [65, 128]. Diese können unter sonographischer Führung allein, aber auch unter röntgenologischer Kontrolle in das Nierenbecken eingeführt werden und eignen sich darüber hinaus auch für andere Zwecke (z. B. Abszeßdrainage, Gallenwegsfistelung). Sie sind ausgesprochen rasch einzulegen und vor allem risikoarm.

Voraussetzung ist ferner ein Kathetermaterial, das eine längere Verweildauer im Körper ohne Alterung und Inkrustation übersteht. Ein solcher Drainagekatheter ist seit ca. 3 Jahren im Handel und hat sich für die Langzeitableitung der Niere bewährt (Fa. Angiomed, D-7505 Ettlingen).

3.2 Technik

Für die Nephrostomie unter Ultraschallkontrolle bieten sich 2 Wege an: die *indirekte Einführung* des Drainageschlauchs analog der Seldinger-Technik über einen Führungsdraht oder die *direkte Einführung* des Katheters über eine Stabilisierungsnadel. Die Wahl der Fistelungstechnik ist abhängig von individuellen Faktoren des Kranken, insbesondere vom Grad der Dilatation des Nierenbekkenkelchsystems (NBKS) und von der Zugänglichkeit der Niere (Rippenüberlagerung, Adipositas etc.). Die indirekte Einführung ist die Methode der Wahl bei nur wenig dilatiertem NBKS; sie ist risikoärmer, und sie sollte daher von weniger Geübten vorgenommen werden. Wird dagegen der Drainageschlauch mit der Stabilisationsnadel zugleich eingestochen, gewinnt man zwar Zeit, jedoch ist der Eingriff etwas risikoreicher. Ein Abweichen aus der Visierlinie ist möglich und erfordert daher eine deutliche Aufweitung des NBKS. Dieser Eingriff ist dem Geübten vorbehalten.

Seldinger-Technik

Für diese Art der Nierenfistelung wurde ein 3teiliger Einmalset entwickelt. Er ist gut geeignet für die Einführung mittels Ultraschallkontrolle unter permanenter Sicht, kann aber ebenso unter röntgenologischer Durchleuchtungskontrolle allein appliziert werden. Erforderlichenfalls läßt sich dieser Drainageschlauch, den es in verschieden starken Ausführungen gibt, auf einfache Weise wechseln, wenn die Ableitung bei Langzeitfistelung permanent offen bleiben soll (z. B. während und nach Radiotherapie von gynäkologischen Tumoren).

Der 3teilige Punktionsset (Fa. Angiomed, Ettlingen) besteht aus Punktionsnadel, rigidem Führungsdraht mit 6 cm langer, flexibler, weicher Spitze und Pigtaildrainageschlauch (Abb. 70).

Die Punktionsnadel besitzt eine zentrale Feinnadel mit Mandrin. Damit ist die optimale sonographische Erkennbarkeit ihrer Spitze mit Gewebe gewährleistet. Der Urinabfluß aus dem gestauten NBKS, der nach Einstich der Nadel

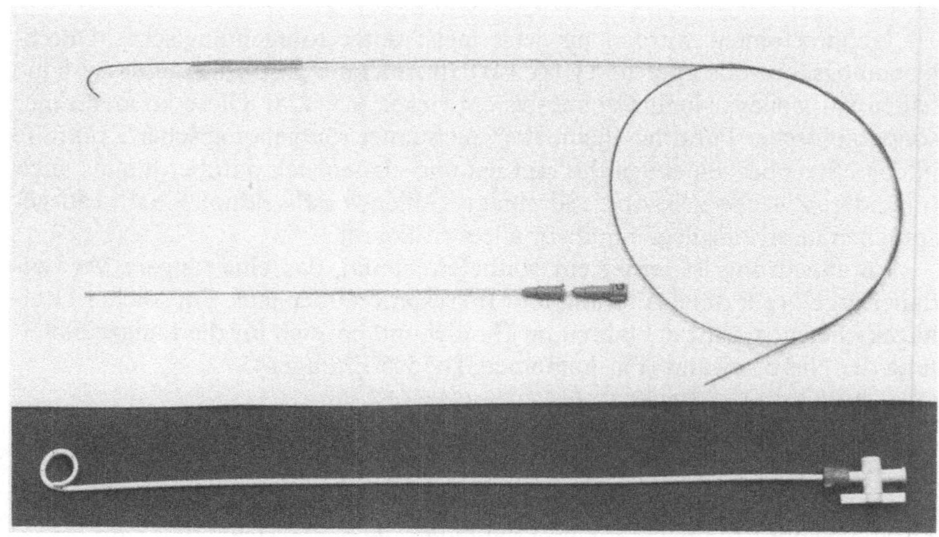

Abb. 70. Punktionsset 1 für Nephrostomie. Steifer Führungsdraht mit weicher Spitze, J-förmig gebogen *(oben)*, Initialpunktionsnadel mit zentraler Feinnadel *(Mitte)*, Pigtaildrainageschlauch *(unten)*

ins Nierenbecken überprüft wird, ist nur gering, das NBKS bleibt dilatiert für die anschließenden Manipulationen.

Der steife Führungsdraht macht die bei anderen Drainagesystemen bisher erforderliche, mehr oder weniger langwierige und schmerzhafte Aufbougierung des Drainagekanals durch Rückenmuskulatur und Nierenkapsel mit Plastikdilatatoren entbehrlich und führt zu einer Zeitersparnis für die gesamte Behandlung. Er bildet eine sichere Schiene, auf der der Katheder mühelos durch Muskulatur und Nierenkapsel bis ins Nierenbecken bei gleichzeitiger Rotation gleitet.

Die Nephrostomie wird in 3 Schritten vorgenommen: Nach 3maliger großflächiger Desinfektion der Haut mit Merfen, sorgfältiger steriler Abdeckung der Umgebung und Lokalanästhesie mit 5–8 ml Lidocain (1%) wird der Punktionstransducer ähnlich wie bei der Nierenstanzpunktion von dorsolateral über der Niere eingestellt.

Die Punktionsnadel wird zentral durch den perforierten Punktionskopf in die Haut eingestochen (Abb. 71); ganz ähnlich wie bei Durchführung der Feinstanzbiopsie wird dabei der Mandrin mit dem Zeigefinger festgehalten (Abb. 72). Die Nadelspitze läßt sich als helles Aufprallecho im Nierenbecken erkennen und liegt knapp neben der Visierlinie (Abb. 73). Nacheinander werden zuerst Subkutis, Muskulatur, perirenales Fettgewebe, Nierenkapsel und -parenchym durchbohrt.

Nach Entfernung des Mandrins tropft aus der Nadel spontan Urin ab, wodurch ihr guter Sitz bestätigt wird.

In einem nächsten Schritt wird nun der steife Führungsdraht in die Punktionsnadel eingeführt. Die J-förmig gebogene weiche Spitze läßt sich über eine

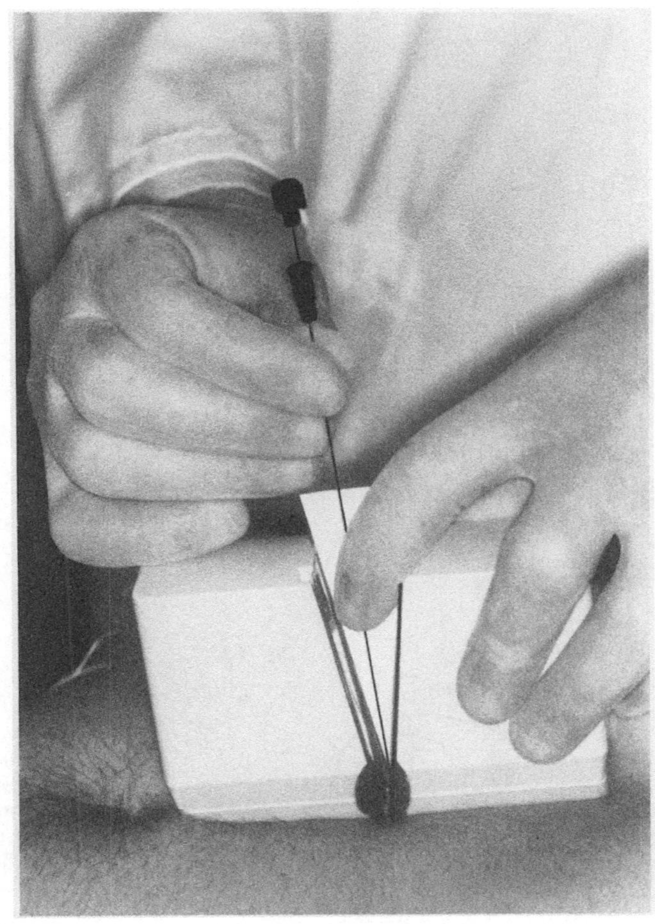

Abb. 71. Einstich der Initialpunktionsnadel in die Haut und Muskulatur durch den zentral perforierten Transducer

Plastikschiene leicht in die Nadel einführen (Abb. 74). Sobald dieser Führungsdraht über die Nadelspitze im Nierenbeckenkelchsystem hinausragt, biegt er sich entsprechend seiner vorgeformten Krümmung um und wird teilweise oder in toto sichtbar, je nach seiner Lage zur Schnittebene des Transducers (Abb. 75 a, b).

Man führt den Führungsdraht soweit vor, bis er an die gegenüberliegende Wand des Nierenbeckens anstößt und der noch steife Anteil des Führungsdrahts Nierenkapsel und -parenchym sicher durchdrungen hat (Abb. 76 a, b).

Bei einiger Vorsicht ist eine Perforation des Nierenbeckenkelchsystems auf der gegenüberliegenden Seite zu vermeiden. Meist rutscht der Führungsdraht mit seiner weichen Spitze in den Ureter.

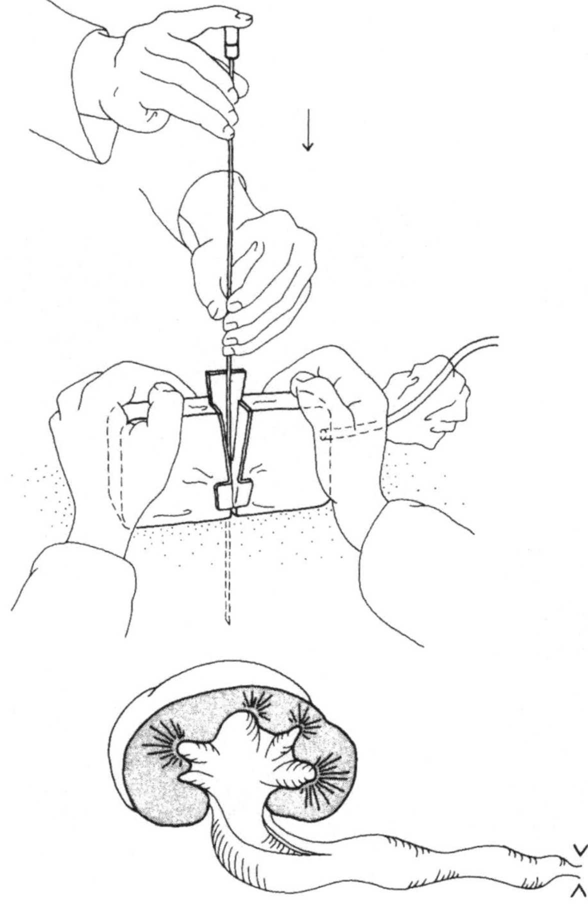

Abb. 72. Einstich der Initialpunktionsnadel durch Haut, Subkutis und Muskulatur bis ins perirenale Fettgewebe. Üblicherweise wird die Punktionsnadel in leichte Schrägstellung gebracht (aus perspektivischen Gründen hier unterlassen)

Nun wird die Punktionsnadel entfernt. Dabei muß streng darauf geachtet werden, daß sich der Führungsdraht nicht verschiebt und aus Versehen aus der Niere teilweise oder vollständig entfernt wird.

Er bleibt schließlich allein im Nierenbecken liegen. An seinem aus der Haut herausragenden Teil läßt sich die Atemverschiebung der Niere deutlich erkennen. Mit einer kleinen Stichinzision wird die Haut entlang dem Führungsdraht etwas gespalten, sodann der Drainageschlauch über den Führungsdraht bis ins Nierenbeckenkelchsystem vorgeschoben (Abb. 77). Wiederum ist streng darauf zu achten, daß sich während dieses Vorgangs der Führungsdraht nicht verlagert und der steifere Anteil zufällig weiter in die Tiefe geschoben wird. Erst wenn der „pigtail"-Katheter sichtbar im Nierenbecken liegt, wird der Führungsdraht entfernt. Die ständige sonographische Kontrolle ist notwendig.

Das freie Abtropfen von Urin bestätigt den richtigen Drainagesitz. Steht das Nierenbecken nicht mehr unter Druck oder ist sein Inhalt sehr viskös (Pyonephrose), muß mit einer Spritze abgesaugt werden.

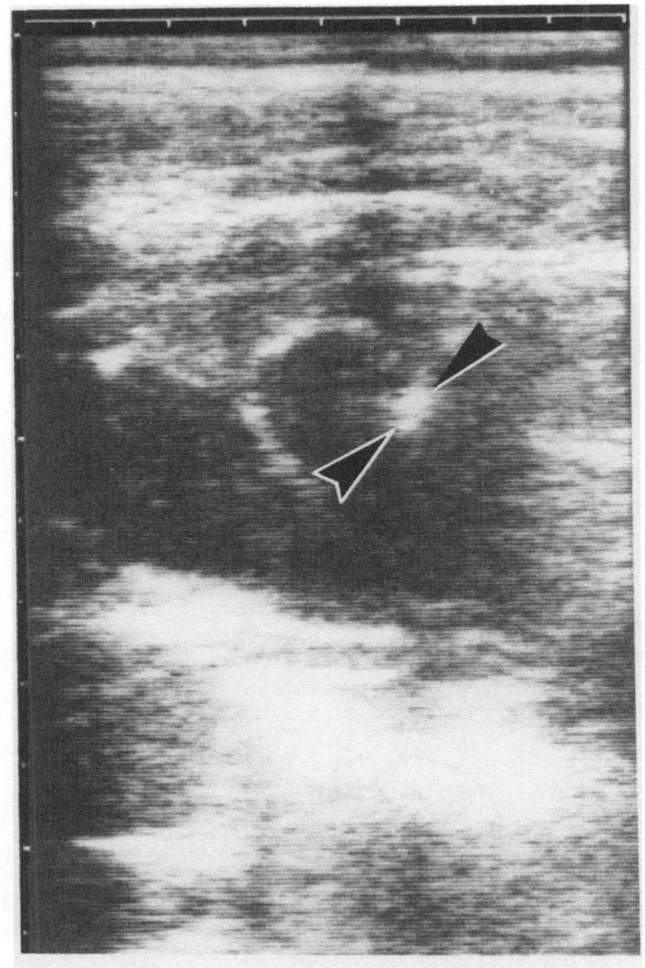

Abb. 73. Man erkennt das helle Aufprallecho der Nadelspitze *(Pfeile)* nach leichter Verschiebung des Transducers nach kranial, wodurch sich die Punktionsnadel nach kaudal zu verschieben scheint

Anschließend wird immer eine Röntgenzielaufnahme nach schwacher und stärkerer Kontrastmittelfüllung des NBKS durchgeführt, um den eindeutigen Sitz der Drainage in der Niere zu dokumentieren (Abb. 78). Er läßt sich jetzt noch durch Vorschieben oder Zurückziehen korrigieren, bevor man ihn endgültig an der Haut befestigt. Wiederum kann der steife Führungsdraht für eine eventuelle Korrektur verwendet werden.

PTC-Prinzip

Ist das Nierenbeckenkelchsystem (NBKS) weit genug dilatiert und sonographisch einwandfrei darstellbar, kann auch die Direktpunktion mit dem über eine Nadel geführten Schlauchsystem erfolgen. Diese Art der Nephrostomie äh-

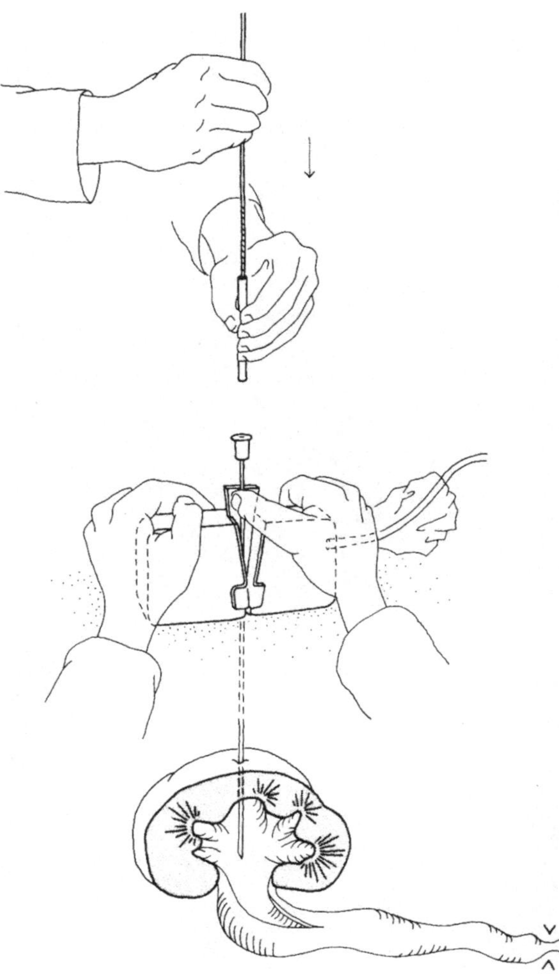

Abb. 74. Einführung des nur an der Spitze weichen Führungsdrahtes in die Punktionsnadel. Die J-förmig gebogene weiche Spitze wird zwecks besserer Einführung über eine kurze Plastikschiene begradigt

nelt dem früher üblichen Vorgehen bei der perkutanen transhepatischen Cholangiographie. Nach Stichinzision der Haut wird das Drainagesystem oberflächlich in die Haut eingestochen, bis die Nadel- bzw. Katheterspitze die Subkutis erreicht (Abb. 79). Nun schiebt man von seitlich den zentral offenen Transducer an den Katheter und stellt mit Hilfe der Visierlinie die zu punktierende Region des Nierenbeckens exakt ein. Auf dieser Visierlinie werden nun Drainagekatheter und Führungsnadel gemeinsam in die Tiefe vorgeschoben (Abb. 80). Der Einstich in die Niere wird in Apnoe vorgenommen. Die Muskulatur leistet meist einen prall-elastischen Widerstand, der leicht zu überwinden ist.

Sobald Nadelspitze und Katheter das NBKS erreicht haben, schiebt man den Katheter bei gleichzeitigem Rückzug der Nadel vorsichtig vor (Abb. 81 a, b).

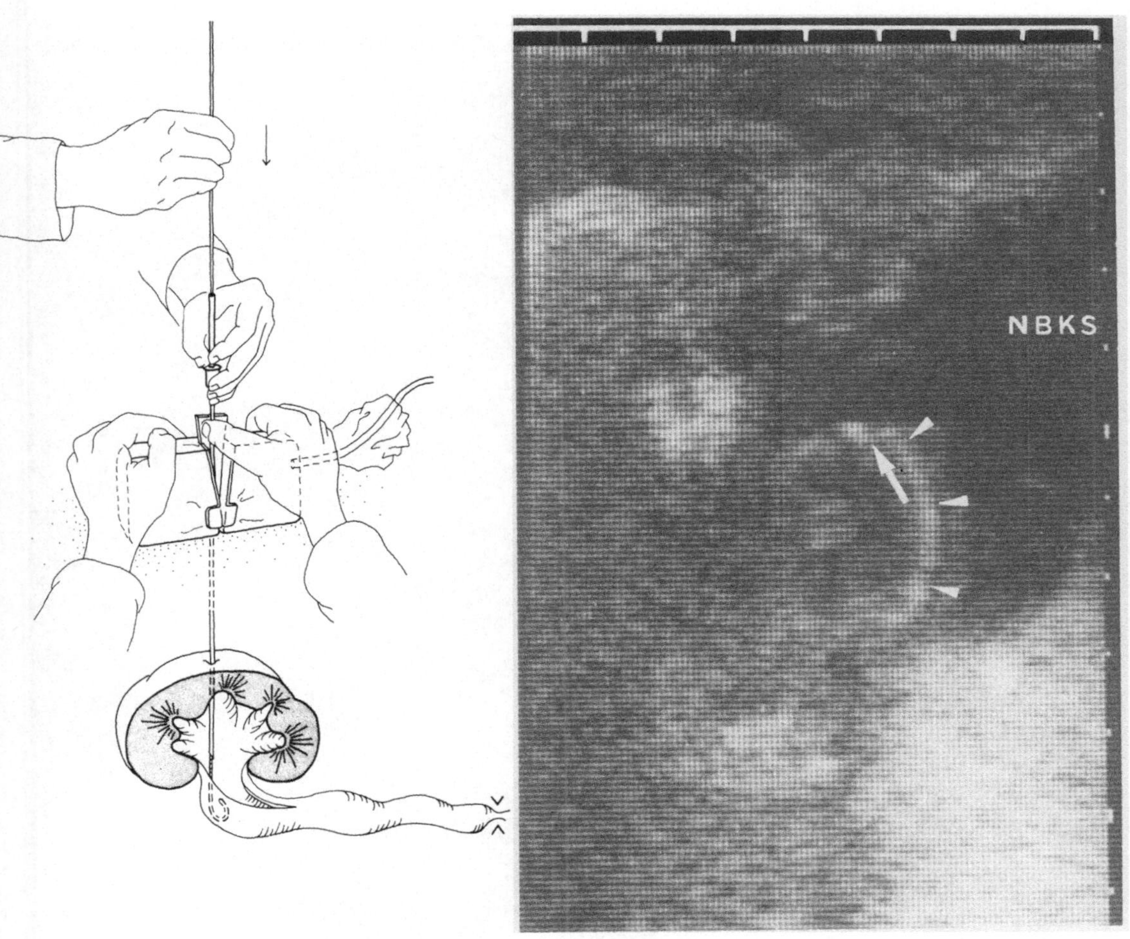

Abb. 75. a Die weiche Spitze des steifen Führungsdrahts erscheint im Nierenbecken und stößt an der medialen Nierenbeckenwand an. **b** Der gebogene Anteil des Führungsdrahts wird im Ultraschallbild als ovaler Bogen sichtbar *(kleine Pfeile)*. Die Spitze der Punktionsnadel *(großer Pfeil)* wird nur noch angedeutet sichtbar

Man kann die Aufrollbewegung des Pigtailkatheters dabei sonographisch einwandfrei kontrollieren, und schiebt ihn noch etwas weiter vor, bis er einen zentralen guten Sitz im Nierenbeckenkelchsystem erkennen läßt (Abb. 82). Sobald die Nadel ganz entfernt ist, tropft als Zeichen für den guten Sitz der Drainage Urin ab.

Steht das NBKS nicht unter Druck oder liegt eine Pyonephrose vor, muß mit einer Spritze aspiriert werden, um zu überprüfen, ob der Drainagesitz einwandfrei ist.

Wiederum wird abschließend ein Röntgenbild mit schwacher und stärkerer Kontrastmittelfüllung des NBKS angefertigt (Abb. 83), um den guten Sitz der Drainage zu dokumentieren. Damit kann auch gleichzeitig durch die anterogra-

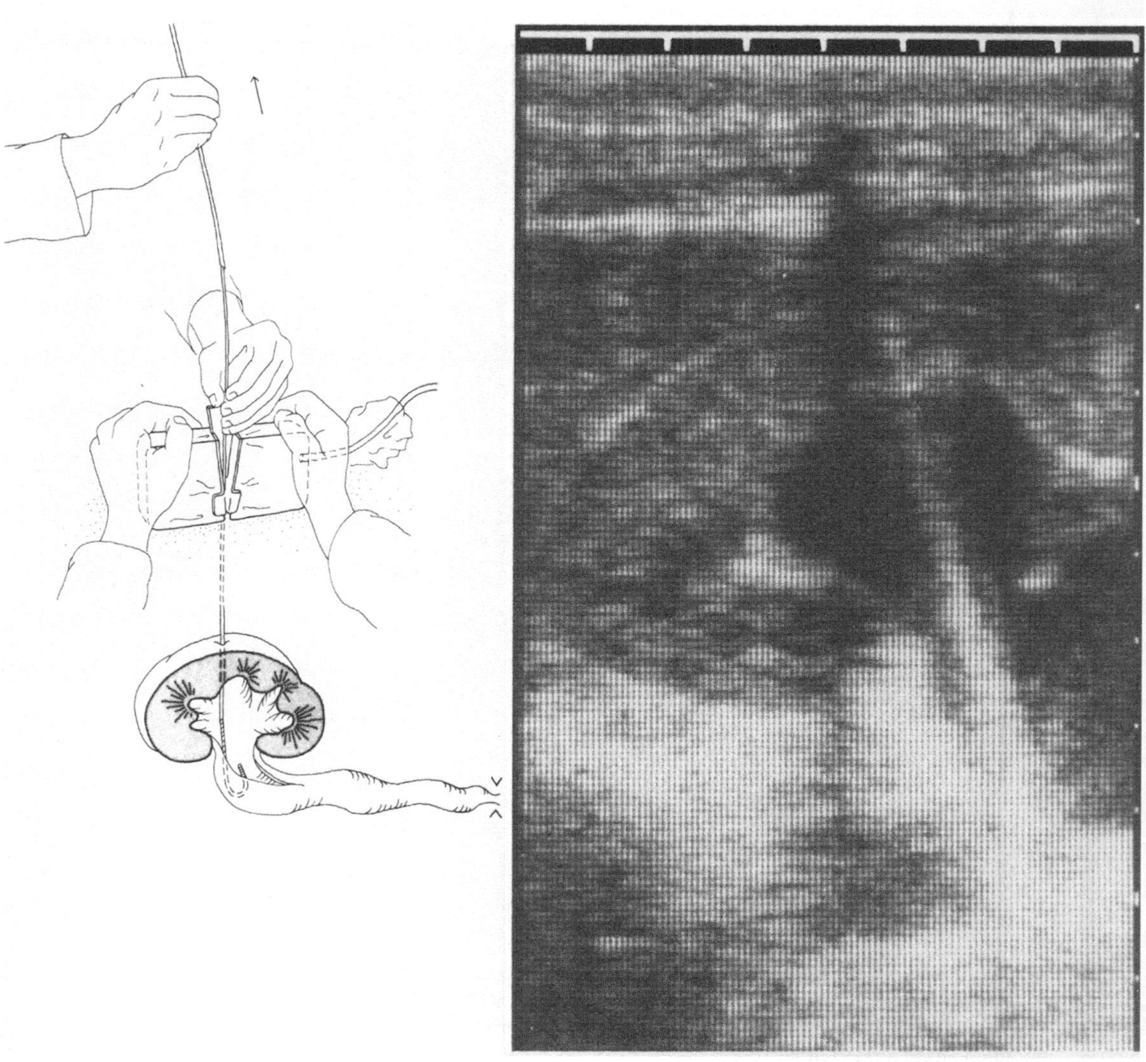

Abb. 76. a Der Führungsdraht liegt mit der weichen Spitze vollständig im Nierenbecken. Der steife Drahtanteil hat Nierenkapsel und Nierenbeckenwand ebenfalls durchdrungen. Die Punktionsnadel ist entfernt. **b** Zugehöriges Sonogramm. Der Führungsdraht durchdringt mit seinem steifen Anteil Nierenkapsel und äußere Nierenbeckenwand. Die weiche Spitze hat ventromedial die Nierenbeckenwand erreicht und ist wieder umgeschlagen

de Pyelographie die Ursache des peripheren Abflußhindernisses geklärt werden, falls diese noch unbekannt ist.

Gelegentlich ist auch die bilaterale Nephrostomie erforderlich. Sie wird analog vorgenommen und kann ohne Vorbehalt in der gleichen Sitzung durchgeführt werden. Die Wahl des Sets und der Applikationsmethode richtet sich ausschließlich nach den individuellen Gegebenheiten und der Zugänglichkeit des Nierenbeckens. Gelegentlich haben wir auf einer Seite den über eine Füh-

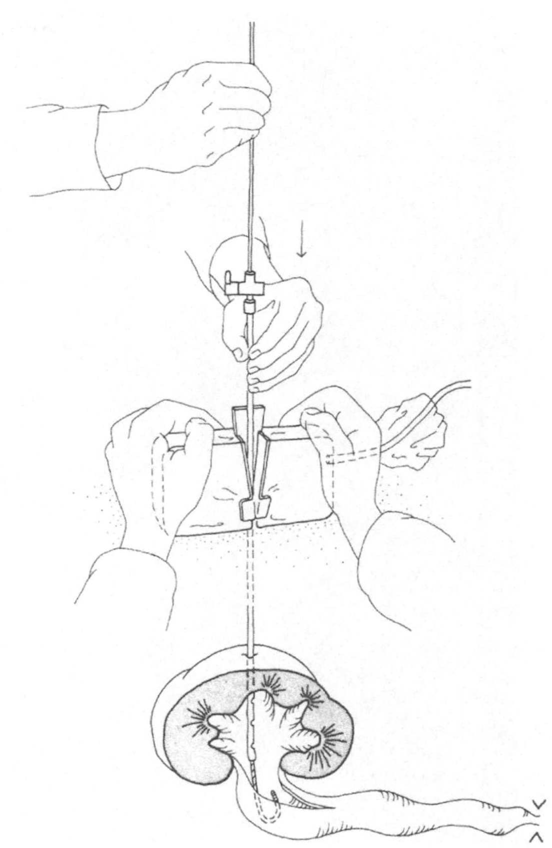

Abb. 77. Der Drainageschlauch wird über den Führungsdraht ins Nierenbecken vorgeschoben

rungsnadel gezogenen Katheter direkt ins stärker dilatierte Nierenbecken eingeführt und auf der anderen Seite bei nur wenig aufgeweitetem Nierenbeckenkelchsystem der Applikation nach der Seldinger-Technik den Vorzug gegeben, selbstverständlich stets unter Verwendung der sonographischen Kontrolle.

Als Überwachungsmaßnahme nach perkutaner Nephrostomie reichen Röntgendurchleuchtung mit Kontrastmittelapplikation und Ultraschalluntersuchung für die Beurteilung der perirenalen Organbereiche i. allg. aus. Die Computertomographie ist als ergänzende Untersuchung gelegentlich von Vorteil. Dies wird auch am folgenden Beispiel sichtbar:

Bei einer 52jährigen Frau mit einem ausgedehnten gynäkologischen Tumor kam es während der Radiotherapie zu einem kompletten Verschluß des linken Ureters. Zunächst wurde daher eine Drainage dieser Seite vorgenommen (Abb. 84). Der Ureter ist distal durch den Tumor verschlossen. Eine wenige Tage später durchgeführte Computertomographie zeigt, daß juxtaaortal links kleine noduläre Raumforderungen sichtbar werden, die Lymphknotenmetastasen darstellen könnten (Abb. 85). Der Drainageschlauch ist im linken, noch dilatier-

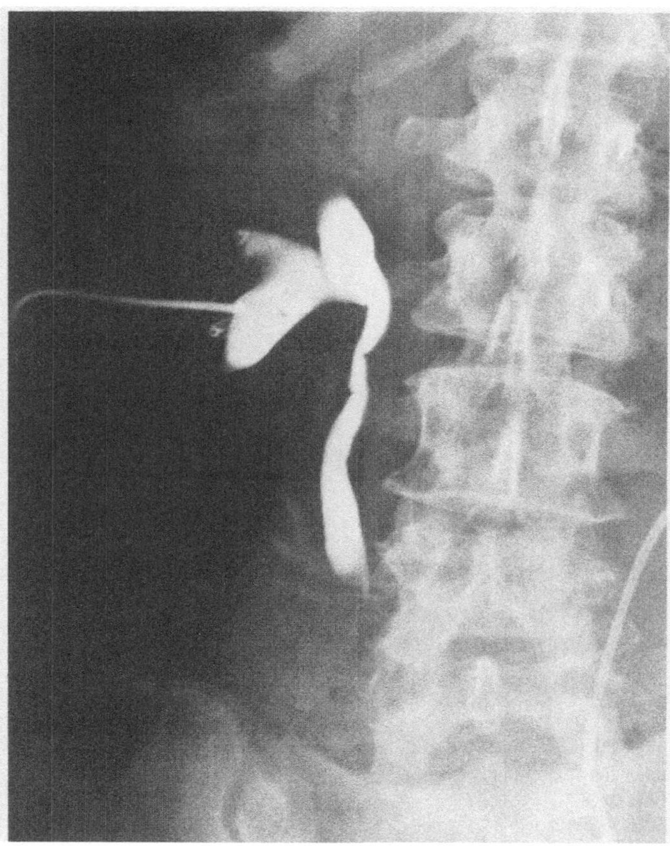

Abb. 78. Röntgenaufnahme des im rechten Nierenbecken liegenden Drainageschlauchs. Periphere Abflußbehinderung durch tieferliegendes Blasenkarzinom

ten Nierenbecken sichtbar. Wenig später wurde auch auf der rechten Seite die perkutane Nephrostomie erforderlich (Abb. 86). Die Abflußbehinderung durch den Tumor im kleinen Becken wird nun auf beiden Seiten gut sichtbar.

3.3 Drainagematerial und Drainagewahl

Dank der Entwicklung neuer Technologien ist die Anlage einer Nierenfistel heute eine risikoarme, rasch durchführbare therapeutische Maßnahme. Durch die exakte ultraschallgesteuerte Führung kann man Drainageschläuche auf kürzestem Weg durch Haut und Muskulatur ins Nierenbecken vorschieben.

Die neuen Nephrostomiesets haben sich für diesen Eingriff bestens bewährt. Das verwendete Kunststoffmaterial spielt für den Langzeiterfolg der eingesetzten Drainagen eine wesentliche Rolle. *Polyurethan* kann in mehreren Festigkeitsstufen hergestellt werden und eignet sich v. a. für innere Schienungen,

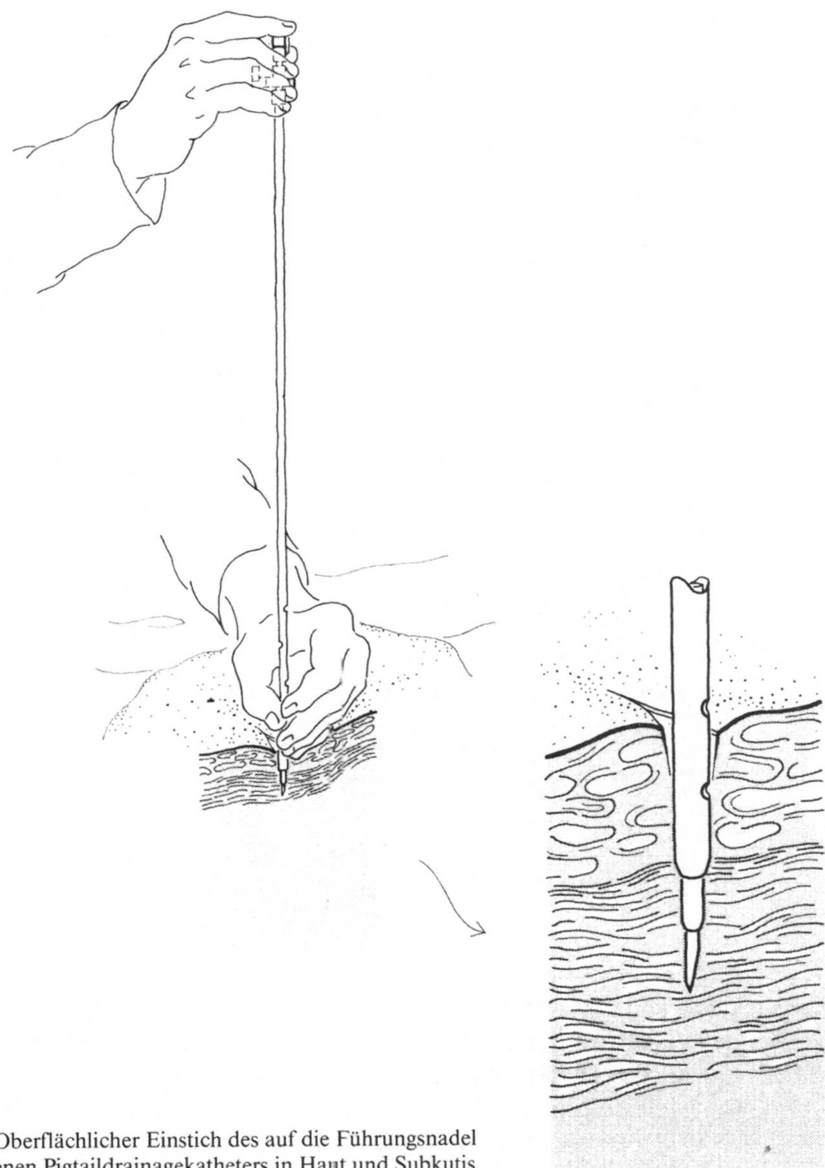

Abb. 79. Oberflächlicher Einstich des auf die Führungsnadel aufgezogenen Pigtaildrainagekatheters in Haut und Subkutis

da das Material weich ist, aber im Gegensatz zum Silikon keine Gefahr des Kollabierens besteht. Die genaue Beibehaltung der vorgegebenen Form ist dagegen bei äußerer Ableitung ein Nachteil, da der Katheter zu rigide ist, um sich der Organbewegung anzupassen.

Die von uns verwendeten Drainagekatheter für perkutane Applikationen sind daher aus *Polyäthylen* hergestellt. Diese Substanz verfügt über eine besonders hohe Gleitfähigkeit und Wandstabilität bei gleichzeitig geringer Inkrusta-

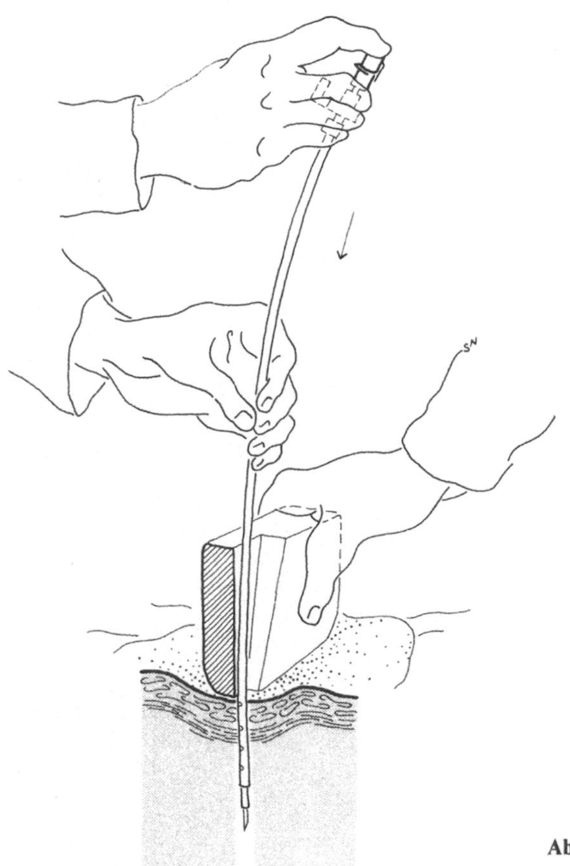

Abb. 80. Einstich des Drainagekatheters unter Führung des Transducers

tionsneigung, die sich allerdings von der des Polyurethans nicht unterscheidet. Verwendet werden kann nur Material mit stark vergüteter Oberfläche, das von verschiedenen Herstellern in sehr unterschiedlicher Qualität angeboten wird. Polarisationsmikroskopisch läßt sich die Inkrustationsneigung recht gut anhand von Struvitinablagerungen nachweisen [65].

Unsere klinischen Erfahrungen bestätigen eine ausgesprochen geringe Inkrustationsneigung der von uns verwendeten Katheter, da schon zahlreiche Kranke mit perkutanen Nephrostomien über Monate bis Jahre gut versorgt worden sind.

Eine gewisse Festigkeit des Drainagematerials bei Zimmertemperatur erleichtert das Einsetzen in das Nierenbecken oder in eine Abszeßhöhle. Die höhere Flexibilität bei Körpertemperatur macht das Drainagematerial geschmeidig, so daß auch der Langzeiteinsatz den Patienten nicht stört und meist keine besondere Reizung an der Hautdurchtrittsstelle erkennbar wird. Katheterbrüche wurden bei uns nie beobachtet.

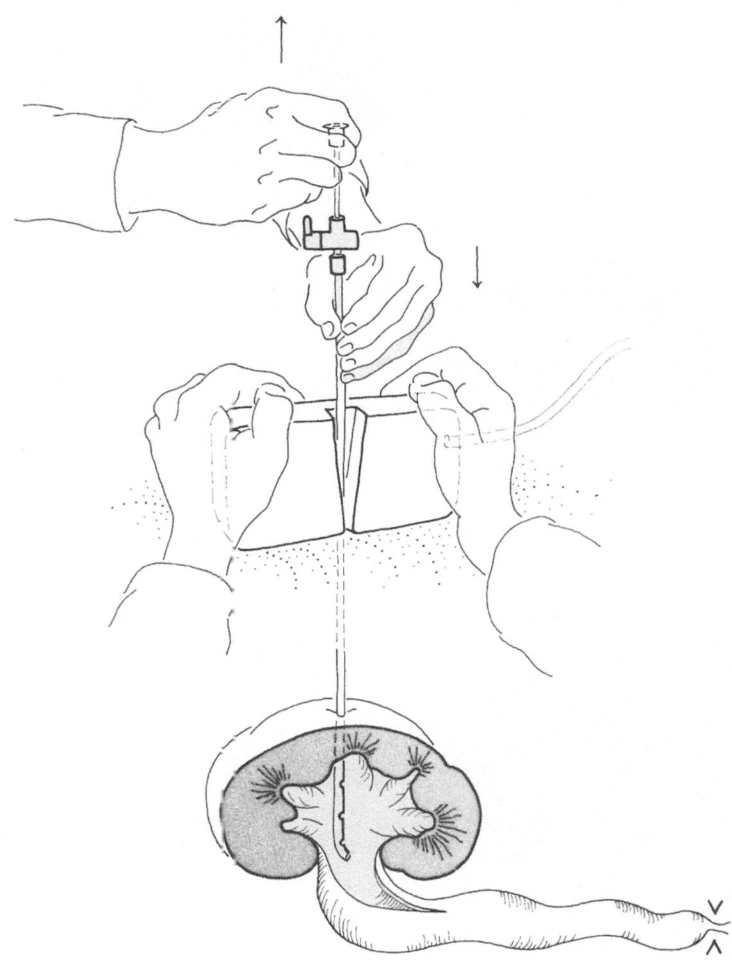

Abb. 81. a Nach Einstich des Pigtailkatheters in das Nierenbecken wird die Führungsnadel unter gleichzeitigem Kathetervorschub etwas zurückgezogen. **b** Detailaufnahme der Katheterspitze während des Nadelrückzugs (**Abb. 81 b** s. S. 146)

Die perkutane Nephrostomie bietet aus der Sicht des Patienten wie der des behandelnden Arztes einen großen Vorteil: die Überprüfung der ausreichenden Drainagefunktion ist jederzeit auch für den Kranken selbst ohne Hilfsinstrumente möglich.

Die innere Schienung oder Splintung des Ureters ist inzwischen ebenfalls ein oft geübter und routinemäßig durchgeführter Eingriff geworden [48, 56, 106]. Für den Patienten ist er zunächst eingreifender, bietet zuweilen Schwierigkeiten und bedarf später der regelmäßigen Überwachung. Bleibt die Ableitung nach anterogradem Einsatz transkutan bestehen, so sollte sie nur temporär verwendet werden [54]. Die innere Harnableitung über einen versenkten Uretersplint kann jedoch in gewissen Fällen permanent belassen werden [62].

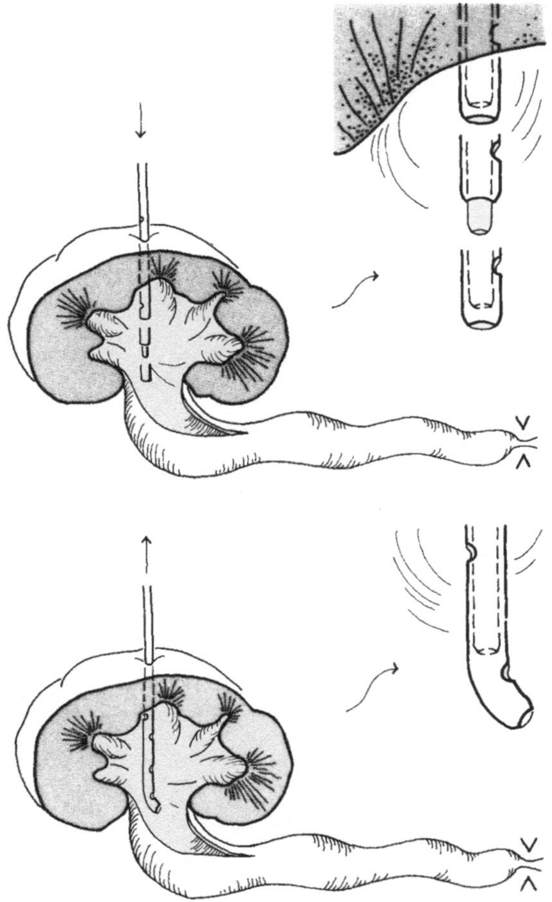

Abb. 81 b
Legende s. S. 145

Die Verwendung der Sonographie als Leitverfahren für die Einführung des Drainagesets in das Nierenbeckenkelchsystem ist für Arzt und Patient zweifellos ein großer Vorteil. Dabei spielt die Wahl des jeweils verwendeten Sets eher eine untergeordnete Rolle. Auf die Röntgendurchleuchtung wird man dennoch nicht vollständig verzichten können, zumal ein Röntgenbild den Drainagesitz später genauer dokumentiert und gleichzeitig eine anterograde Pyelographie angefertigt werden kann.

Daß der gesamte Eingriff zügig vor sich gehen muß, erscheint aus der Sicht des Patienten wichtig und vermindert das Risiko des Eingriffs und einen fehlerhaften Drainageeinsatz. Die Eignung der verschiedenen Nephrostomiesets für die ultraschallgeleitete Applikation ist unterschiedlich, und daher sollten sie individuell angepaßt werden.

Das Set 1 (nach der Seldinger-Technik) ist das sicherste und eignet sich für den mit der Methode noch wenig vertrauten Arzt (vgl. Abb. 70, S. 134). Dieses Set ist bei nur wenig dilatiertem Nierenbecken vorzuziehen oder zu verwenden,

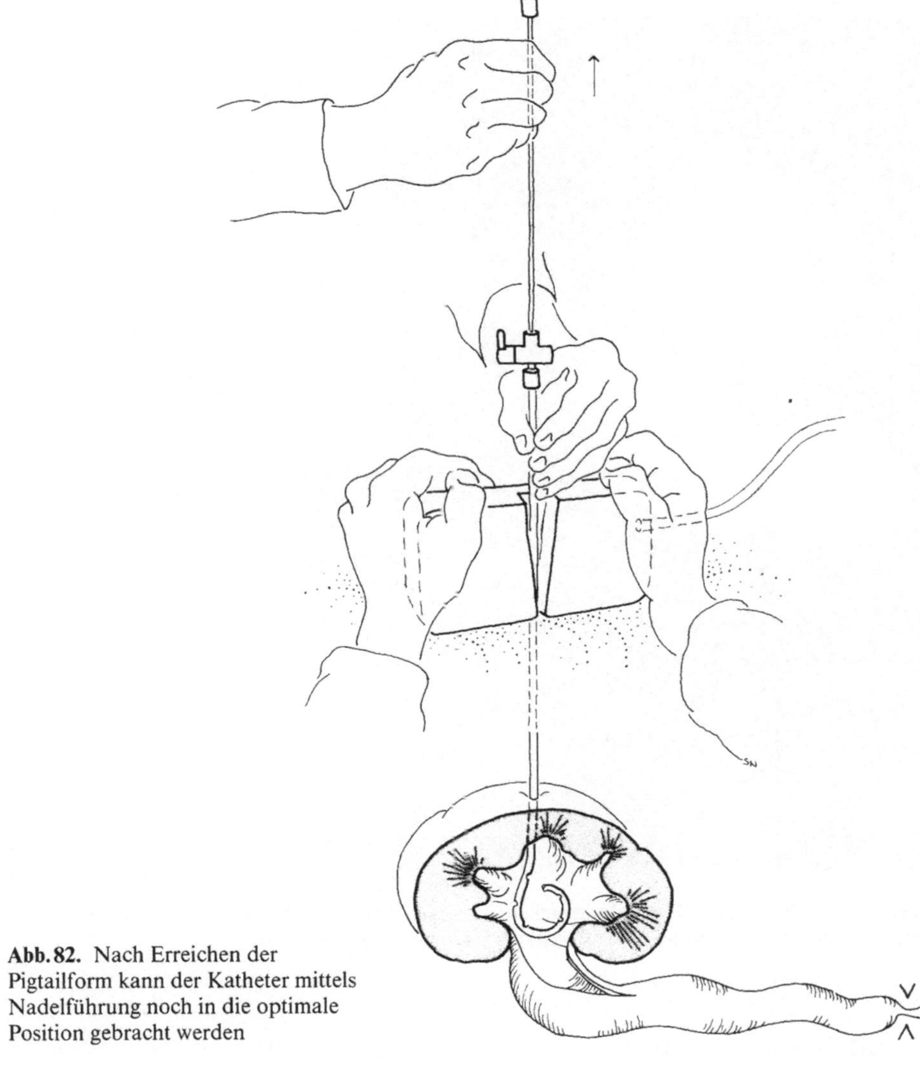

Abb. 82. Nach Erreichen der Pigtailform kann der Katheter mittels Nadelführung noch in die optimale Position gebracht werden

wenn es darum geht, in einem anderen Organ, etwa der Leber mit Verschlußikterus, eine Gallenwegsdrainage zu schaffen.

Das Set 2 (Nadel und Drainageschlauch werden gleichzeitig perkutan eingeführt; Fa. Angiomed, D-7505 Ettlingen) bietet Vorteile beim stärker dilatierten Nierenbeckensystem: unter präziser sonographischer Kontrolle kann dieses Drainagesystem innerhalb von Sekunden in das Nierenbecken eingeführt werden, und durch einfachen Rückzug der Führungsnadel nimmt der Katheter sofort wieder die gewünschte „Pigtailform" an (Abb. 82). Dieses Set eignet sich in gleicher Weise für die Abzseßdrainage oder als Palliativmaßnahme für die Ableitung eines Pleuraergusses bzw. einer Aszitesansammlung.

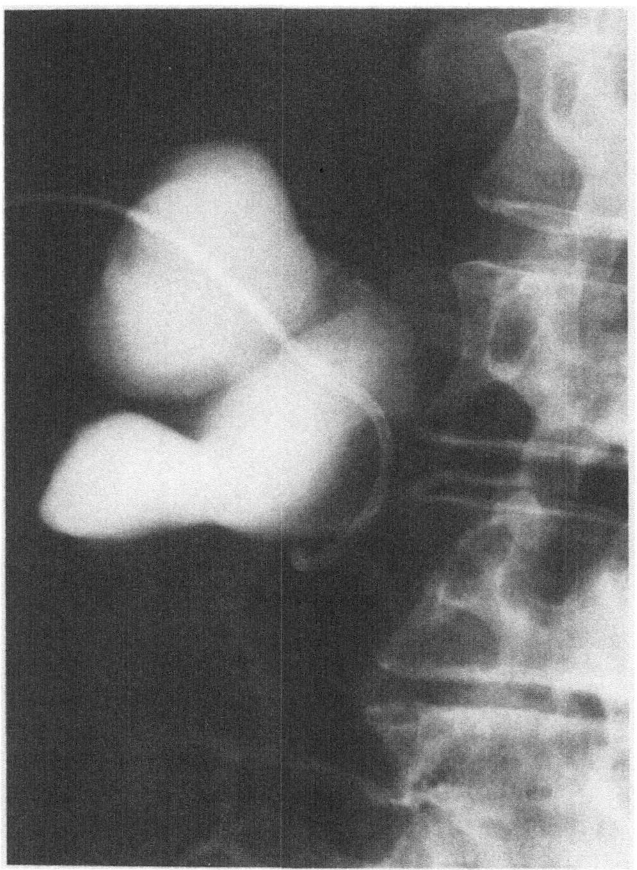

Abb. 83. Einführung eines Pigtaildrainagekatheters nach dem PTC-Prinzip in das beträchtlich dilatierte Nierenbecken der rechten Seite; vaskulär bedingte Abgangsstenose

Die besondere Konstruktion des Sets 3 (Set 2 modifiziert nach Schüller [149]) erlaubt den Einsatz sowohl für das weniger als auch das stärker erweiterte Nierenbeckenkelchsystem. Es ist geeignet für Nieren mit geringfügiger Dilatation oder Teildilatation, da es die risikoarme „probatorische" Punktion erlaubt. Im übrigen macht sich dieses Set das Grundprinzip vom Set 1 zunutze, indem die zunächst vorgeführte starre Nadel als feste Leitschiene für den biegsamen Drainagekatheter bei seinem Weg durch die nachgiebige Nierenkapsel dient. Dadurch wird, wenn das Nierenbecken noch nicht unter wesentlichem Staungsdruck steht, der in diesem Moment früher übliche Bougierungsvorgang mit Dilatatoren vermieden.

In Anbetracht der hohen Sicherheit des Anlegens einer perkutanen Nephrostomie unter sonographischer Kontrolle kann die Indikation für den Eingriff relativ frühzeitig gestellt werden, bevor sich eine drohende Funktionsverschlechterung der Nieren überhaupt einstellt. Dabei hat die Methode auch

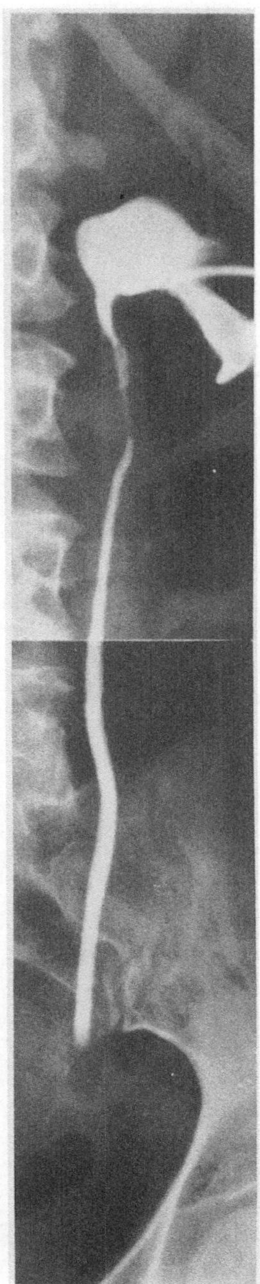

Abb. 84. Zunächst Harnabflußstörung links bei ausgedehntem gynäkologischem Tumor im kleinen Becken. Nephrostomie unter Ultraschallkontrolle; keine Kontrastmittelpassage in die Blase mehr nachweisbar

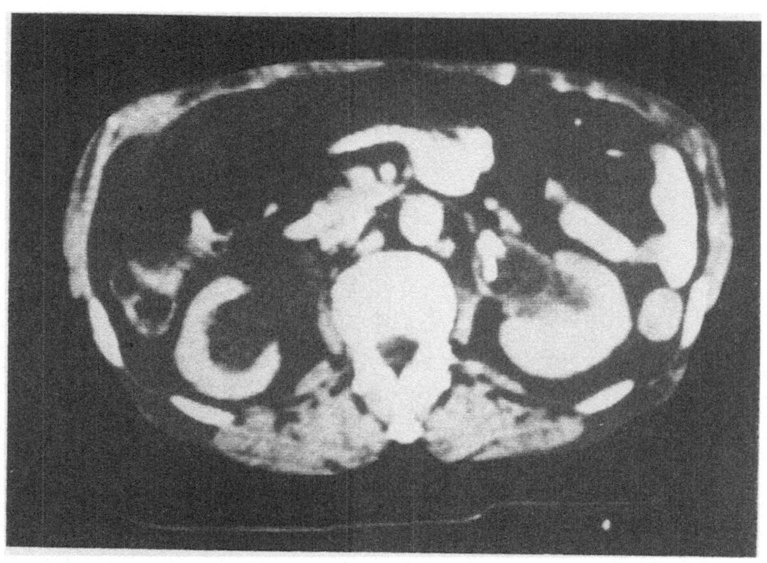

Abb. 85. Gleiche Patienten wie in Abb. 84. Wenige Tage später durchgeführtes CT. Jetzt auch Harnabflußstörung rechts. Kleine noduläre Raumforderung juxtaaortal, verdächtig auf eine Metastase. Links Nephrostomiekatheter im etwas dilatierten Nierenbecken sichtbar

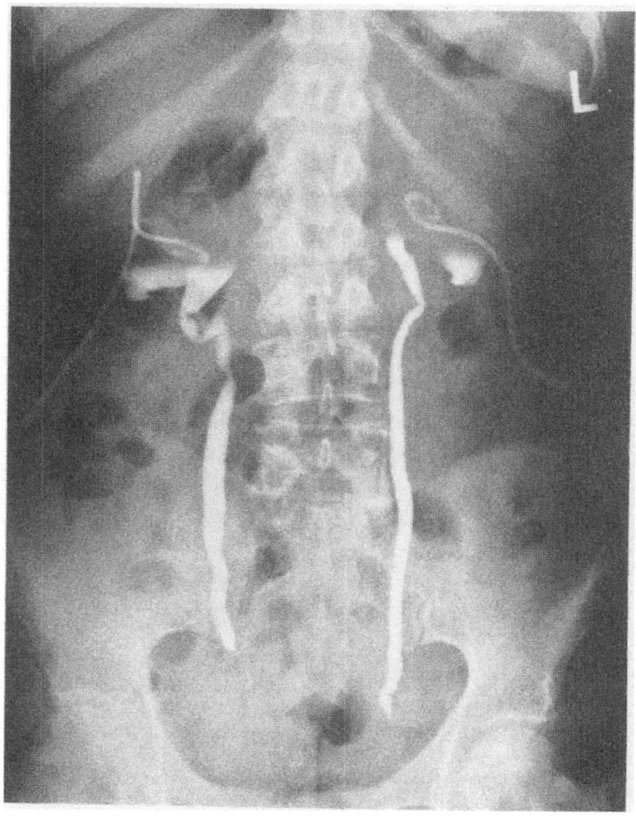

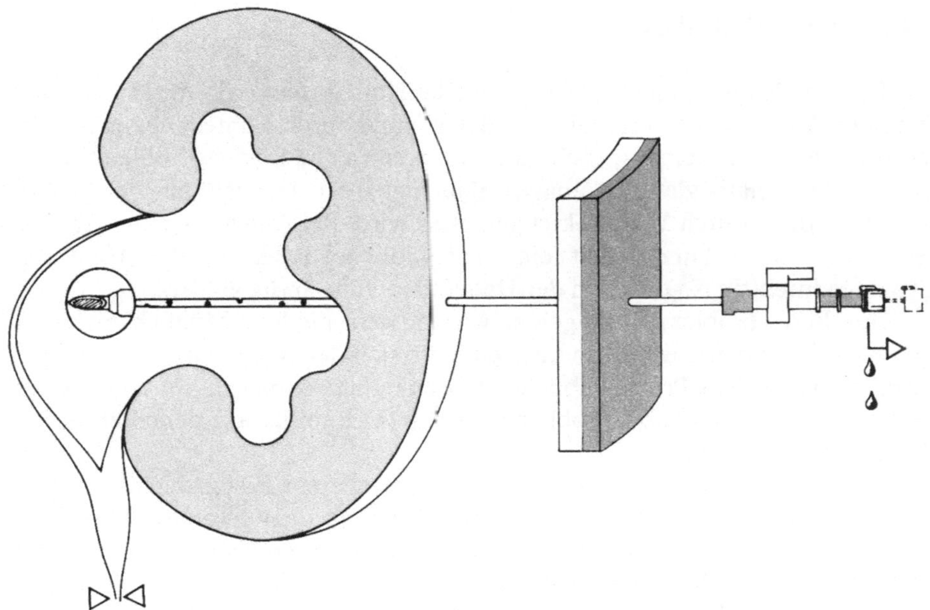

Abb. 87. Punktionsset 2 für Nephrostomie. Nach Aufrichten des Pigtailkatheters mit Hilfe des Katheteraufrichters wird dieser durch die ineinandergesetzten, geschliffenen Punktionsnadeln ersetzt. Inneres Stilett zur Lokalisationsprüfung vermittels Urinflußaspiration herausziehen *(Pfeil)*

für die heute möglichen Verfahren der parenchymschonenden Nephrolithotomie bzw. extrakorporalen Stoßwellenlithotripsie Bedeutung.

Die Behandlung mit einer perkutanen Nephrostomie ist v. a. auch dann zu erwägen, wenn z. B. durch Tumorobstruktion zuerst nur eine Niere behindert und hydronephrotisch verändert wird [57].

Bei Steinträgern mit zunehmender Urämie bewirkt die perkutane Ableitung nur einer Niere oft eine wesentliche und rasche Besserung des klinischen Bildes, die Kreatininwerte normalisieren sich. Die konsekutive Diurese hat einen Spüleffekt zur Folge, der u. U. sogar größere Konkremente weiterbefördert, so daß sie schließlich für die Zeiss-Schlinge zugänglich werden. In diesen Fällen sollte mit der Nephrostomie daher ebenfalls nicht gezögert werden.

Es steht zu erwarten, daß auch durch die rasche Entwicklung der perkutanen Litholapaxie die perkutane Nephrostomie in Zukunft an Bedeutung gewinnt. Der Eingriff dürfte auch bei vermehrter Anwendung der extrakorporalen Stoßwellenlithotripsie als hilfreiche Ergänzung wichtiger werden.

◀ **Abb. 86.** Gleiche Patientin wie in Abb. 85, 2 Wochen später. Inzwischen wurde auch die Nephrostomie der rechten Seite erforderlich. Auf die Größe des Tumors im kleinen Becken kann anhand der gefüllten Ureteren geschlossen werden (Aufnahme im Stehen)

3.4 Der Schlaufenkatheter

Die Fixation eines Drainageschlauchs an der Haut ist nach wie vor ein gewisses Problem. Am sichersten erscheint die Befestigung durch Nähte. Dies entspricht chirurgischer Lehrmeinung, stellt aber andererseits auch keine völlige Sicherheit dar. Der relativ glatte Drainageschlauch gleitet u. U. leicht aus der Fadenöse, wenn diese durch Wundsekret gelockert wird. Bei Ableitung eines Abszesses erfolgt nach kurzer Zeit eine entzündliche Reaktion der Haut am Drainagedurchtritt, so daß sich der Haltefaden vollständig ablöst.

Um dieses Problem zu umgehen, wurden verschiedene Möglichkeiten der Drainagefixation erwogen. Am meisten hatte sich der Ballonkatheter durchgesetzt, der nach dem Prinzip üblicher Blasenkatheter arbeitet. Im alltäglichen Gebrauch haben sich dabei Probleme ergeben (Dekubitus, akzidenteller starker Zug mit Nierenruptur etc.).

Eine sehr sichere innere Fixierung bei geringerem Risiko bietet der Pigtailschlaufenkatheter. Ein dünner Nylonfaden folgt dem gesamten Drainageschlauch bis zum äußersten Ende und kann hier mit einem Schraubenverschluß verankert werden. Damit gelingt es, die „pigtail"-Form der Katheterspitze zu fixieren, so daß der Katheter vor einem versehentlichen Rückzug gesichert ist.

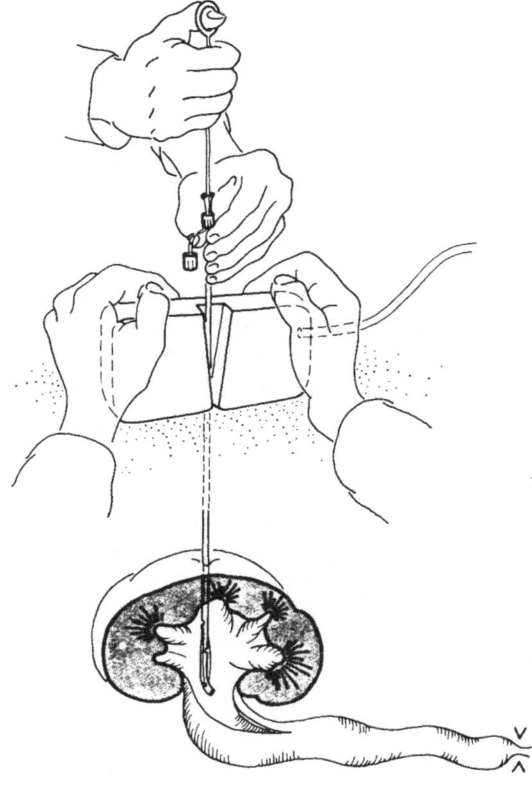

Abb. 88. Der über die Führungsnadel aufgerichtete Drainageschlauch wird durch das Gewebe in die Niere eingestochen. Der Nylonfaden liegt ihm an der Spitze zunächst eng an. Bei Rückzug der Führungsnadel krümmt sich der Drainageschlauch entsprechend seiner vorgegebenen Pigtailform

Die Applikation des Drainageschlauchs erfolgt nach bereits beschriebenem Prinzip. Der Pigtailkatheter wird über die Führungsnadel zunächst aufgerichtet und so in das Nierenbecken eingestochen; dabei liegt der dünne Nylonfaden dem Katheter eng an und stört nicht (Abb. 88). Nach Entfernung der Führungsnadel kann der Nylonfaden an der Katheterspitze festgezogen werden (Abb. 89). Der Pigtailkatheter wird zuvor mit dem Nadelrückzug noch etwas vorgeschoben, bis er zentral im Nierenbeckenkelchsystem (NBKS) liegt und seine klassische Form spontan einnehmen kann. Zuletzt wird er mit dem Nylonfaden in dieser Form fixiert, und der Nylonfaden wird am äußeren Schraubverschluß fest eingeklemmt. Der Urin läuft jetzt gut ab, der Katheter wird in der Niere selbständig festgehalten.

Fallbeispiel:

Eine 1919 geborene Patientin mit bekannter chronischer Pyelonephritis und multiplen Parenchymverkalkungen, jedoch ohne typische Veränderungen im Sinne der Markschwammniere leidet an Fieberschüben und zeigt eine beträchtlich erhöhte Blutkörperchensenkungsgeschwindigkeit. Es ist ein langfristiger Phenacetinabusus bekannt. Jetzt besteht der Verdacht auf ein Tumorleiden. Im i. v.-Pyelogramm Nachweis von Schrumpfnieren beidseits mit Parenchymverkalkungen, keine Ausscheidung rechts. Die anschließend vorgenommene Sonographie zeigt eine beträchtliche Aufweitung des NBKS. Urologisch Versuch der retrograden Füllung, die nicht gelingt, da ein Abflußhindernis im distalen Ureterdrittel vorliegt (Abb. 90 a–c).

In Anbetracht der Harnabflußstörung rechts und der septischen Fieberschübe wurde eine Pyonephrose rechts vermutet und die perkutane ultraschallgeleitete Nephrostomie angeordnet. Nach Einführung des „pigtail"-Katheters in das Nierenbecken und Kontrastmittelfüllung zeigt sich eine beträchtliche Aufweitung von NBKS und Ureter. Im distalen Drittel wird nun doch ein kleiner Kernschatten sichtbar, zu einem Ureterkonkrement passend (Abb. 90 b). Nach Aufrichten der Pa-

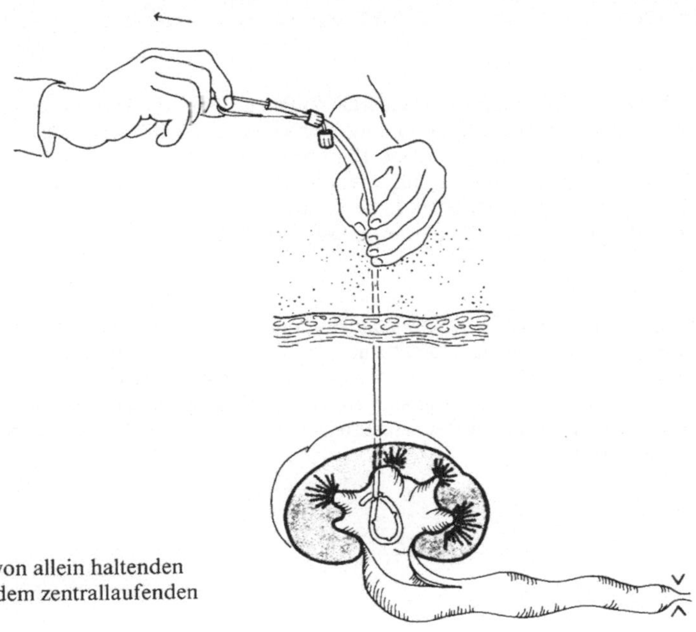

Abb. 89. Fixierung des von allein haltenden Schlaufenkatheters mit dem zentrallaufenden Nylonfaden

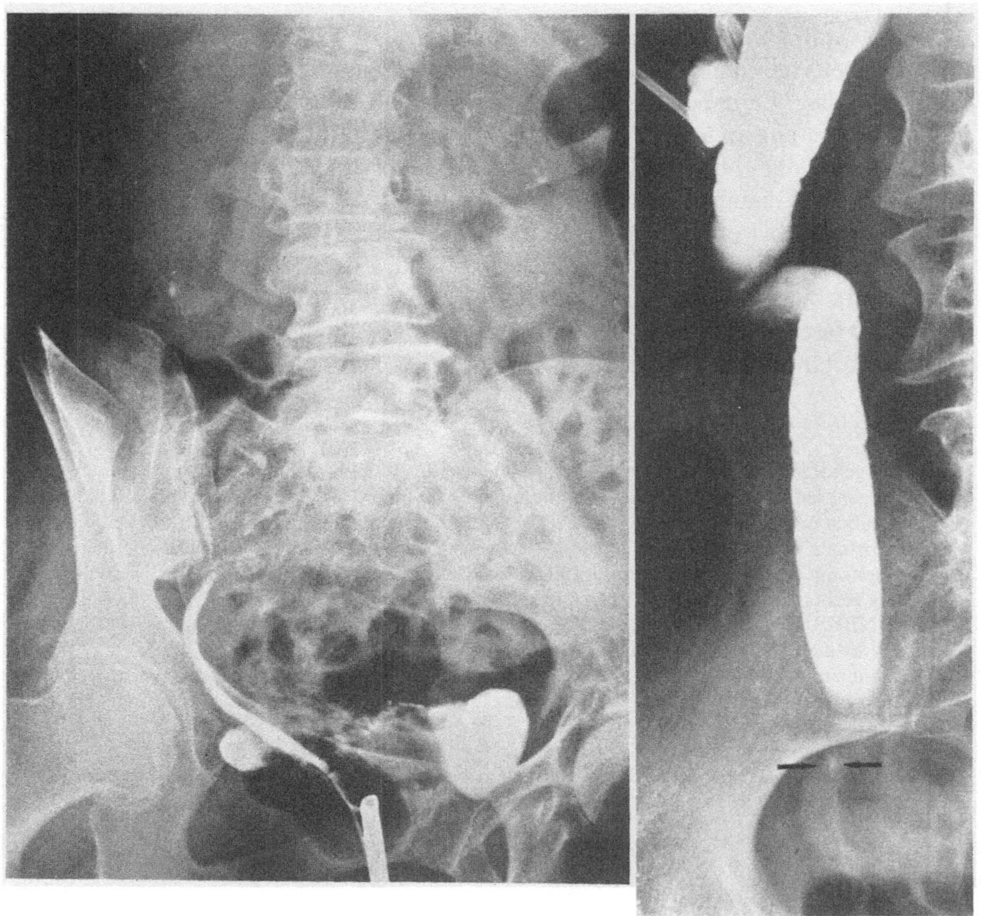

Abb. 90 a–c. Schrumpfnieren beidseits mit Parenchymverkalkungen. **a** Retrograde Füllung rechts; Stopp im distalen Ureter. Radiotransparentes Konkrement? Abgestoßene Papille? **b** Anterograde Pyelographie über die perkutane Nephrostomie. Dilatiertes Nierenbeckenkelchsystem und Hydroureter. Obstruierendes Konkrement im distalen Ureterdrittel *(Pfeile)*. **c** Im Stehen läuft etwas Kontrastmittel in die Blase ab. Enge Stenose im distalen Ureterdrittel und Nachweis einer Ureteritis cystica im mittleren Drittel sowie Detritusmassen

tientin läuft noch etwas Kontrastmittel in die Blase ab. Es zeigt sich eine enge Stenose im unteren Ureter, zudem findet man Detritusmassen im mittleren dilatierten Ureter und wandständige kreisrunde Aufhellungen, einer Ureteritis cystica entsprechend (Abb. 90 c).

Nach dem Eingriff zeigt sich eine rasche Besserung der Nierenfunktion und eine Entfieberung. Dank Verwendung des Schlaufenkatheters kann eine Hautinfektion am Drainageaustritt vermieden werden.

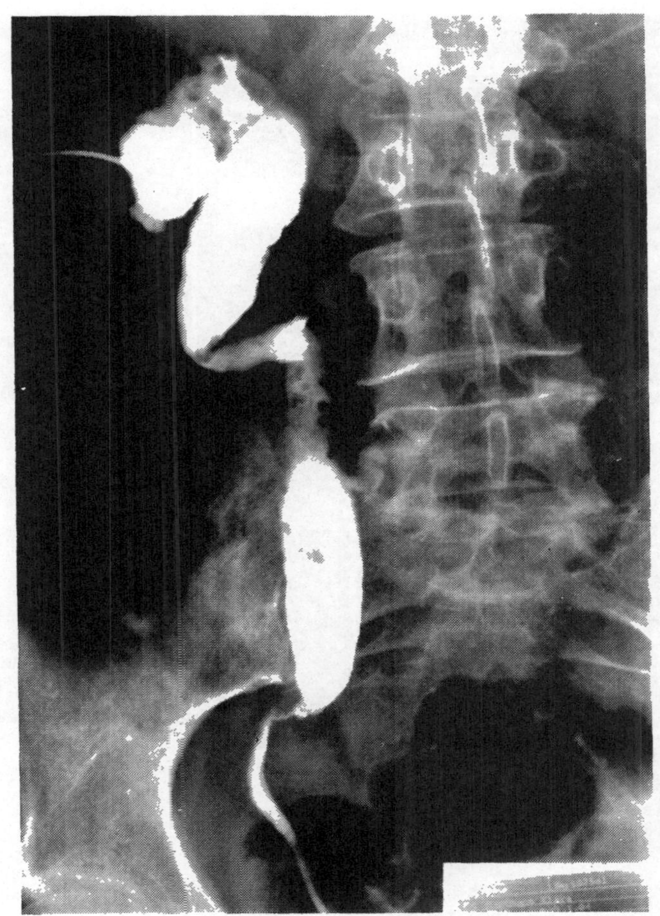

Abb. 90 c

4 Punktion der Pankreaspseudozyste

Die Entstehung einer Pankreaspseudozyste ist die typische Komplikation im Rahmen der chronischen Pankreatitis. Obwohl sie sich relativ oft von allein zurückbildet, wird die operative Entfernung häufig erforderlich, die in der Regel in der Marsupialisation, der totalen Abtragung oder der Pankreasteilresektion besteht.

In früherer Zeit bestand die Behandlung sehr großer Pseudozysten auch in der Drainage nach außen, jedoch wurde diese Methode mit Verbesserung der Operationstechnik verlassen, da es zu bleibenden Fistelgängen und anderen Komplikationen kam.

Bei der Sonographie ergibt sich nicht selten das Problem, daß man bei der Suche nach der Ursache von Pankreasveränderungen auf Raumforderungen stößt, deren Dignität unklar ist und sonographisch allein nicht näher bestimmt

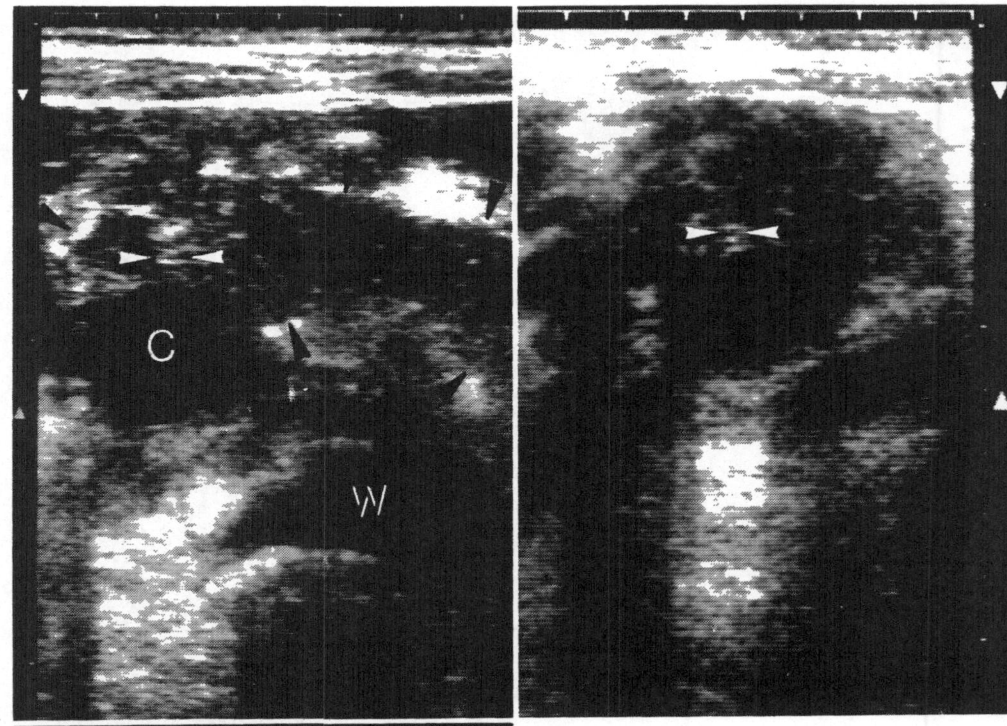

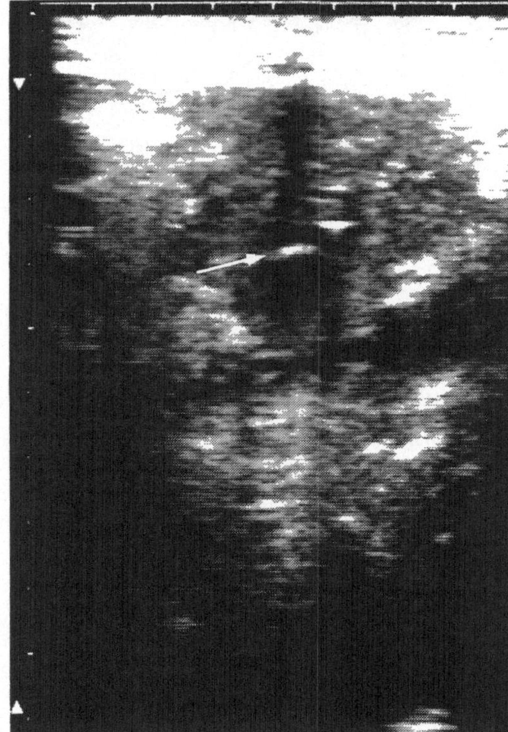

Abb. 91 a–e. Pankreaspseudozyste. **a** Transversalschnitt durch das ödematöse Pankreas *(schwarze Pfeile)*. Im Pankreaskopf Nachweis einer Pseudozyste *(C)*. Ductus pancreaticus mit *weißen Pfeilen* gekennzeichnet (*W* Wirbelsäule). **b** Longitudinalschnitt durch den aufgetriebenen Pankreaskopf. Erneut Dokumentation der dorsal gelegenen Pseudozyste. Ductus pancreaticus ventral der Pseudozyste *(Pfeile)*. **c** Longitudinalschnitt an gleicher Stelle wie in Abb. 30 b. Punktionsnadel (Spitze mit *Pfeil* markiert) in der fast vollständig entleerten Pseudozyste gelegen. **d** Pseudozyste nach Entleerung durch Feinnadelpunktion und Teilfüllung mit Kontrastmittel. Kein Extravasat, keine Kommunikation mit dem Ductus pancreaticus. **e** Kontrolluntersuchung 6 Wochen nach Absaugen der Pankreaspseudozyste unter Ultraschallkontrolle. Die Pseudozyste hat sich nicht neu gebildet, noch Restödem des Pankreas *(Pfeile)* und Nachweis kleiner (verkalkender?) Nekroseherde im Pankreaskopf (*W* Wirbelsäule)

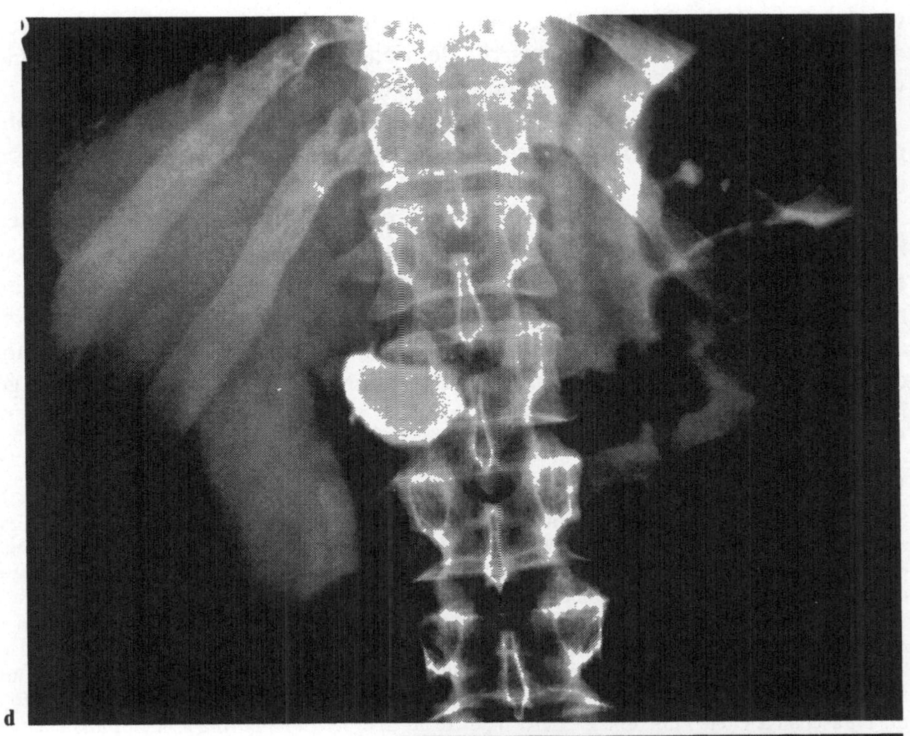

d

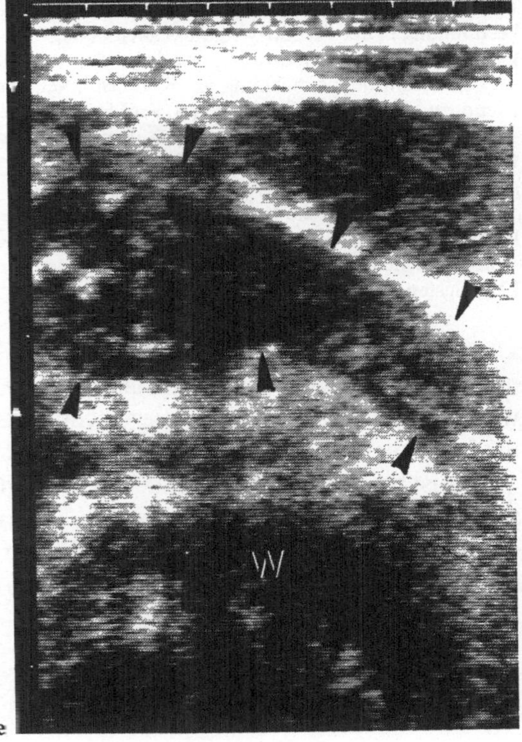

e

werden kann. Die Geschwülste, aber auch kleine Pseudozysten zeichnen sich durch eine echoarme Struktur aus, die dem ödematösen, gut durchbluteten Gewebe oder der detritushaltigen Pseudozyste entspricht.

In diesen unklaren Fällen hilft die Feinnadelpunktion weiter, und zytologisch kann man mit hoher Sicherheit angeben, ob ein Prozeß maligne oder benigne ist.

Verschiedentlich wurden uns Patienten zur Feinnadelpunktion überwiesen, bei denen die zunächst unklare Raumforderung einer kleineren Pseudozyste entsprach. Makromorphologisch ließ sich dieser Befund bei der Aspiration bereits vermuten, wenn sich wäßrig klare oder leicht hämorrhagische Flüssigkeit aspirieren ließ, die im Labor hohe Amylasewerte ergab. In diesen Fällen kann die ultraschallgeleitete Punktion gleichzeitig zur endgültigen Diagnose wie gelegentlich einmal zur Therapie beitragen.

Fallbeispiel:

Seit 4½ Jahren litt der 40jährige Patient bereits an Pankreatitisschüben. Dann trat eine erneute Exazerbation mit Erbrechen auf, die jegliche Nahrungsaufnahme unmöglich machte. Bei der stationären Aufnahme kann ein aufgetriebenes Pankreas nachgewiesen werden, das ödematös erscheint und gut schalleitend wirkt; 2 kleine Pseudozysten werden sichtbar.

Acht Wochen später eher Zunahme der Beschwerden. Im Pankreaskopf findet sich zudem eine knapp 3 cm im Durchmesser erreichende Pseudozyste (Abb. 91 a–e).

Da klinisch bei beginnender Gallenabflußstörung, beträchtlichem Gewichtsverlust und Schmerzen, die bis in den Rücken ausstrahlen, ein Malignom nicht sicher auszuschließen ist, erfolgt die ultraschallgeleitete Punktion. Es werden gut 10 ml einer leicht hämorrhagischen Flüssigkeit gewonnen (Abb. 91 b und 91 c). Danach ist die Pseudozyste nicht mehr nachzuweisen. Die Amylasebestimmung in der Pseudozystenflüssigkeit beträgt 54000 U/l; zytologisch finden sich Schaumzellen, Leukozyten und Detritus, passend zu einer entzündlich veränderten Pseudozyste.

Die Kontrolluntersuchung mit Kontrastmittel, das mit noch liegender Nadel in die entleerte Pseudozyste eingefüllt wird (ca. 3 ml, verdünnt), zeigt eine glatte Zystenwand, die lediglich kleine spitze Ausläufer erkennen läßt und mit dem Ductus pancreaticus nicht kommuniziert (Abb. 91 d). Das Röntgenbild schließt ein Choledochusdivertikel sicher aus, an das auswärts differentialdiagnostisch gedacht worden war.

Die sonographische Kontrolluntersuchung 4 Monate später zeigt noch die verbesserte Schalleitung der gesamten Bauchspeicheldrüse. Die Pseudozyste hat sich vollständig zurückgebildet. Umschriebene Aufprallechos im Pankreaskopf sprechen für multiple kleine Nekrosezonen mit Verkalkungstendenz (Abb. 91 e).

Der Verlauf bei diesem Patienten zeigt, daß eine perkutane Behandlung bei noch kleiner, aber symptomatischer Pankreaspseudozyste möglich ist. Damit wird die Renaissance einer früheren chirurgischen Therapie heraufbeschworen, die in das heutige Therapieschema zunächst nicht mehr passen will.

Es ist bei den erst wenigen derart behandelten Patienten zu früh, um zu entscheiden, ob aus dem diagnostischen Eingriff der zytologischen Überprüfung eines Pankreastumors in bestimmten Fällen eine Therapie werden kann. Dies muß an einer größeren Patientenzahl überprüft werden, und zwar über längere Zeit.

E. Schlußbemerkungen

Die ultraschallgeleiteten Eingriffe haben sich in der Klinik während kurzer Zeit als wichtige Ergänzung zur Sonographie etabliert und sind heute unentbehrlich geworden. Erst durch die gezielte Entnahme von Gewebeproben und deren mikroskopischer Analyse vom Fachspezialisten wird die makromorphologische Diagnostik in vielen Fällen verbindlich, kann man zwischen gut- und bösartig unterscheiden, damit Prognosen stellen und zuvor erkannte herdförmige Organveränderungen genauer beurteilen. Oft wird die Behandlungsart schon jetzt nur noch vom Ergebnis dieser Basisuntersuchungen – makromorphologische Schnittbildinformation und zytologische Beurteilung der aspirierten Zellverbände – abhängig gemacht.

Gebunden ist die Sicherheit der Diagnose an ein leistungsfähiges zytologisches Labor, das über die notwendigen Techniken der Verarbeitung von Gewebeproben verfügt und entsprechend ausgebildete Fachkräfte hat, die über die nötige Erfahrung verfügen, um die nicht immer einfache Klassifizierung und Beurteilung der vorgelegten Zellverbände mit höchstmöglicher Genauigkeit vorzunehmen.

In bestimmten Fällen reichen zytologische Untersuchungen jedoch nicht aus, um eine Organerkrankung genau zu definieren. Unter Ultraschallführung können dann auch histologisch auswertbare Gewebeproben entnommen werden (Leber, Niere), was mit einem etwas höheren Risiko verbunden ist, da der Eingriff notgedrungen ein etwas größeres Trauma verursacht. Die neu entwikkelte Schneidbiopsiekanüle stellt hierbei einen vernünftigen Kompromiß zwischen zytologischer Feinnadel und kaliberstarken, bisher verwendeten Biopsienadeln, dar. Gelegentlich dient sie auch zur genaueren Diagnostik bestimmter Tumoren (z. B. Lymphome, Hepatom etc.).

Das Risiko der Komplikationen erscheint bei ultraschallgeleiteten Eingriffen mit Nadeln kleinen Kalibers übersehbar, sofern bestimmte Sicherheitskautelen berücksichtigt werden. Dennoch kann nicht oft genug darauf hingewiesen werden, daß es sich um Eingriffe handelt, die nicht ganz harmlos sind. Das erreichbare diagnostische Ergebnis muß stets gegenüber der Beeinträchtigung des Patienten und gegenüber dem Risiko des Eingriffs individuell genau abgewogen werden. Die Punktion darf nur dann vorgenommen werden, wenn sie einen entscheidenden Einfluß auf die weitere Behandlung des Kranken nimmt und ist v. a. dann durchzuführen, wenn sie dem Patienten weitere invasivere Maßnahmen erspart (z. B. Laparoskopie, Operation etc.).

Der Entwicklung von Punktionen zur gezielten Gewebeentnahme schlossen sich inzwischen erste therapeutische Methoden an. Neben der perkutanen Nephrostomie hat v.a. die perkutane Abszeßdrainage bereits jetzt eine gewisse Bedeutung erlangt, sofern sie prinzipbedingt überhaupt durchgeführt werden kann. Ist sie erfolgreich, kann auf operative Maßnahmen ganz verzichtet werden (bis in 80% der Fälle), führt sie nicht zum gewünschten Heilungserfolg, kann immer noch operiert werden.

Im Gegensatz zur Computertomographie als Kontrollverfahren bestimmter Eingriffe, die zur ultraschallgeleiteten Punktion zuweilen in einem Konkurrenzverhältnis steht, bietet die Sonographie mehrere Vorteile: sie erlaubt Punktionen und Drainagen sehr rasch vorzunehmen, benötigt keine Röntgenstrahlen, bietet eine dynamische Information mit Bewegungsbildern, ermöglicht jederzeit die Intervallkontrolle (etwaige Blutungen werden z. B. sofort sichtbar) und ist kostengünstig.

Es ist zu erwarten, daß besonders die ultraschallgeleiteten Feinnadelpunktionen weiter entwickelt und verbreitet werden, da sie für die endgültige Diagnostik sonographisch erkannter Organveränderungen unentbehrlich sind. Deren Differentialdiagnose ist zu weit gefächert, als daß sie ohne Überprüfung der zytologischen Struktur mit hinreichender Sicherheit beurteilt werden können.

Die Entwicklung neuer Technologien (computerunterstützte Sonographie, Kernspintomographie etc.), welche die nicht invasive Diagnostik wohl zu verfeinern vermögen, bleibt abzuwarten. Es bestehen hingegen gute Aussichten, daß die schnittbildgesteuerte Punktion und die mikroskopische Gewebeanalyse schon aus Kostengründen in näherer Zukunft nicht zu ersetzen sind.

Literatur

1. Ackermann LV, Wheat MW (1955) The implantation of cancer. An avoidable surgical risk? Surgery 37: 341
2. Akorbiantz A (1983) Diskussionsbeitrag. In: Symposium über „Aktuelle Probleme der Echinokokkose" der Schweiz. Arbeitsgruppe für Echinokokkose, Zürich (16.6. 1983)
3. Alfidi RJ, Haaga J, Meaney TF et al. (1975) Computed tomography of the thorax and abdomen; a preliminary report. Radiology 117: 257–264
4. Allen TW, Honeckman CC (1974) Subcutaneous metastasis following needle biopsy of the pleura. J Am Osteopathol Assoc 73: 522–525
5. Anderson JE (ed) (1976) Muir's textbook of pathology, 10th edn. Arnold, London
6. Bachmann HJ (1979) Komplikationen und Kontraindikationen von perkutaner und offener Nierenbiopsie bei Kindern. In: Olbing H (Hrsg) Nierenbiopsie bei Kindern. Springer, Berlin Heidelberg New York, S 69–78
7. Bahlmann J, Otto P (1972) Perkutane Nierenbiopsie mit Ultraschall-Lokalisation. Dtsch Med Wochenschr 97: 840–842
8. Barrett GM (1974) Hypotension after percutaneous liver biopsy. Lancet I: 624
9. Berg JW, Robbinson GF (1962) A late look at the safety of aspiration biopsy. Cancer 15: 826–827
10. Bergmann L (1954) Der Ultraschall. Hirzel, Stuttgart
11. Blady JV (1939) Aspiration biopsy of tumors in obscure or difficult locations under roentgenoscopic guidance. AJR 42: 515–524
12. Bönhof JA, Stapff M, Böhnhof B, Kremer H, Zöllner N, Lienhart P (1983) Das Bogenartefakt in der B-Bild-Sonographie. CT-Sonographie 3: 133–137
13. Bordas JM, Bru C, Bruguera M (1974) Hypotension and bradycardia after liver biopsy. Lancet I: 875
14. Born M, Wolf E (1970) Principles of optics. Pergamon, Oxford, p 452
15. Braun B, Dormeyer HH (1981) Ultrasonically guided fine needle aspiration biopsy of hepatic and pancreatic space-occupying lesions and percutaneous abscess drainage. Klin Wochenschr 59: 707–712
16. Buchborn R, Eigler J, Renner E (1970) Klinische Wertigkeit der Nierenbiopsie. Internist (Berlin) 11: 383–392
17. Büsing M (1984) Ergebnisse der ultraschallgeleiteten Feinnadelpunktion des Röntgendiagnostischen Zentralinstitutes des Universitätsspitals Zürich. Med Dissertation, Universität Zürich
18. Christoffersen P, Poll P (1970) Preoperative pancreas aspiration biopsy. Acta Pathol Microbiol Scand [suppl] 212: 28–32
19. Coley BL, Sharp GS, Ellis EB (1931) Diagnosis of bone tumors by aspiration. Am J Surg 13: 215–224
20. Coltori EA, Varela Diaz VM (1976) Survival of hydatid cysts after puncturing. Ann Parasitol Hum Comp 51: 647–652
21. Conn HO (1975) Liver biopsy in extrahepatic biliary obstruction and in other „contraindicated" disorders. Gastroenterology 68: 817–821
22. Conn HO (1974) Intrahepatic hematoma after liver biopsy. Gastroenterology 67: 375–381
23. Conrad MR, Sanders RC, Mascardo AD (1977) Perinephritic abscess aspiration using ultrasound guidance. AJR 128: 459–464
24. De Ford JW (1974) Acute transient hypotension following percutaneous liver biopsy. Lancet I: 741

25. Desai SG, Woodruff LM (1974) Carcinoma of prostate. Local extension following perineal needle biopsy. Urology 3: 87–88
26. Ditscherlein G (1969) Morphologische Folgen der Nierenpunktion. Tierexperimentelle und humanpathologische Befunde. Springer, Berlin Heidelberg New York (Experimentelle Medizin, Pathologie und Klinik, Bd 29)
27. Dittrich P von, zur Nedden D, Klima G (1982) Der Wert der Computertomographie bei der perkutanen Nierenbiopsie und Versuche zur Vermeidung der postpunktionellen Blutung. Z Urol Nephrol 75: 301–305
28. Dussik KT (1942) Über die Möglichkeit, hochfrequente mechanische Schwingungen als diagnostisches Hilfsmittel zu verwerten. Z Neurol Psychiatr 174: 153–168
29. Dussik KT, Dussik F, Wyt L (1947) Auf dem Wege zur Hyperphonographie des Gehirns. Wien Med Wochenschr 97: 425–429
30. Einighammer HJ, Hauke R (1982) Zum Problem der Erkennung von Punktionsnadeln im Ultraschallbild. Ultraschalldiagnostik '82, Bern. Thieme, Stuttgart New York, S. 88–90
31. Engelhart GJ, Blauenstein UW (1972) Ultraschalldiagnostik am Oberbauch. Schattauer, Stuttgart New York
32. Engzell U, Jakobsson PÅ, Sigurdson Å, Zajicek J (1971) Investigation on tumor spread in connection with aspiration biopsy. Acta Radiol [Diagn] (Stockh) 10: 385–398
33. Engzell U, Jakobsson PÅ, Sigurdson Å, Zajicek J (1971) Aspiration biopsy of metastatic carcinoma in lymph node of the neck. A review of 1101 consecutive cases. Acta Otolaryngol (Stockh) 72: 138
34. Esposti PL, Franzén J Zajicek J (1968) The aspiration biopsy smear. In: Koss LG (ed) Diagnostic cytology and its histopathologic bases, vol 2. Lippincott, Philadelphia, pp 565–596
35. Evans WK, Ho CS, McLoughlin MJ, Tao LC (1981) Fatal necrotizing pancreatitis following fine-needle aspiration biopsy of the pancreas. Radiology 141: 61–62
36. Falchuk KR (1974) Hypotension after percutaneous liver biopsy. Lancet I: 624
37. Feigenbaum H (1976) Echocardiography, 2nd edn. Lea & Febiger, Philadelphia
38. Ferguson RS (1930) Prostatic neoplasms. Their diagnosis by needle puncture and aspiration. Am J Surg 9: 507–511
39. Ferrucci JT, Wittenberg J, Margolies MN, Carey RW (1979) Malignant seeding of the tract after thin-needle aspiration biopsy. Radiology 130: 345–346
40. Ferrucci JT, Wittenberg J, Mueller PR, Simeone JF, Harbin WP, Kirkpatrick RH, Taft PD (1980) Diagnosis of abdominal malignancy by radiologic fine-needle aspiration biopsy. AJR 13: 323–330
41. Floyd KM (1974) Ethics of renal biopsy. Ann Intern Med 80: 117–118
42. Fornage BD, Touche DH, Deglaire M, Faroux M-JC, Simatos A (1983) Real-time ultrasound-guided prostatic biopsy using a new transrectal linear-array probe. Radiology 146: 547–548
43. Frable WJ (1976) Thin-needle aspiration biopsy. A personal experience with 469 cases. Am J Clin Pathol 65: 168–182
44. Frank H, Leodolter I (1966) Praktische Erfahrungen mit der ambulanten Leberbiopsie. Wien Klin Wochenschr 78: 756–758
45. Franzén S, Zajicek J (1968) Aspiration biopsy in diagnosis of palpable lesions of the breast. Acta Radiol 7: 241
46. Franzén S, Giertz G, Zajicek J (1960) Cytological diagnosis of prostatic tumours by transrectal aspiration biopsy. A preliminary report. Br J Urol 32: 193–196
47. Fraser RA, Leary FJ (1973) Ureterocutaneous fistula following percutaneous renal biopsy. J Urol 109: 931–933
48. Fritzsche P, Moorhead JD, Axford PD, Torrey RR (1981) Urologic application of angiographic guide wire and catheter techniques. J Urol 125: 774–780
49. Garret M, Herbsman H, Fierst S (1977) Cytologic diagnosis of echinococcosis. Acta Cytol (Baltimore) 21: 553–554
50. Gebel M (1982) Letaler Ausgang einer Leberpunktion bei Hämangiom (persönliche Mitteilung)
51. Gledhill EY, Spriggs JB, Binford CH (1949) Needle aspiration in diagnosis of lung carcinoma; report of experience with 75 aspirations. Am J Clin Pathol 19: 235–242
52. Goldberg BB, Pollack HH (1972) Ultrasonic aspiration transducer. Radiology 102: 187–189

53. Goldberg BB, Ziskin MC (1973) Echo patterns with an aspiration ultrasonic transducer. Invest Radiol 8: 78–83
54. Goldin AR (1977) Percutaneous ureteral splinting. Urology 10: 165–168
55. Goodwin WE, Casey WC, Woolf W (1955) Percutaneous trocar (needle) nephrostomy in hydronephrosis. JAMA 891-894
56. Göttinger H, Schilling A, Schüller J, Marx FJ (1980) Die perkutane Nierenfistelung – Indikation, Technik und Nachsorge. Med Welt 31: 1704–1708
57. Grabstald H, McPhee M (1973) Nephrostomy and the cancer patient. South Med J 66: 217–220
58. Grant AP, Robb JJ (1973) Liver biopsy in general medicine. Ten years experience. Ulster Med J 42: 179–183
59. Grundmann E (1979) Keine Metastasenförderung durch Biopsien. Dtsch Ärztebl 76: 699–702
60. Grundmann R, Eitenmüller J, Pichlmaier H (1981) Zur Indikation der verschiedenen Operationsverfahren bei Leberechinococcus. Chirurg 52: 332–337
61. Günther R, Alken P, Altwein JE (1978) Perkutane Nephropyelostomie-Anwendungsmöglichkeiten und Ergebnisse. ROEFO 128: 720–726
62. Günther R, Alken P, Altwein JE (1978) Ureterobstruktion: Perkutane transrenale Uretersplintung. Aktuel Urol 9: 195–199
63. Guthrie CG (1921) Gland puncture as a diagnostic measure. Bull Johns Hopkins Hosp 32: 266
64. Haaga JR, Alfidi RJ (1976) Precise biopsy localization by computed tomography. Radiology 118: 603–607
65. Harzmann R, Haacke C, Bichler KH (1981) Neuentwicklung eines Einmalsystems für die perkutane Nephrostomie. Urologe [Ausg A] 20: 63–67
66. Heckemann R, Heimann H, Meyer-Schwickerath M, Paar D, Eickenberg HU (1982) Ultraschallgeführte Nierenzysten-Punktion. ROEFO 137: 26–30
67. Heckemann R, Seidel KJ (1982) In-vitro und In-vivo-Darstellungen von Punktionsinstrumenten im sonographischen Echtzeitbild, 1: Punktionsnadeln. Ultraschall 3: 18–23
68. Hirschfeld H (1912) Über isolierte aleukämische Lymphadenose der Haut. Z Krebsforsch 11: 397–407
69. Hjelmroth HE (1980) Puncture needles and ultrasonic wave propagation in ultrasonically guided puncture technique. In: Holm HH, Kristensen JK (eds) Ultrasonically guided puncture technique. Munksgaard, Copenhagen, pp 25–28
70. Hodenak N, Lees WR, Pereira J, Beilby JOW, Cotton PB (1982) Ultrasound – guides percutaneous fine-needle aspiration cytology in pancreatic cancer. Br Med J 285: 1183–1184
71. Holm H, Gammelgaard J (1981) Ultrasonically guided precise needle placement in the prostate and the seminal vesicles. J Urol 125: 385–387
72. Holm HH, Hancke S, Gronwall S, Krag Jacobsen G (1982) Interventional Ultrasound. In: Lerski RA, Morley P (eds) Ultrasound 1982. Kongressband 3. WFUMB-Convention, Brighton. Pergamon, Oxford, pp 429–437
73. Holm HH, Kristensen JK, Rasmussen SN, Northeved A, Barlebo H (1972) Ultrasound as a guide in percutaneous puncture technique. Ultrasonics 10: 83–86
74. Hounsfield GN (1973) Computerized transverse axial scanning (tomography): Part 1. Description of system. Br J Radiol 46: 1016–1022
75. House AJS, Thomson KR (1977) Evaluation of a new transthoracic needle for biopsy of benign and malignant lung lesions. AJR 129: 215–220
76. Hricak H, Crüz C, Romanski R et al. (1982) Renal parenchymal disease: Sonographic-histologic correlation. Radiology 144: 141–147
77. Iversen R, Brun C (1951) Aspiration biopsy of kidney. Am J Med 11: 324–330
78. Iversen P, Roholm K (1939) On aspiration biopsy of the liver, with remarks on its diagnostic significance. Acta Med Scand 102: 1–16
79. Izumi S, Tamaki S, Natori H, Kira S (1982) Ultrasonically guided aspiration needle biopsy in disease of the chest. Am Rev Respir Dis 125: 460–464
80. Jacobson ES (1973) A case of secondary echinococcosis diagnosed by cytologic examination of pleural fluid and needle biopsy of the pleura. Acta Cytol (Baltimore) 17: 76–79
81. Jensen F (1980) Physical principles for ultrasonically guided puncture. In: Holm HH, Kristensen JK (eds) Ultrasonically guided puncture technique. Munksgaard, Copenhagen, pp 21–24

82. Jonatha W (1974) Amniozentese in der Frühschwangerschaft unter Sichtkontrolle mit Ultraschall. Elektromedica 3
83. Kark RM, Muehrcke RC (1954) Biopsy of kidney in prone position. Lancet I: 1047–1049
84. Kasai Y, Koshino I, Kawanishi N, Sakamoto H, Sasaki E, Kumagai M (1980) Alveolar echinococcosis of the liver. Studies on 60 operated cases. Ann Surg 191: 145–152
85. Klahn H, Waldthaler A, Voeth C, Ottenjann R (1983) Perkutane, ultraschallgezielte Feinnadelpunktionen (Leber, Pankreas und Darm) und ultraschallgezielte Pankreasgangpunktionen. Dtsch Med Wochenschr 108: 1503–1507
86. Kline TS, Neal HS (1973) Needle biopsy, a pilot study. JAMA 224: 1143–1146
87. Knoflach P, Judmaier G, Reiner A, Mikuz G (1983) Ultraschallgezielte Feinnadelpunktion. Wien Med Wochenschr 133: 514–519
88. Kollwitz AA (1961) Eine Übersicht über 5700 perkutane Nierenbiopsien. Med Klin 56: 726–731
89. Kratochwil A (1977) Ultraschalldiagnostik in der Inneren Medizin, Chirurgie und Urologie. Thieme, Stuttgart
90. Krautkrämer J, Krautkrämer H (1980) Werkstoffprüfung mit Ultraschall. Springer, Berlin Heidelberg New York
91. Kristensen JK, Holm HH, Rasmussen SN, Barbelo H (1972) Ultrasonically guided percutaneous puncture of renal masses. Scand J Urol Nephrol [Suppl] 15: 49
92. Labardini MM, Nesbit RM (1967) Perineal extension of adenocarcinoma of the prostata gland after punch biopsy. J Urol 97: 891–893
93. Lebert H (1851) Traité pratique des maladies cancéreuses et des affections curables confondues avec le cancer. Baillière, Paris
94. Lee Y-TN (1974) Maligmant melanoma: To biopsy or not to biopsy. CA 24: 104–105
95. Leiter E, Gribetz D, Cohen S (1972) Arterio-venous fistula after percutaneous needle biopsy-surgical repair with preservation of renal function. N Engl J Med 287: 971–972
96. Linder H (1971) Das Risiko der perkutanen Leberbiopsie. Med Klin 66: 926–929
97. Livraghi T, Damascelli B, Lombardi C, Spagnoli I (1983) Risk in fine-needle abdominal biopsy. J Clin Ultrasound 11: 77–81
98. Lopes Cardozo P (1979) Atlas of clinical cytology. S'Hertogenbosch: Targa. Lippincott, Philadelphia, Chemie-Verlag, Weinheim
99. Lüdin H (1955) Die Organpunktion in der klinischen Diagnostik. Gefahren der Leberpunktion. Karger, Basel New York, S 121–125
100. Ludwig GD, Struthers FW (1949) Consideration underlying the use of ultrasound to detect gallstones and foreign bodies in tissue. Proj. N.M. 004:001. US Naval Med Res Inst 4: 1–27
101. Lutz H, Weidenhiller S, Rettenmaier G (1973) Ultraschallgezielte Feinnadelbiopsie der Leber. Schweiz Med Wochenschr 103: 1030–1033
102. Manitz G (1974) Offene oder perkutane Nierenbiopsie aus der Sicht des Internisten. Urologe [Ausg A] 13: 124–126
103. Martin HE, Ellis EB (1930) Biopsy by needle puncture and aspiration. Ann Surg 92: 169–181
104. Martin HE, Stewart FW (1936) Advantages and limitations of aspiration biopsy. AJR 35: 245–247
105. Marx FJ (1981) Perkutane Nephrostomie: Ballonkatheter-System. Perkutane Eingriffe am oberen Harntrakt. Tübinger Symposium (7.11. 1981)
106. Mazer MJ, Le Veen RF, Call JE, Wolg G, Baltaxe HA (1979) Permanent percutaneous antegrade ureteral stent placement without transurethral assistance. Urology 14: 413–419
107. McDicken WN (1976) Diagnostic ultrasonics: Principles and use of instruments. Clowes, London Beccles Colchester, p 256
108. McGill DB (1981) Predicting hemorrhage after liver biopsy. Editorial. Dig Dis Sci 26: 285–387
109. Menghini G (1970) Current concepts: One-second biopsy of the liver-problems of its clinical application. N Engl J Med 283: 582–585
110. Menghini G (1957) Un effettivo progresso nella tecnica della puntura-biopsia del fegato. 7: 756–773
111. Milner LB, Ryan K, Gullo J (1979) Fatal intrathoracic hemorrhage after percutaneous aspiration lung biopsy. AJR 132: 280–281
112. Mitty HA, Efremidis SC, Yeh HC (1981) Impact of fine-needle biopsy on management of patients with carcinoma of the pancreas. AJR 137: 1119–1121

113. Moeschlin S (1947) Die Milzpunktion. Schwabe, Basel
114. Montali G, Solbiati L, Croce F, Ierace I, Ravetto C (1982) Fine-needle aspiration biopsy of liver focal lesions ultrasonically guided with a real-time probe. Report on 126 cases. Br J Radiol 55: 717–723
115. Müller J (1838) Über den feineren Bau und die Formen der krankhaften Geschwülste. Reimer, Berlin
116. Muth RG (1965) The safety of percutaneous renal biopsy: An analysis of 500 consecutive cases. J Urol 94: 1–3
117. Nordenström B, Sinner WN (1978) Needle biopsies of pulmonary lesions. Precaution and management of complications. ROEFO 129: 414–418
118. O'Conor VJ, Bergan JR, Bergan JJ (1973) Surgical repair in a solitary kidney of a large intrarenal arteriovenous fistula resulting from needle biopsy. J Urol 109: 934–937
119. Oeser H (1974) Krebsbekämpfung: Hoffnung and Realität. Thieme, Stuttgart, S 32–33
120. Olbing H (1979) Nierenbiopsie bei Kindern. Springer, Berlin Heidelberg New York, S 1–2
121. Otho M (1983) (persönliche Mitteilung; Zürich)
122. Otto R (1980) Ultraschallgesteuerte Organpunktion unter direkter Sicht. Tumorbiopsie, Amniocentese, Kombination mit Röntgenuntersuchungen. Acta Medicotech 28: 227–229
123. Otto R (1982) Results of 1000 fine needle punctures guided unter real-time sonographic control. J Belge Radiol 65: 193–199
124. Otto RC (1983) Indikationen für ultraschallgeleitete Eingriffe unter permanenter Sicht. 2. Therapeutische Punktionen. Ultraschall 4: 77–80
125. Otto RC (1980) Aktuelle Röntgendiagnostik im Kampf gegen den Brustkrebs. Huber, Bern Stuttgart Wien, S 126–127
126. Otto R, Deyhle P (1979) Ultraschallgezielte Feinnadelpunktion unter permanenter Sichtkontrolle. Vorläufige Ergebnisse. Dtsch Med Wochenschr 104: 1667–1669
127. Otto R, Deyhle P (1980) Guided puncture under real-time sonographic control. Radiology 134: 784–785
128. Otto R, Hauri D, Meier J, Wellauer J (1982) Perkutane ultraschallgeleitete Nephrostomie unter permanenter Sicht. ROEFO 137: 665–668
129. Otto R, Meier J, Buchmann P (1982) Perkutane Cholezysto- und Cholangiographie. Dtsch Med Wochenschr 107: 15–20
130. Otto R, Weihe W, Burger HR (1984) Zur Beurteilung der ultraschallgezielten Feinnadelpunktion. Experimentelle Untersuchungen am Hund. Dtsch Tierärztl Wochenschr 91: 178–182
131. Otto R, Woodtli W, Ammann R (1982) Sonographie versus CT bei Lebermanifestationen der Echinokokkose. Dtsch Med Wochenschr 107: 1717–1721
132. Perloff LJ, Jenis EH, Goodloe S, Light JA, Spees EK (1973) Value of one-hour renal-allograft biopsy. Lancet II: 1294–1295
133. Permanetter W, Bassermann R, Denecke H (1981) Diagnose des Echinokokkus cysticus mit cytologischer Methode. Chirurg 52: 187–189
134. Perrault J, McGill DB, Ott BJ, Taylor WF (1978) Liver biopsy: Complications in 1000 inpatients and outpatients. Gastroenterology 74: 103–106
135. Pohlmann R (1939) Über die Absorption des Ultraschalls im menschlichen Gewebe und ihre Abhängigkeit von der Frequenz. Phys Z 40: 159–161
136. Portier A, Janssen B, Dreyfus G, Robineau M (1981) Rupture d'un kyste hydatique du foie sans effraction de la membrane proligère. Nouv Presse Med 10: 176
137. Rettenmaier G (1976) Sonographischer Oberbauchstatus. Aussagefähigkeit und Indikationen der Ultraschall-Schnittbilduntersuchung des Oberbauchs. Internist (Berlin) 17: 549–564
138. Robbins GF, Brothers JH, Eberhart WF, Quan S (1954) Is aspiration biopsy of breast cancer dangerous to the patient? Cancer 7: 774–778
139. Rogers CA, Sharp HC (1974) Complications of percutaneous liver biopsy. Lancet I: 931
140. Rosenblatt R, Kutcher R, Moussouris HF, Schrieber K, Koss LG (1982) Sonographically guided fine-needle aspiration of liver lesions. JAMA 248: 1639–1641
141. Rutner AB, Fucilla I (1979) Percutaneous pigtail nephrostomy. Presented at the American Urologic Association. Ind Tuscon, Arizona, pp 18–22
142. Sagar SJ, Kaye MB (1973) Systemic infection following needle biopsy of the kidney. J Urol 109: 930

143. Saitoh M, Watanabe H, Ohe H (1980) Ultrasonic real-time guidance for percutaneous puncture in urology. In: Holm HH, Kristensen JK (eds) Ultrasonically guided puncture technique. Munksgaard, Copenhagen, pp 55–60
144. Sandberg AA, Moore GE, Schubarg JR (1959) „Atypical" cells in the blood of cancer patients; differentiation from tumour cells. J Natl Cancer Inst 22: 555–565
145. Sargent N, Turner AF, Gordonson J, Schwinn CP, Pashky O (1974) Percutaneous pulmonary needle biopsy. Report of 350 patients. AJR 122: 758–768
146. Sbarounis CN, Toubouras M, Mikrou J, Kappas A, Lazarides DP (1981) Die operative Behandlung des Einbruchs des Echinokokkus cysticus der Leber in die Gallengänge. Chirurg 52: 445–449
147. Schläpfer E (1948) Über angebliche körperliche Unverletzlichkeit. Schweiz Med Wochenschr 78: 352–354
148. Schnyder PA, Candardjis G, Anderegg A (1981) Peritonitis after thin-needle aspiration biopsy of an abscess. AJR 137: 1271–1272
149. Schüller J, Walther V, Schmeller N, Chaussy C (im Druck) Neues perkutanes Nephrostomie-Set zur ultraschallgeführten Punktion. Aktuel Urol
150. Schütterle G, Fritsch H (1965) Tödliche Komplikationen nach Nierenblindpunktion. Med Klin 60: 184–189
151. Schwerk WB, Schmitz-Moormann P (1980) Sonographisch gezielte perkutane transperitoneale Aspirationsbiopsie raumfordernder Pankreasprozesse. Dtsch Med Wochenschr 105: 1019–1023
152. Schwerk WB, Schmitz-Moormann P (1981) Ultrasonically guided fine-needle biopsies in neoplastic liver disease: Cytohistologic diagnoses and echo pattern of lesions. Cancer 48: 1469–1477
153. Scotto J, Opolon P, Etévé J, Vergoz D, Thomas M, Caroli J (1973) Liver biopsy and prognosis in acute liver failure. Gut 14: 927–933
154. Servinc E, Özer H, Alp Niron E (1980) Hydatid cyst of liver: Ultrasonic classification and a new approach to the diagnosis. In: Conference on ultrasonically guided puncture, Herlev, Copenhagen 10.–12. 9. 1980 (Abstracts 34)
155. Sherlock S (1962) Needle biopsy of the liver: A review. J Clin Pathol 15: 291–304
156. Sinner WN (ed) (1982) Needle biopsy and transbronchial biopsy. Thieme, Stuttgart New York, pp 50–53
157. Sinner WN (1980) Riskfactors in percutaneous transthoracic needle biopsy. ROEFO 132: 363–368
158. Sinner WN, Zajicek J (1976) Implantation metastasis after percutaneous transthoracic needle aspiration biopsy. Acta Radiol. [Diagn] (Stockh) 17: 473–480
159. Šlais J, Mádle A, Vanka K, Jelínek F, Černík V, Prúchová M, Jindra J (1979) Alveolar hydatidosis (echinococcosis) diagnosed by liver puncture biopsy. Čas Lek Cesk 118: 472–475
160. Smith EH (im Druck) The hazards of fine-needle aspiration biopsy. Ultrasound Med Biol
161. Spitzer A (1979) Indikationen für die Nierenbiopsie bei Kindern mit nephrotischen Syndromen, Glomerulonephritis und Proteinurie/Hämaturie. In: Olbing H (Hrsg) Nierenbiopsie bei Kindern. Springer, Berlin Heidelberg New York, S 33–53
162. Spratt JS, Donegan WL (1967) Cancer of the breast. Saunders, Philadelphia London
163. Stahel R (1939) Diagnostische Drüsenpunktion. Thieme, Leipzig
164. Sullivan S, Watson WC (1974) Acute transient hypotension as complication of percutaneous liver biopsy. Lancet I: 389–390
165. Takada E, Morikubo H, Tsuchidate M, Shida S, Tanaka M (1980) Artefacts of electric linear scanner. ISUM Proc 55: 101
166. Tsuchiya Y (1969) A new and safer method of percutaneous transhepatic cholangiography (in Japanisch). Jpn J Gastroenterol 66: 438–455
167. Von Schreeb T, Arner O, Skovsted G, Wikstad N (1967) Renal adenocarcinoma. Is there a risk of spreading tumour cells in diagnostic puncture? Scand J Urol Nephrol 1: 270–276
168. Ward GR (1913) The blood in cancer with bone metastases. Lancet I: 676
169. Weens HS, Florence TJ (1954) The diagnosis of hydronephrosis by percutaneous renal puncture. J Urol 72: 589–595
170. Wells PNT (1977) Biomedical ultrasonics. Academic Press, London

171. Westcott JL (1980) Direct percutaneous needle aspiration of localized pulmonary lesions: Results in 422 patients. Radiology 137: 31–35
172. White RHR, Jivani SKM (1974) Evaluation of a disposible needle for renal biopsy in children. Clin Nephrol 2: 120–122
173. Wickboom I (1954) Pyelography after direct puncture of the renal pelvis. Acta Radiol [Diagn] (Stockh) 41: 505–512
174. Wilbur RD, Foulk WT (1967) Percutaneous liver biopsy. JAMA 202: 147–149
175. Wild JJ, Neal D (1951) Use of high frequency ultrasonic waves for detecting changes of texture in living tissues. Lancet I: 655–657
176. Wildhirt E, Möller E (1981) Erfahrungen bei nahezu 20000 Leberblindpunktionen. Med Klin 76: 254–256
177. Wimmer B, Kauffmann G, Sinagowitz E (1980) Perkutane Nephropyelostomie: Kombination sonographischer und röntgenologischer Technik. Röntgenblätter 33: 147–155
178. Wolinsky H, Lischner MW (1969) Needle tract implantation of tumor after percutaneous lung biopsy. Ann Intern Med 71: 359–362
179. Yamauchi H, Hopper J, McCormack K, Lambert K (1960) Hypovolemia in the nephrotic syndrome – a contraindication to renal biopsy. N Engl J Med 263: 1012–1014
180. Zajicek J (1974) Aspiration biopsy cytology, vol 4, part 1: Cytology of supradiaphragmatic organs. Karger, Basel München Paris London New York Sydney
181. Zajicek J (1979) Aspiration biopsy cytology, part 2: Cytology of infradiaphragmatic organs. Karger, Basel München Paris London New York Sydney (Monographs in clinical cytology, vol 7)
182. Zamcheck N, Klausenstock O (1953) Needle biopsy of the liver. II. The risk of needle biopsy. N Engl J Med 249: 1062–1069
183. Zelman S (1954) Fatal hemorrhage following needle biopsy in uremia. JAMA 154: 997–1000

Sachverzeichnis